E. Wolf P. Spitzer

Checklisten psychische Erkrankungen

In der Reihe Checklisten sind bis jetzt folgende Titel erschienen:

Checklisten Altenpflege
3. A. 2015
ISBN 978-3-437-25089-7

Checklisten Anatomie und Physiologie
3. A. 2022
ISBN 978-3-437-28563-9

Checklisten Krankheitslehre
5. A. 2024
ISBN 978-3-437-28285-0

Checklisten Krankheiten im Alter
Gurk
4. A. 2022
ISBN 978-3-437-28703-9

Checklisten Pflegeplanung
6. A. 2024
ISBN 978-3-437-27476-3

Checklisten Rettungsdienst
Löwe, Jahn
2. A. 2022
ISBN 978-3-437-47002-8

Erik Wolf   Philipp Spitzer

Checklisten psychische Erkrankungen

Für Pflege- und Gesundheitsfachberufe

2. Auflage

ELSEVIER

Elsevier GmbH, Bernhard-Wicki-Str. 5, 80636 München, Deutschland
Wir freuen uns über Ihr Feedback und Ihre Anregungen an kundendienst@elsevier.com

ISBN 978-3-437-25049-1 eISBN 978-3-437-05492-1

Elsevier nimmt eine neutrale Position in Bezug auf territoriale Meinungsverschiedenheiten oder Zuständigkeitsansprüche in seinen veröffentlichten Inhalten ein, einschließlich Landkarten und institutionellen Zugehörigkeiten.

Wichtiger Hinweis Die medizinischen Wissenschaften unterliegen einem sehr schnellen Wissenszuwachs. Der stetige Wandel von Methoden, Wirkstoffen und Erkenntnissen ist allen an diesem Werk Beteiligten bewusst. Sowohl der Verlag als auch die Autorinnen und Autoren und alle, die an der Entstehung dieses Werkes beteiligt waren, haben große Sorgfalt darauf verwandt, dass die Angaben zu Methoden, Anweisungen, Produkten, Anwendungen oder Konzepten dem aktuellen Wissensstand zum Zeitpunkt der Fertigstellung des Werkes entsprechen. Der Verlag kann jedoch keine Gewähr für Angaben zu Dosierung und Applikationsformen übernehmen. Es sollte stets eine unabhängige und sorgfältige Überprüfung von Diagnosen und Arzneimitteldosierungen sowie möglicher Kontraindikationen erfolgen. Jede Dosierung oder Applikation liegt in der Verantwortung der Anwenderin oder des Anwenders. Die Elsevier GmbH, die Autorinnen und Autoren und alle, die an der Entstehung des Werkes mitgewirkt haben, können keinerlei Haftung in Bezug auf jegliche Verletzung und/oder Schäden an Personen oder Eigentum, im Rahmen von Produkthaftung, Fahrlässigkeit oder anderweitig übernehmen.

Für die Vollständigkeit und Auswahl der aufgeführten Medikamente übernimmt der Verlag keine Gewähr. Geschützte Warennamen (Warenzeichen) werden in der Regel besonders kenntlich gemacht (®). Aus dem Fehlen eines solchen Hinweises kann jedoch nicht automatisch geschlossen werden, dass es sich um einen freien Warennamen handelt.

Bibliografische Information der Deutschen Nationalbibliothek Die Deutsche Nationalbibliothek verzeichnet diese Publikation in der Deutschen Nationalbibliografie; detaillierte bibliografische Daten sind im Internet über https://www.dnb.de abrufbar.

24 25 26 27 28 5 4 3 2 1

In ihren Veröffentlichungen verfolgt die Elsevier GmbH das Ziel, genderneutrale Formulierungen für Personengruppen zu verwenden. Um jedoch den Textfluss nicht zu stören sowie die gestalterische Freiheit nicht einzuschränken, wurden bisweilen Kompromisse eingegangen. Selbstverständlich sind **immer alle Geschlechter** gemeint.

Planung: Martina Lauster, München
Projektmanagement: Christine Kosel, München
Redaktion: Lisa Lorz, Garmisch-Partenkirchen
Herstellung: Kadja Gericke, Dürnau
Satz: Thomson Digital, Noida/Indien
Druck und Bindung: Drukarnia Dimograf Sp. z o. o., Bielsko-Biała/Polen
Umschlaggestaltung: SpieszDesign, Neu-Ulm
Titelfotografie: © stock.adobe.com

Aktuelle Informationen finden Sie im Internet unter **www.elsevier.de**

Inhaltsverzeichnis

Warum Checklisten psychische Erkrankungen?

Pflegeplanung in der Psychiatrie

Die Pflegeplanung als Instrument zur Strukturierung des Pflegeprozesses wird seit langer Zeit in verschiedenen Gesetzen gefordert, u. a. im Krankenpflegegesetz in Deutschland und im Gesundheits- und Krankenpflegegesetz in Österreich. Das 2018 in Deutschland verabschiedete Pflegeberufegesetz sowie die ergänzende Ausbildungs- und Prüfungsverordnung betonen die Prozessorientierung und integrieren erstmals die Pflegediagnostik und die akademische Ausbildung.

Die Pflegeplanung sollte folglich Bestandteil der täglichen Arbeit von Pflegenden in allen Fachrichtungen sein. In der deutschen Pflegelandschaft steht man jedoch vor einem Dilemma: Im **SGB V** fehlt die Forderung nach der Umsetzung des Pflegeprozesses. Im Gegensatz dazu fordert das **SGB XI** in den Einrichtungen der Pflegeversicherung klar die Umsetzung und lässt diese durch den MDK prüfen. Im Krankenhausbereich besteht nur der indirekte Bezug bei der Dokumentation von Maßnahmen oder durch die tägliche Pflegebeschreibung als Nachweis. Im psychiatrischen Bereich stehen Pflegende und Management in einem ständigen Disput um eine Pflegeplanung, in somatischen Kliniken wird meist gänzlich auf sie verzichtet.

In den *Checklisten psychische Erkrankungen* sollen die Vorteile einer geplanten Pflege verdeutlicht und die Herangehensweise für die Zielgruppe der Pflegenden vereinfacht dargestellt werden. Die geplante Pflege ermöglicht den Pflegenden einen problemlösenden und systematischen Ansatz. Man spricht auch von **Pflege mit Methode** (analog einer wissenschaftlichen Vorgehensweise). Dieses Vorgehen sichert Kontinuität in der Pflegepraxis und macht Pflege auch für Dritte nachvollziehbar.

Eine Herausforderung für Pflegende in der Psychiatrie besteht darin, die Pflegeprobleme bei der Planung der Pflege in einfache, aber treffende Worte zu fassen, z. B. wenn ein Patient nicht über seine Gefühle spricht. Wichtige Einflussfaktoren, um die Pflegeprobleme vollständig zu erfassen, sind eine genaue, wertfreie Beobachtung und der Beziehungsaufbau durch eine aktive Kontaktaufnahme. **Klassifikationssysteme** wie NANDA und POP (s. u.) liefern eine solide Basis, um die Probleme des Patienten konkret und treffend zu beschreiben. Im psychiatrischen Kontext sind **Ziele und Maßnahmen** entscheidende Prozessschritte der Pflegeplanung. Diese sind so zu formulieren, dass Veränderungen des Verhaltens und der Emotionalität, aber auch teils selbstverständlich wirkende Pflegehandlungen objektiv beurteilt werden können.

Abrechnungssysteme in Deutschland wie z. B. das PEPP-System (Pauschalierendes Entgeltsystem Psychiatrie und Psychosomatik) und die PPP-RL (Personalausstattung Psychiatrie und Psychosomatik-Richtlinie) konzentrieren sich im Wesentlichen auf ärztliche Haupt- und Nebendiagnosen, Verweildauern sowie Qualifikationen und Schichtstärken. Einem hohen pflegerischen Aufwand wird nur bedingt durch eine entsprechende Erlössteigerung Rechnung getragen. Gerade weil die Pflegenden in der Psychiatrie oft mehr Zeit mit dem Patienten verbringen als alle anderen Berufsgruppen, sind sie die ersten Ansprechpartner bei krankheitsbedingten sowie pflegerischen

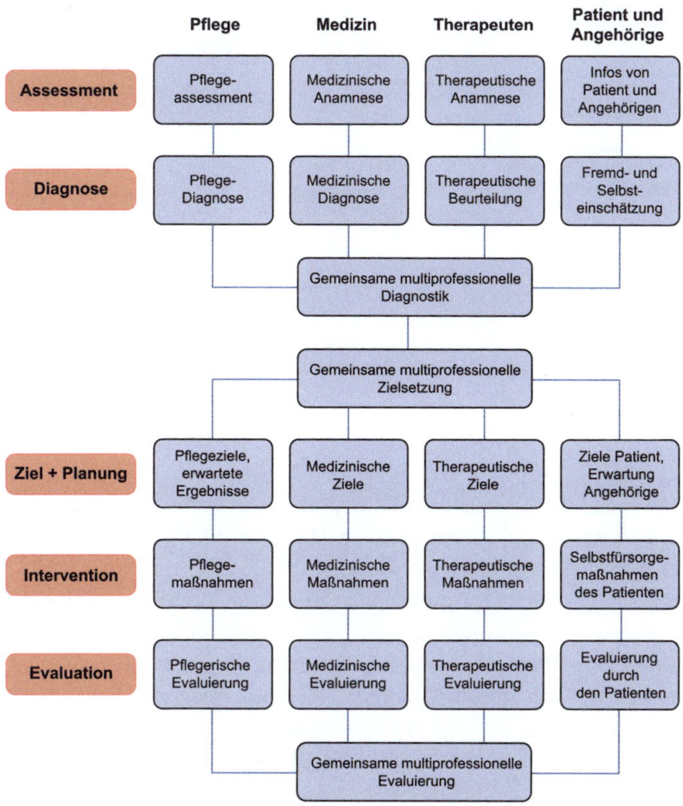

Abb. 1 Der interdisziplinäre Ansatz von Abderhalden [L143/R340]

Problemen oder in Krisen. Patienten verbringen nicht selten mehr als vier Wochen auf einer psychiatrischen Station. Somit begleiten die Pflegenden die Patienten über einen langen Zeitraum als enge Vertraute in ihrem Heilungsprozess und bei der angestrebten Alltagsbewältigung. Deshalb ist es in der Psychiatrie umso wichtiger, die Pflegeplanung – im Kontext des multiprofessionellen Teams – am Aufnahmegrund von Patienten und an deren Behandlungszielen auszurichten.

Da der Behandlungsprozess in der Psychiatrie oft auf vier oder mehr Disziplinen – Medizin, Psychologie, Pflege, Ergotherapie, Bewegungstherapie u. a. (OPS 2023, DIMDI 2023) – verteilt ist, gilt es, die jeweiligen Ziele aufeinander und auf die Patienten abzustimmen. Das **gemeinsame Behandlungsziel** steht im Mittelpunkt (➤ Abb. 1).

Der Pflegeprozess

Die Ursprünge des Pflegeprozesses liegen in den USA und gehen bis in die Mitte des 20. Jahrhunderts zurück. Der Pflegeprozess war damals nichts anderes als eine Übertragung des PDCA-Zyklus (Plan-Do-Check-Act) aus der Industrie. Die ersten Modelle wurden in vier Schritten beschrieben und später auf sechs erweitert (➤ Abb. 2). Im deutschsprachigen Raum waren Verena Fiechter und Martha Meier federführend bei der Entwicklung des Pflegeprozesses.

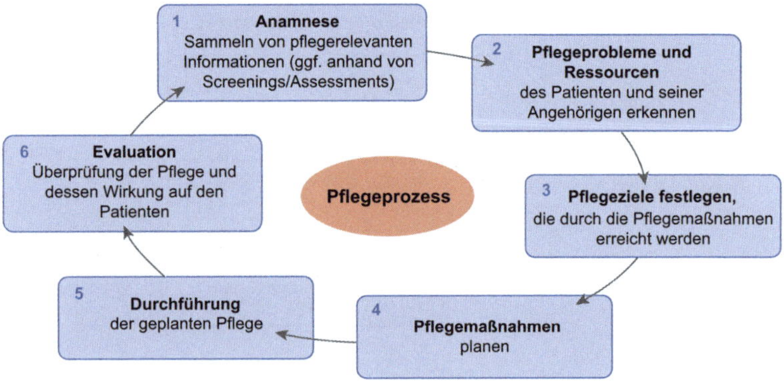

Abb. 2 Der Pflegeprozess [L157]

Nach Stefan et al. (2006) besteht der Pflegeprozess aus **sechs Schritten.** Im Zentrum des Pflegeprozesses steht die Pflegeplanung. Die *Checklisten psychische Erkrankungen* orientieren sich an diesem Konzept (➤ Tab. 1).

In der psychiatrischen Pflege nimmt eine Vielzahl von Modellen, Anschauungen und weiteren Faktoren großen Einfluss auf die Umsetzung des Pflegeprozesses. So können Einrichtungen vom Pflegeprozessverständnis eines Pflegemodells geprägt sein (u. a. Selbstpflegetheorie von Dorothe E. Orem). Auch die Pflegeziele und -maßnahmen können von unterschiedlichen Konzepten entscheidend beeinflusst werden – Beispiele hierfür sind die Ressourcenaktivierung, das „Recovery-Konzept", das „Adherence-Modell" oder eine personenzentrierte Pflege. Auch Modelle zur Aggressionsprävention wie die „Six Cores Strategies", das „Engagement-Modell" oder das „Safewards-Modell" sind darauf ausgerichtet, die tägliche Arbeit und den Umgang mit den Patienten und damit auch den Pflegeprozess zu verändern. Allerdings können Konzepte und Modelle auch zu einer sehr starren Sichtweise führen. Deshalb sollte der Fokus auf einzelne, den Pflegeprozess stützende Aspekte gelegt werden. Hilfreich ist dafür die Formulierung eines **einrichtungsbezogenen Pflegeverständnisses.**

Tab. 1 Schritte des Pflegeprozesses nach Stefan et al. (2006) und deren Spiegelung in den *Checklisten psychische Erkrankungen*

Schritte des Pflegeprozesses nach Stefan et al. (2006)	Begriff in den Checklisten
Pflegeassessment (Datensammlung)	Informationen sammeln: Ursachen/ Risikofaktoren, Symptome, Ressourcen, Pflegediagnose/Pflegephänome
Pflegediagnosen (Ressourcen und Probleme des Patienten)	
Pflegeziele (Pflegeerfolge)	Ziele festlegen
Planung der Maßnahmen (Pflegeinterventionen)	Maßnahmen planen
Durchführung (der geplanten Maßnahmen)	–
Pflegeevaluation (Verlaufsbeschreibung, Bewertung)	Ergebnisse prüfen

Benutzerhinweise für die Checklisten

Die *Checklisten psychische Erkrankungen* erleichtern es Pflegenden, die Pflegeplanung im Hinblick auf die medizinische Diagnose oder einzelne Symptome zu erstellen. Ausgehend von der Diagnose (Erkrankungen, Teil 1) oder einzelnen Symptomen (Phänomene und Probleme, Teil 2) geben die empfohlenen Ziele einen Überblick über die Möglichkeiten der individuellen Pflegeplanung. Die *Checklisten psychische Erkrankungen* dienen als Wegweiser, um die passenden Maßnahmen zum ausgewählten Ziel sowie geeignete Methoden zur Ergebniskontrolle zu wählen. Da alle Patienten ihre Krankheit unterschiedlich erleben und als Individuen reagieren, sind die Ziele und Maßnahmen individuell abzustimmen, z. B. hinsichtlich der Zeitangaben und passenden Interventionen. Darüber hinaus helfen die *Checklisten psychische Erkrankungen,* Pflegeprobleme und Pflegeplanung zu priorisieren. So hat z. B. eine akute Suizidgefahr höhere Priorität als ein Defizit in der Selbstpflege.

Individuelle Pflegeplanung

Der Mensch steht im Mittelpunkt, deshalb sollte jede Pflegeplanung zusammen mit den Patienten erstellt werden. Gemeinsam vereinbarte Ziele und Maßnahmen haben eine höhere Erfolgsquote.

Die *Checklisten psychische Erkrankungen* gliedern sich in vier Teile:
1. Erkrankungen
2. Phänomene und Probleme
3. Besonderheiten bei der Behandlung gegen den Willen des Patienten
4. Fallbeispiele

Während sich die Pflegeplanung in Teil 1 (Erkrankungen) an medizinischen Diagnosen orientiert, geht der zweite Teil auf einzelne, häufig diagnoseübergreifende Symptome (Phänomene und Probleme) ein.

Jeder Teilbereich gibt zunächst einen Einblick in die medizinische Diagnostik und Therapie. Die Darstellung der psychiatrischen Befunderhebung orientiert sich am derzeit gängigsten System zur Beschreibung von Psychopathologien, das von der **AMDP** (Arbeitsgemeinschaft für Methodik und Dokumentation in der Psychiatrie) entwickelt wurde.

In Teil 3 (Besonderheiten bei der Behandlung gegen den Willen des Patienten) weicht die Struktur von der im Folgenden beschriebenen Gliederung der ersten beiden Teile ab.

In Teil 4 (Fallbeispiele) können Sie Ihr auf Basis der *Checklisten psychische Erkrankungen* erworbenes Wissen anwenden bzw. die einzelnen Fälle mit Hilfe der Informationen aus diesem Buch lösen. Die zehn Fälle konzentrieren sich auf die Erkrankungen in Teil 1.

Besonderheiten bei der Behandlung von Kindern und Jugendlichen konnten aus Platzgründen und wegen der unterschiedlichen pädagogisch-erzieherischen Ansätze nicht berücksichtigt werden.

Definition

In einem kurzen Einleitungstext finden sich allgemeine Erklärungen und Besonderheiten der einzelnen Störungsbilder oder Phänomene.

Diagnostik

Die Diagnosen in der Psychiatrie beruhen im Wesentlichen auf einer guten klinischen Untersuchung durch die Erhebung der **Anamnese/Fremdanamnese** und auf dem **psychopathologischen Befund.** Hinzu kommt eine mehr oder weniger aufwendige **apparative Diagnostik,** um körperliche Erkrankungen, die ähnliche Symptome auslösen können, auszuschließen. Aus diesem Grund wird in den einzelnen Kapiteln in den Abschnitten zur Diagnostik vor allem auf die Besonderheiten des jeweiligen Störungsbilds eingegangen. Zudem sind die Kriterien angegeben, anhand derer die Diagnosen entsprechend dem ICD-11 (International Classification of Diseases, 11. Aufl.) gestellt werden.

Medizinische Therapie

Die Darstellung der medizinischen Therapie gliedert sich in medikamentöse, psychotherapeutische und sonstige Maßnahmen.

Zielgruppe des vorliegenden Buchs sind Pflegende. Aus diesem Grund wurde bei der Beschreibung der psychiatrischen **Pharmakotherapie** auf eine detaillierte Ausführung verzichtet. Stattdessen werden Therapieprinzipien unter Nennung der großen Medikamentengruppen abgebildet.

Auch bei der **Psychotherapie** beschränken sich die Angaben auf die Nennung der indizierten Therapieformen. Auf eine Ausführung von Therapietechniken wurde verzichtet.

Unter dem Stichwort „Sonstige Therapien" wird auf weitere Behandlungsformen in der Psychiatrie wie Ergotherapie, Soziotherapie, Bewegungstherapie und Entspannungsverfahren eingegangen. Auch Angaben zu besonderen Therapien wie Wachtherapie, Lichttherapie oder Elektrokrampfbehandlung finden sich hier.

Informationen sammeln

Die Pflegenden sammeln alle relevanten Informationen, d. h. objektive und subjektive Daten zur aktuellen Situation des Patienten. In der Aufnahmesituation nutzen sie dazu folgende Quellen und Instrumente:
- Aufnahme-/Erstgespräch mit dem Patienten
- Einweisungsinformationen, z. B. vom zuvor versorgenden Pflegedienst, Notarzt, aus dem Überleitungsbogen, Arztbrief
- Einschätzungsinstrumente, z. B. bei Sturzgefahr, Suizidrisiko, Aggressionspotenzial
- Beobachtung des Patienten, z. B. Einschätzung der Mobilität, Auftreten, Verhalten im Gespräch, Art und Weise der Kommunikation
- Pflegerelevante Dokumentationen und Informationen anderer Berufsgruppen, z. B Arzt, Psychologe, Sozialpädagoge
- Angaben von Angehörigen, Bezugspersonen oder Betreuern

Die gesammelten Informationen werden im **Pflegeassessment** bzw. in der **Pflegeanamnese** dokumentiert und zusammengefasst. Im Verlauf der Behandlung werden diese Daten ergänzt oder angepasst. In der Pflegeanamnese können sich die Pflegenden einen schnellen Überblick über den Patienten verschaffen. Idealerweise sollte eine pflegeprozessorientierte Anamnese mit entsprechenden Vorgaben verwendet werden. Die folgenden Unterkapitel (Ursachen bis Ressourcen) sollten Teil der Anamnese sein.

Ursachen/Risikofaktoren

In der Psychiatrie sind die Ursachen für eine Erkrankung nicht immer offensichtlich. Häufig müssen mehrere Umstände zusammentreffen, um eine Erkrankung auszulösen. Man spricht daher in der Regel eher von Risikofaktoren als von Ursachen. Entsprechend dem **Vulnerabilitäts-Stress-Modell** müssen prädisponierende Faktoren und ungünstige aktuelle Lebensereignisse zusammentreffen, um eine Erkrankung auszulösen. Beispielsweise erkranken lediglich etwa 20 Prozent aller Menschen, die ein Trauma erlebt haben, an einer posttraumatischen Belastungsstörung. Das Erleben eines Traumas allein reicht also noch nicht aus, um eine Erkrankung zu verursachen. Erst wenn weitere Risikofaktoren wie eine genetische Veranlagung, fehlende Bewältigungsmechanismen oder fehlende soziale Unterstützung hinzukommen, steigt die Wahrscheinlichkeit zu erkranken. Da Risikofaktoren biologischer, sozialer oder entwicklungsbedingter (innerpsychischer) Natur sein können, spricht man auch vom **bio-psycho-sozialen Krankheitsmodell.**

Für die Pflegenden ist es umso wichtiger, die vermutliche Ursache oder alle Risikofaktoren so konkret wie möglich zu beschreiben, um mit einer entsprechenden Pflegehandlung darauf Einfluss nehmen zu können. Zum Beispiel entwickeln ältere Patienten aufgrund von Flüssigkeitsmangel (Ursache) leicht Verwirrtheitszustände (Delir). Eine ausreichende Flüssigkeitszufuhr könnte dem vorbeugen. Im Gegensatz dazu sind Risiken potenzielle Probleme, die jederzeit eintreten können, u. a. Suizidrisiko und Aggressionsrisiko. Auf Risiken bzw. Gefahren wird in den unten genannten Klassifikationssystemen eingegangen.

Ursachen können die Auswahl einer Pflegediagnose unterstützen. Trotzdem sind nicht alle Ursachen (u. a. Alter, Geschlecht) beeinflussbar, geschweige denn zu beheben.

Risikofaktoren werden in den *Checklisten psychische Erkrankungen* aus logischen Gründen nur bei Störungen und Erkrankungen (Teil 1), nicht aber bei den Phänomenen (Teil 2) aufgeführt.

In Teil 2 „Phänomene und Probleme" beziehen sich die Ursachen im Wesentlichen auf Erkrankungen, die zu den jeweiligen Erscheinungen führen. Zudem werden Faktoren benannt, die das jeweilige Phänomen beeinflussen können.

Symptome

Die in der Anamnese beschriebenen Symptome des Patienten können auch ohne Kenntnis der Grunderkrankung im Sinne einer symptomatischen Maßnahme/Therapie beeinflusst werden. Zu den Symptomen zählen alle krankheitsbezogenen objektiven (z. B. Testergebnisse) und subjektiven Beschwerden (z. B. Äußerungen des Patienten, Beobachtung aus Sicht der Pflegenden) des Patienten.

Symptome sollten möglichst konkret formuliert werden, um entsprechend konkrete Verhaltensänderungen zu planen.

Die in den Checklisten aufgeführten Symptome sind Anhaltspunkte, um die Beschwerden bzw. Verhaltensweisen des Patienten so individuell wie möglich darstellen zu können.

Mit Hilfe der Symptome können in den unten genannten Klassifikationssystemen Pflegediagnosen gestellt oder bestätigt werden.

Ressourcen

Unter Ressourcen werden körperlich-funktionelle, aber auch psychische Fähigkeiten und Kompetenzen des Patienten ebenso wie soziale Beziehungen verstanden, die dem Patienten helfen, seine Gesundheit zu erhalten oder zu verbessern. Die Ressourcen des Patienten sollten in die Pflegeplanung eingebracht werden. Als Beispiel kann die Kreativität eines psychisch kranken Patienten genannt werden, die ihn z. B. in der Ergotherapie von der eigentlichen Erkrankung ablenkt oder Impulse für eine Zukunftsplanung auslöst.

In den Klassifikationen der NANDA International (North American Nursing Diagnosis Association) und POP (Praxisorientierte Pflegediagnostik) werden auch Gesundheitsförderungsdiagnosen bzw. **Gesundheitsdiagnosen** formuliert. Gesundheitsdiagnosen sollen ausschließlich auf vorhandenen Ressourcen aufbauen. Dies ist insbesondere hilfreich, wenn in einem bestimmten Bereich kein Pflegeproblem mehr vorliegt. Voraussetzung für Gesundheitsdiagnosen ist die Bereitschaft des Patienten zur Verbesserung seines Gesundheitszustands. Zum Beispiel nimmt ein Patient bei vorliegender Essstörung wieder regelmäßige Mahlzeiten zu sich (es liegt kein Pflegeproblem mehr vor), möchte aber jetzt seine Essgewohnheiten und/oder die Qualität der Mahlzeiten durch Beratung und Maßnahmen verbessern (Pflegeplanung im Rahmen der Gesundheitsdiagnose).

Ressourcen werden in einer problemzentrierten Dokumentation (z. B. für Medizinische Dienste der Krankenversicherung) leider häufig als überflüssig oder sogar kontraproduktiv gesehen. Deshalb wird Ressourcen und auch Gesundheitsdiagnosen in der Langzeitbehandlung (z. B. Altenpflege, ambulante Pflegedienste, forensische Einrichtungen) ein größerer Stellenwert zugerechnet, zumal sie eine längere Planungszeit benötigen.

Pflegediagnose/Pflegephänomen

Um das Spektrum der Pflegeprobleme oder Pflegephänomene in der Psychiatrie in einer einheitlichen und prägnanten Pflegefachsprache abzubilden, wurden verschiedene **Klassifikationssysteme** entwickelt. Das älteste Klassifikationssystem wurde von der NANDA International erstellt und gilt als Grundlage für weitere Systeme. In den Kapiteln der *Checklisten psychische Erkrankungen* wird auf zwei Klassifikationssysteme, die im deutschsprachigen Raum Verwendung finden, verwiesen:

- **NANDA-I-Pflegediagnosen** 2021–2023 (Kamitsuru, Herdman und Lopes 2022)
- **POP 2** (Praxisorientierte Pflegediagnostik; Stefan et al. 2022)

In der vorliegenden zweiten Auflage der *Checklisten psychische Erkrankungen* wird aus den im Folgenden genannten Gründen nur noch auf diese zwei Klassifikationssysteme verwiesen. Die NANDA-I-Pflegediagnosen gelten mittlerweile aufgrund ihrer wissenschaftlichen und validitätsorientierten Herangehensweise unter der Mitwirkung von mehr als 40 Ländern als führendes Klassifikationssystem. Die Praxisorientierte Pflegediagnostik (POP2) wird aufgrund der Nähe zu NANDA International und der praktischen Bewährtheit, auch im Klinikverbund des Autors (Wolf), weiterhin berücksichtigt. Bei allen Pflegediagnosen wird in Klammern der Code des jeweiligen Klassifikationssystems angegeben.

Die in der ersten Auflage erwähnten Systeme – ICNP (International Classification for Nursing Practice), ENP (European Nursing Care Pathways) und ZEFP Pflegediagnosen (Zentrum für Entwicklung und Forschung in der Pflege) – wurden in den letzten Jahren nicht isoliert verwendet, sondern von den Autoren mit NANDA-I-Pflegediagnosen verknüpft.

Mit den **Pflegediagnosen** können die Auswirkungen auf den Alltag bzw. die resultierenden Pflegeprobleme benannt und priorisiert werden. Jede Klassifikation bietet zusätzlich spezielle Pflegediagnosen/Phänomene an, um psychiatrische Erkrankungen oder Probleme abzubilden. Durch die Verwendung eines Klassifikationssystems können pflegerische Leistungen in einem klinischen Informationssystem abgebildet werden.

Pflegediagnosen beziehen sich auf aktuell vorhandene Probleme, auf potenzielle Probleme oder – im Fall von Gesundheitsdiagnosen – auf die Erreichung eines gewünschten Zustands. Bei NANDA International gibt es zusätzlich eine weitere Diagnoseform, eine **Syndrom-Diagnose,** die durch verschiedene Merkmale und mindestens zwei Pflegediagnosen definiert ist, z. B. „Akutes Substanzentzug-Syndrom".

NANDA-I-Pflegediagnosen werden durch bestimmende Merkmale/Faktoren, Risikofaktoren und Bedingungen definiert, zusätzlich über sieben Achsen konkretisiert (Fokus, Subjekt, Beurteilung, Lokalisation, Alter, Zeit und Status der Diagnose) und über das PES-Format (Problem – Einflussfaktoren – Symptome) beschrieben bzw. begründet.

POP2-Pflegediagnosen werden durch Ätiologie, Symptome, Risikofaktoren und Ressourcen und teils durch ein näher bestimmendes Wort definiert, z. B. „Denkprozess, verändert". Die Beschreibung und Begründung erfolgen über das PÄSR-Format (Problem – Ätiologie – Symptome – Ressourcen; Ä und S kann durch RF = „Risikofaktoren" ersetzt werden). Bei **Gesundheitsdiagnosen** gibt es weder ein Problem noch Ätiologie, Symptome oder Risikofaktoren.

In den Fallbeispielen (Teil 4) werden – abwechselnd mit NANDA International und POP2 – exemplarisch mögliche Pflegediagnosen hergeleitet und priorisiert.

Die in den einzelnen Kapiteln vorgeschlagenen Pflegediagnosen bzw. Phänomene erheben keinen Anspruch auf Vollständigkeit. Die Verwendung der einzelnen Diagnosen erfordert die Kenntnis des entsprechenden Klassifikationssystems.

Bei der Diagnosefindung mit Hilfe von POP2 spielt der diagnostische Prozess eine entscheidende Rolle, Beispiel: Assessment – Clustern – Hypothese – Überprüfung – Festlegung (➤ Abb. 3).

Bei NANDA-I wird für die Datenanalyse und zur Diagnosefindung ein abweichender Prozess verwendet (Kamitsuru, Herdman und Lopes 2022).

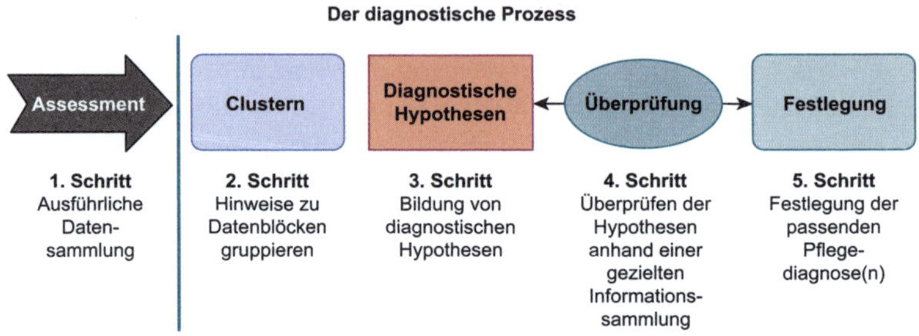

Abb. 3 Der diagnostische Prozess (POP2) [L143 nach Schmidt-Atzert und Amelang 2012]

Ziele festlegen

Alle gesammelten Informationen und die definierte Pflegediagnose bzw. das vorliegende Pflegephänomen bilden die Grundlage, um die Pflegeziele festzulegen.

Pflegeziele sollten aus der Sicht des Patienten formuliert werden und bestimmten Qualitätskriterien entsprechen. Hilfreich sind die **SMART-Kriterien:**

- **S**pezifisch: klare, konkrete Zielformulierung im Sinne des Pflegeproblems
- **M**essbar: möglichst objektiv, z. B. Häufigkeit
- **A**kzeptiert: den Bedürfnissen entsprechend
- **R**ealistisch: Zielerreichung durch Aktivität des Patienten und Pflegemaßnahmen möglich
- **T**erminiert: Zeitpunkt zur Zielerreichung

Bei Bedarf wird zwischen **Nah- und Fernzielen** unterschieden, wobei ein Nahziel ein Teilschritt auf dem Weg zum Fernziel ist. In der Psychiatrie beschreiben Ziele oftmals eine gewünschte Verhaltensänderung oder eine Verbesserung des Gesundheitszustands. Beides ist häufig nur subjektiv durch Aussagen des Patienten oder Beobachtungen der Pflegenden zu beurteilen. In den *Checklisten psychische Erkrankungen* sind die Pflegeziele analog der Bedürfnishierarchie nach Maslow (in vereinfachter Form) sortiert, beginnend bei den physiologischen und Sicherheitsaspekten (➤ Abb. 4).

> Alle Ziele sollten mit dem Patienten gemeinsam festgelegt und besprochen werden. Gemeinsam vereinbarte Ziele finden eine höhere Akzeptanz. Natürlich hängt die **gemeinsame Zielformulierung** vom Allgemeinzustand und der Kooperationsfähigkeit des Patienten ab.

Maßnahmen planen

Pflegemaßnahmen orientieren sich nicht nur an den gesammelten Informationen aus der Pflegeanamnese, an einer möglichen Pflegediagnose sowie an der Zielformulierung, sondern berücksichtigen weitere Aspekte:

- Wissenschaftliche Erkenntnisse der Pflege oder der Bezugswissenschaften (z. B. Expertenstandards)
- Sicherheit des Patienten
- Rechtliche Vorgaben (Gesetze)
- Vorschriften und Vorgaben der Institution (z. B. hausinterne Standards, Arbeitsanweisungen, Leitbild)

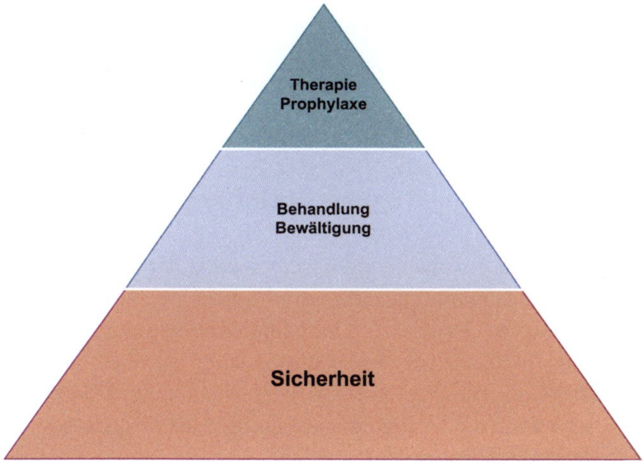

Abb. 4 Pflegeziele in Analogie zur Bedürfnishierarchie nach Maslow [L143]

Pflegemaßnahmen sollen so konkret wie möglich beschrieben werden. Die folgenden W-Fragen sind dabei hilfreich:

- **Welche** Pflegemaßnahme soll durchgeführt werden?
- **Wie** soll die Pflegemaßnahme durchgeführt werden?
- **Wer** soll die Pflegemaßnahme durchführen?
- **Wie** oft und **wann** soll die Pflegemaßnahme durchgeführt werden?
- **Wo** soll die Pflegemaßnahme durchgeführt werden?

In der psychiatrischen Praxis hat sich die **Konzentration auf ein Pflegeziel mit wenigen, konkreten Pflegemaßnahmen** bewährt. Oft können Maßnahmen schwer konkretisiert werden, da sie sich auf schwer messbare, teils emotionale Grundhaltungen gegenüber dem Patienten beziehen, z. B. ein empathischer Umgang oder der Aufbau einer vertrauensvollen Beziehung.

Die Durchführung der Pflegemaßnahmen erfordert eine entsprechende **Dokumentation.** Nur dokumentierte Maßnahmen können als erbracht nachgewiesen werden. Die Dokumentation kann auf verschiedene Art und Weise erfolgen:

- Quantitative Erfassung der Leistungen, z. B. Checklisten, Leistungsdokumentation
- Qualitative Beschreibung der durchgeführten Maßnahme, z. B. Verlaufsdokumentation, Pflegebericht

Bei vielen Pflegemaßnahmen in der psychiatrischen Pflege ist ein qualitativer Bericht zu befürworten, so können Gesprächsinhalte gleichzeitig bewertet und anderen Berufsgruppen mitgeteilt, anstatt nur als Leistung abgehakt zu werden.

Ergebnisse prüfen

Um die Ergebnisse der Pflege zu überprüfen bzw. zu evaluieren, werden in der Pflegepraxis verschiedene Systeme verwendet:

- Bezugspflegegespräche
- Pflegevisiten

- Evaluationsgespräche nach individueller Zielplanung oder nach festen Stationsrhythmen
- Teambesprechungen
- Übergaben

Grundsätzlich evaluieren die Pflegenden von der Aufnahme bis zur Entlassung bei jedem Patientenkontakt, in der täglichen Dokumentation und bei jeder Patientenbeobachtung.

In den *Checklisten psychische Erkrankungen* werden unter der Überschrift „Ergebnisse prüfen" mögliche Anhaltspunkte genannt, um messbare Ergebnisse zu erhalten. Zum Beispiel kann anhand der Anzahl der Therapieteilnahmen durch die Prüfung des Therapiepasses oder durch eine Leistungsdokumentation die vereinbarte Therapieteilnahme oder Aktivität des Patienten nachvollzogen werden. Zur Überprüfung dienen auch standardisierte Skalen oder Fremdbeurteilungsinstrumente sowie Tagebücher/Protokolle zur Selbsteinschätzung des Patienten.

In diesem Buch wird u. a. auf die Einschätzung der Selbstpflege/Alltagsbewältigung nach der Jones-Klassifikation in fünf Stufen – selbstständig, großteils selbstständig, teilweise selbstständig, geringfügig selbstständig, unselbstständig/abhängig – verwiesen (Jones et al. 2000).

Zur Überprüfung von Ergebnissen können auch Klassifikationssysteme wie NOC (Nursing Outcomes Classification) oder ICF (International Classification of Functioning, Disability and Health) genutzt werden.

Autoren

Erik Leif Wolf, Gesundheits- und Krankenpfleger und Diplom-Pflegewirt, hat Erfahrung als Pflegedienstleitung in der Sozialpsychiatrie und im Bereich „Pflegeentwicklung" in einer psychiatrischen Klinik. Im Rahmen der Pflegeentwicklung liegen seine Schwerpunkte u. a. in der Implementierung und Optimierung von Prozessen (z. B. Nationale Expertenstandards, Pflegeprozess, Pflegedokumentation) sowie in der pflegewissenschaftlichen Herangehensweise (z. B. Auswertungen, Theorien, Konzepte). Aktuelle Projekte sind die digitale Patientenakte und die Umsetzung des Safewards-Modells als Projektleiter und Trainer. Er ist auch als Dozent in zahlreichen Fortbildungen, an Pflegeschulen, sowie der Hochschule tätig.

PD Dr. med. habil. Philipp Spitzer leitet als Oberarzt eine offene Psychotherapiestation der Psychiatrischen und Psychotherapeutischen Klinik an der Universität Erlangen-Nürnberg. Er hat die Lehrbefugnis für das Fach Psychiatrie und Psychotherapie und ist Supervisor und Lehrtherapeut für tiefenpsychologisch fundierte Psychotherapie. Außerdem ist er Trainer und Supervisor für Interpersonelle Psychotherapie (IPT) sowie Trainer und Supervisor für das cognitive behavioral analysis system of Psychotherapy (CBASP). Seit 2013 ist Herr Spitzer der Lehrkoordinator der Klinik und wurde in dieser Rolle mit verschiedenen Preisen, unter anderem dem Lehrpreis des bayrischen Staatsministeriums und dem Lehrpreis für Nachwuchswissenschaftler der Friedrich Alexander Universität, ausgezeichnet.

Abkürzungen

ADHS	Aufmerksamkeitsdefizit-Hyperaktivitätssyndrom
AES	Alkohol-Entzugs-Skala
AMDP	Arbeitsgemeinschaft für Methodik und Dokumentation in der Psychiatrie
BMG	Bundesministerium für Gesundheit
CRP	C-reaktives Protein
DBT	dialektisch-behaviorale Therapie
DIMDI	Deutsches Institut für Medizinische Dokumentation und Information
ICD-11	International Classification of Diseases (11. Aufl.)
MMST	Mini-Mental-Status-Test
MRT	Magnetresonanztomografie
NADA	National Acupuncture Detoxification Association
NAKOS	Nationale Kontakt- und Informationsstelle zur Anregung und Unterstützung von Selbsthilfegruppen
NANDA	North American Nursing Diagnosis Association
NGASR	Nurses' Global Assessment of Suicide Risk
OPS	Operationen- und Prozedurenschlüssel
PÄSR(-Format)	Problem – Ätiologie – Symptome – Ressourcen
PEPP	Pauschalierendes Entgeltsystem Psychiatrie und Psychosomatik
PES(-Format)	Problem – Einflussfaktoren – Symptome
PPP-RL	Personalausstattung Psychiatrie und Psychosomatik-Richtlinie
PTBS	posttraumatische Belastungsstörung
SGB	Sozialgesetzbuch
SKT	Syndrom-Kurz-Test
SNRI	Serotonin-Noradrenalin-Wiederaufnahmehemmer
SSRI	selektive Serotonin-Wiederaufnahmehemmer
TSH	thyroidstimulierendes Hormon

Abbildungsnachweis

Der Verweis auf die jeweilige Abbildungsquelle befindet sich bei allen Abbildungen im Werk am Ende des Legendentextes in eckigen Klammern. Alle nicht besonders gekennzeichneten Grafiken und Abbildungen © Elsevier GmbH, München.

L143 Heike Hübner, Berlin
L157 Susanne Adler, Lübeck
R340 Sauter, Dorothea et al.: Lehrbuch Psychiatrische Pflege. 2. Nachdruck 2018 der 3. vollständig überarbeiteten Auflage 2011. Seite 258

Literatur

AMDP (Arbeitsgemeinschaft für Methodik und Dokumentation in der Psychiatrie). Manual zur Dokumentation des psychischen Befundes in Psychiatrie, Psychotherapie und Psychosomatik. 10. A. Göttingen: Hogrefe, 2018.

Bundesinstitut für Arzneimittel und Medizinprodukte (BfArM). OPS Version 2022. Operationen- und Prozedurenschlüssel Version 2022. Aus: www.dimdi.de/static/de/klassifikationen/ops/kode-suche/opshtml2023 (letzter Zugriff: 27.12.2023).

Deutsches Institut für Medizinische Dokumentation und Information (Hrsg.). ICD-10-GM. Version 2023. Aus: www.dimdi.de/static/de/klassifikationen/icd/icd-10-gm/kode-suche/htmlgm2023 (letzter Zugriff: 27.12.2023).

Deutsches Netzwerk für Qualitätsentwicklung in der Pflege (Hrsg.). Beziehungsgestaltung in der Pflege von Menschen mit Demenz. Mai 2019.

DNQP (Deutsches Netzwerk für Qualitätsentwicklung in der Pflege). Expertenstandard Beziehungsgestaltung in der Pflege von Menschen mit Demenz. DNQP 2019. Aus: www.dnqp.de/fileadmin/HSOS/Homepages/DNQP/Dateien/Expertenstandards/Demenz/Demenz_AV_Auszug.pdf (letzter Zugriff: 27.12.2023).

ICD-11 for Mortality and Morbidity Statistics (ICD-11 MMS). Version 01/2023. Aus: https://icd.who.int/browse11/l-m/en (letzter Zugriff: 27.12.2023).

Jones E et al. Patientenklassifikation für Langzeitpflege: Handbuch, HEW, Publikationsnr. HRA-74-3107, Nov. 1974, überarbeitet von Verein S. E. P. P., Juni 2000.

Kamitsuru S, Herdmann TH, Lopes C (Hrsg.). NANDA-I-Pflegediagnosen: Definitionen und Klassifikation 2021–2023. 3. A. Kassel: Recom, 2022.

Schmidt-Atzert I, Amelang M. Der diagnostische Prozess. Heidelberg: Springer, 2012.

Stefan H et al. POP – PraxisOrientierte Pflegediagnostik: Pflegediagnosen, Ziele und Maßnahmen nach der Version POP2. 3. A. Wien: Springer, 2022.

Stefan H et al. Praxishandbuch Pflegeprozess. Wien: Springer, 2006.

Verein S. E. P. P. Patientenklassifikation für Langzeitpflege. In: Stefan H, Allmer F (Hrsg.). Praxis der Pflegediagnosen. Wien, New York: Springer, 2000. S. 225.

Hinweis gendergerechte Schreibweise

Den Autoren ist eine genderneutrale Sichtweise besonders wichtig. Die Entscheidung für eine meist einseitig maskuline Schreibweise im Aufzählmodus fiel zugunsten der besseren Lesbarkeit. Die in den Checklisten verwendeten Bezeichnungen beziehen sich natürlich auf alle Geschlechter. Die Fallbeispiele handeln abwechselnd von weiblichen und männlichen Patienten.

Fehler gefunden?

An unsere Inhalte haben wir sehr hohe Ansprüche. Trotz aller Sorgfalt kann es jedoch passieren, dass sich ein Fehler einschleicht oder fachlich-inhaltliche Aktualisierungen notwendig geworden sind. Sobald ein relevanter Fehler entdeckt wird, stellen wir eine Korrektur zur Verfügung. Mit diesem QR-Code gelingt der schnelle Zugriff.

https://else4.de/978-3-437-25049-1

Wir sind dankbar für jeden Hinweis, der uns hilft, dieses Werk zu verbessern. Bitte richten Sie Ihre Anregungen, Lob und Kritik an folgende E-Mail-Adresse: kundendienst@elsevier.com

1 Erkrankungen

Abhängigkeit von Alkohol

Mit einer Prävalenz von 3,4 % gehört die Alkoholabhängigkeit zu den häufigsten psychischen Erkrankungen in Deutschland. Da die Entgiftung mit potenziell lebensbedrohlichen Komplikationen wie Krampfanfällen und Delirien einhergeht, wird in der Regel eine stationäre Behandlung empfohlen. Bei einer medizinisch begleiteten Entgiftung wird die Entzugssymptomatik nach dem Trinkstopp medikamentös kontrolliert. Wird die Entgiftung psychotherapeutisch begleitet, spricht man von einem qualifizierten Entzug. Eine anschließende Langzeittherapie (Entwöhnungsbehandlung) reduziert die Wahrscheinlichkeit für einen Rückfall noch weiter.

Diagnostik

Anamnese und Erhebung des psychopathologischen Befunds nach AMDP

Eine Alkoholabhängigkeit liegt vor, wenn die folgenden Kriterien länger als 12 Monate erfüllt sind:

- Craving (starkes Verlangen zu trinken)
- Kontrollverlust (Unfähigkeit, die Menge und den Zeitpunkt des Konsums zu kontrollieren)
- Toleranzentwicklung (Steigerung der Dosis, um den gleichen Effekt zu erzielen)
- Interessenseinengung auf Alkoholkonsum
- Fortgesetzter Konsum trotz eingetretener Folgeschäden (z. B. Leberzirrhose)
- Entzugssymptome nach Reduzierung des Alkoholkonsums oder Absetzen des Alkohols

Untersuchungen auf Folgen der Alkoholabhängigkeit

- Körperliche und neurologische Untersuchung
- Blutentnahme: Gerinnung, Elektrolyte, Blutbild, Leberenzyme, Kohlenhydrat-defizientes Transferrin (CdT, dient dem Nachweis eines chronischen Alkoholmissbrauchs), Lipase
- Drogenscreening
- Alkohol-Entzugs-Skala (AES) zur Messung der Entzugssymptomatik

Medizinische Therapie

Medikamentös

- Clomethiazol oder Benzodiazepine (lindern die Entzugssymptomatik)
- Antiepileptika (Schutz vor Krampfanfällen)
- Antipsychotika (beim Alkoholentzugsdelir)
- Acamprosat, Naltrexon, Nalmefen (Rückfallprophylaxe)

Psychotherapeutisch

- Motivational Interviewing (Steigerung der Abstinenzmotivation)
- Kognitive Verhaltenstherapie
- Tiefenpsychologisch fundierte Psychotherapie
- Psychoedukation
- Internetbasierte Interventionen

Sonstige Therapien

- Entspannungstechniken
- Bewegungstherapie

- Ergotherapie
- Soziotherapie
- Kunst- und Musiktherapie sowie weitere nonverbale Therapien
- Selbsthilfegruppen

Informationen sammeln

- Aktuelle Trinkgewohnheiten (seit wann, typische Tagesmenge, Häufigkeit, Art des Alkohols, „Trinkertyp“, letzter Alkoholkonsum)?
- Bisherige Therapien/in Anspruch genommene Hilfsangebote (ambulant/stationär)?
- Ursachen des Alkoholkonsums?
- Psychische Komorbiditäten?
- Bekannte Komplikationen im Entzug (Delirien, Krampfanfälle)?
- Körperliche, soziale oder psychische Schädigungen durch den Alkoholkonsum?
- Berufliche und soziale Sicherheit?
- Strafrechtliche Vorgeschichte?
- Andere illegale Drogen?

Ursachen/Risikofaktoren

- Genetische Disposition?
- Rollenvorbilder, kulturelle Normen, Verfügbarkeit?
- Ständige Konfrontation mit Alkohol (im beruflichen oder persönlichen Umfeld)?
- Mangelndes Bewusstsein für die eigene Gesundheit?
- Empfundener Druck/Erwartungshaltung durch die Gesellschaft oder das soziale Umfeld
- Belastende Ereignisse, z. B. Arbeitslosigkeit?
- Aktuelle oder wiederkehrende Stresssituationen?
- Sorgen (sozialer/finanzieller Status)?
- Fehlende Fähigkeiten zur Konfliktbewältigung?
- Fehlende Fähigkeiten zur Emotionsregulation?
- Linderung der Symptome im Rahmen einer Angsterkrankung, Depression, Schizophrenie oder Persönlichkeitsstörung („Selbstmedikation“)?

Symptome

Körperliche Auswirkungen der Abhängigkeit

- Trinkernase (Rhinophym)?
- Gefäßspinnen?
- Leberschädigung?
- Pankreatitis?
- Blutbildveränderungen?
- Magenschleimhautentzündung/Magengeschwür?
- Blutungen?
- Tumoren?
- Verletzungen?

Psychische Anzeichen der Abhängigkeit

- Gedächtnisstörungen?
- Konzentrationsstörungen?
- Gereiztheit?
- Mangelnde Schlafqualität?
- Vernachlässigung sozialer, beruflicher und gesundheitlicher Interessen?
- Zwischenmenschliche Konflikte?
- Fehlende Einsicht bezüglich der Abhängigkeit?

Körperliche Auswirkungen des Entzugs

- Tachykardie?
- Hypertonie?
- Schwitzen?
- Tachypnoe?
- Zittern?
- Erbrechen/Diarrhö?
- Schlafstörungen?
- Zerebrale Krampfanfälle?

Psychische Anzeichen des Entzugs

- Gereiztheit?
- „Suchtdruck“?

- Depressivität?
- Affektlabilität?
- Innere Unruhe/Nervosität?
- Angst?
- Delir?

Zum **Entzugsdelir** als lebensbedrohlicher Zustand gehören z. B. Verwirrtheit, Halluzinationen, Angst, erweiterte Pupillen, Überaktivität, Ratlosigkeit, Ziellosigkeit, Entgleisung von Blutdruck und Herzschlag.

Sonstige Anzeichen/Auswirkungen

- Störungen im persönlichen Umfeld, z. B. Beruf, Partnerschaft?
- Nachlässige Selbstorganisation, z. B. Termine, Behörden, Rechnungen?
- Nachlässigkeit bei der Pflege des Erscheinungsbilds?
- Tabakabhängigkeit (Prävalenz bei ca. 80 % der Betroffenen)?

Ressourcen

- Kognitive Fähigkeiten
- Reflexion des eigenen Verhaltens
- Kann Empfehlungen/therapeutische Gespräche annehmen
- Körperliche Fitness
- Gesicherte Lebensverhältnisse (Beruf, Finanzen)
- Stützendes soziales Netzwerk
- Bestehende Krankheitseinsicht
- Veränderungsmotivation

Pflegediagnose/Pflegephänomen

NANDA (00258) Akutes Substanzentzug-Syndrom (in der Entgiftung); (00259) Risiko eines akuten Substanzentzug-Syndroms (in der Entgiftung); (00043) ineffektiver Selbstschutz (in der Entgiftung); (00118) risikobehaftetes Gesundheitsverhalten; (00069) ineffektives Coping

POP (70062) Beeinträchtigter Selbstschutz (in der Entgiftung); (70061) Risiko für einen beeinträchtigten Selbstschutz; (80322) beeinträchtigtes Gesundheitsverhalten; (80012) beeinträchtigtes Coping des Betroffenen

NANDA/POP Oder weitere Pflegediagnosen je nach Problempriorisierung

Ziele festlegen

- Sicherheit des Patienten ist gewährleistet (Entzug).
- Patient hält Therapievereinbarungen ein.
- Patient ist abstinent.
- Patient benennt Vorteile der Abstinenz.
- Patient kann Ursachen/Risikofaktoren seiner Alkoholabhängigkeit beschreiben.
- Patient äußert eine Reduktion des „Suchtdrucks“.
- Patient hat eine feste Tagesstruktur.
- Patient benennt Maßnahmen zur Rückfallprophylaxe.
- Patient erkennt die Abhängigkeit als Erkrankung an.
- Patient benennt/erlernt alternative Bewältigungsstrategien.
- Patient nimmt Beratungs-/Hilfsangebote an.
- Patient nimmt Kontakt zu externen Beratungsstellen auf.

Maßnahmen planen

- Ursachen des Alkoholkonsums ermitteln
- Atemalkoholkonzentration prüfen (bei Aufnahme, bei Bedarf)

Entzugszeichen

In der Entgiftung Entzugszeichen nach Arztanordnung überwachen: regelmäßige – meist zweistündliche – Kontrolle der vegetativen und psychischen Entzugszeichen:

- Bewusstsein/Orientierung
- Pupillenweite
- Blutdruck, Puls, Atmung usw.
- Tremor
- Schwitzen
- Wahn/Halluzinationen
- Angst, depressive Verstimmung oder Suizidalität
- Suchtdruck

Eintrag auf Überwachungsbogen, Verwendung spezieller Assessments, z. B. Alkohol-Entzugssyndrom-Skala (AES), Clinical Institute Withdrawal Assessment for Alcohol (CIWA-Ar)

- Bedarfsmedikation nach Arztanordnung (Überwachung der Einnahme)
- Bei Bedarf freiheitsbeschränkende Maßnahmen zum Eigenschutz (Arztanordnung, Gefahr in Verzug)
- Für eine suchtmittelfreie Umgebung sorgen
- Vertrauensvolle Beziehung aufbauen
- Motivierende Haltung zur Förderung der Adhärenz (u. a. Durchhalten der Entgiftung, weiterführende Entzugsbehandlung)
- Auf Einhaltung der Stationsregeln hinweisen (Rückfall, Ausgang, Atemalkoholkontrollen, Besuch usw.)
- Auf Einhaltung des Therapievertrags und regelmäßige Therapieteilnahme achten
- Über Beratungs- und Hilfsangebote informieren – Informationsmaterial ausgeben (Flyer, z. B. BZgA [Bundeszentrale für gesundheitliche Aufklärung]; Adressen von Beratungsstellen und/oder Online-Portalen, z. B. AA-ONLY [Anonyme Alkoholiker]; Hinweis auf internetbasierte Möglichkeiten wie Videos, Chats oder Podcasts, z. B. Kreuzbund)
- Bei der Entwicklung von individuellen Bewältigungsstrategien unterstützen
- Verhalten auf der Station/in der Gruppe beobachten (auf Gefährdungszeichen achten)
- Interesse für mögliche Beschäftigungen/Aktivitäten ermitteln
- Zur Aufnahme hilfreicher sozialer Kontakte motivieren
- Ggf. Familie und/oder soziales Umfeld in professionelle Beziehungspflege miteinbeziehen
- Zur körperlichen Aktivität motivieren, z. B. Außenaktivitäten (Spaziergänge), Bewegungsübungen, sportliche Ablenkung (Joggen, Kegeln)
- Verbindliche Tagesstruktur planen, z. B. Morgenrunde, feste Therapie-, Essens- und Ruhezeiten
- Entspannungstechniken empfehlen und anleiten, z. B. progressive Muskelentspannung, autogenes Training, Yoga, Ohr-Akupunktur nach NADA (National Acupuncture Detoxification Association) und Arztrücksprache
- Zur Teilnahme an psychoedukativen Gruppen motivieren (verschiedene Themen wie Rückfallprophylaxe, Achtsamkeit)
- Zur Teilnahme an kreativen Gruppen motivieren (u. a. Kunst-/Musiktherapie)
- Bei der Planung einer Belastungserprobung unterstützen (u. a. Freizeitgestaltung)
- Zur Kontaktaufnahme mit ambulanten Hilfen motivieren, z. B. Selbsthilfegruppen, Suchtberatungsstelle, psychiatrische Institutsambulanz, Rehabilitation zur Entwöhnung

Ergebnisse prüfen

- Entzugszeichen (Überwachungsparameter, suchtspezifisches Assessment, s. o. „Maßnahmen planen“)
- Abstinenz (Atemalkoholkonzentration)
- Krankheitseinsicht/Motivation zur dauerhaften Abstinenz (Rückmeldung aus Gesprächen)
- Angenommene Beratungs-/Hilfsangebote (Beobachtung, Rückmeldung aus Gesprächskontakten)
- Therapieteilnahme (Leistungsdokumentation, Therapiepass)
- Einhaltung des Therapievertrags (Beobachtung)
- Kontaktaufnahme mit ambulantem Hilfesystem (z. B. Suchtberatungsstelle, Selbsthilfegruppe)

➤ Teil 4, Fallbeispiel 3: Alkoholabhängigkeit

Abhängigkeit von Benzodiazepinen, Barbituraten, Z-Substanzen und anderen Medikamenten

Die Besonderheit der Abhängigkeit von Benzodiazepinen, Barbituraten, Z-Substanzen (Zopiclon, Eszopiclon, Zolpidem) und anderen Medikamenten ist, dass sie ihren Anfang meist in einer ärztlichen Verordnung der jeweiligen Medikamente nehmen. Bereits nach einem Monat täglicher Einnahme von Benzodiazepinen kann es zu Symptomen einer körperlichen Abhängigkeit kommen. Während am Anfang häufig eine zu lange ärztliche Verschreibung steht, suchen sich Patienten im Verlauf meist mehrere Ärzte, um ihre Medikamente aus unterschiedlichen Quellen zu beziehen, sodass keiner der Behandler die Abhängigkeit bemerkt. Wichtig bei der Behandlung der Abhängigkeit ist die Mitbehandlung der Erkrankung, die zur Verordnung des Medikaments geführt hat.

Diagnostik

Anamnese und Erhebung des psychopathologischen Befunds nach AMDP

Entsprechend den Kriterien bei der Alkoholabhängigkeit (s. o.) liegt eine Abhängigkeit von Medikamenten vor, wenn die folgenden Kriterien innerhalb der letzten 12 Monate erfüllt waren:

- Craving
- Kontrollverlust
- Toleranzentwicklung
- Interesseneinengung auf Medikamentenkonsum
- Fortgesetzter Konsum trotz eingetretener Folgeschäden
- Wirkverlust trotz Dosissteigerung
- Entzugssymptome

Untersuchungen auf Folgen der Abhängigkeit und Entzugssymptomatik

- Körperliche und neurologische Untersuchung
- Blutentnahme: Gerinnung, Elektrolyte, Blutbild, Leberenzyme
- Drogenscreening

Medizinische Therapie

Medikamentös

- Benzodiazepine, Barbiturate und Z-Substanzen langsam reduzieren (**Achtung:** lange Halbwertszeit vieler Benzodiazepine erfordert sehr langsame Reduktion)
- Symptomatische Medikation bei Anspannung, Unruhe, Schmerzen oder Schlafstörungen (z. B. Doxepin, Ibuprofen, Trimipramin, Cortison)
- Medikamentöse Behandlung von Komorbiditäten und/oder der Grunderkrankung

Psychotherapeutisch

- Motivational Interviewing (Steigerung der Abstinenzmotivation)
- Kognitive Verhaltenstherapie
- Tiefenpsychologisch fundierte Psychotherapie
- Psychoedukation

Sonstige Therapien

- Entspannungstechniken

- Bewegungstherapie
- Ergotherapie
- Soziotherapie
- Kunst- und Musiktherapie sowie weitere nonverbale Therapien
- Selbsthilfegruppen

Informationen sammeln

- Aktueller Medikamentenkonsum (seit wann, Wirkstoff/Präparat, typische Tagesdosis, Häufigkeit und letzte Einnahme)?
- Weitere Drogen (auch Nikotin, illegale Drogen und Alkohol; Menge pro Tag)?
- Bisherige Therapien/in Anspruch genommene Hilfsangebote (ambulant, stationär)?
- Ursachen der Abhängigkeit?
- Bekannte Komplikationen im Entzug?
- Berufliche und soziale Sicherheit?
- Bereits eingetretene soziale, gesundheitliche oder psychische Schäden?
- Begleitende körperliche oder psychische Erkrankung?
- Beschaffung verschreibungspflichtiger Medikamente?

Ursachen/Risikofaktoren

- Genetische Disposition?
- Rollenvorbilder, kulturelle Normen?
- Leichter Zugang zu Medikamenten (im beruflichen und persönlichen Umfeld)?
- Mangelndes Bewusstsein für die eigene Gesundheit?
- Belastende körperliche Beschwerden, z. B. Schlaflosigkeit, Schmerzen?
- Linderung der Symptome im Rahmen einer Angsterkrankung, Depression, Schizophrenie oder Persönlichkeitsstörung („Selbstmedikation")?
- Aktuelle oder wiederkehrende Stresssituationen?
- Empfundener Druck/Erwartungshaltung durch die Gesellschaft oder das soziale Umfeld?
- Sorgen (sozialer/finanzieller Status)?
- Fehlende Fähigkeiten zur Konfliktbewältigung?
- Fehlende Fähigkeiten zur Emotionsregulation?
- Mangelndes Verantwortungsbewusstsein?

Symptome

Die möglichen Symptome und die jeweiligen Entzugsformen sind aufgrund der Vielfalt der Medikamente sehr unterschiedlich. Die Dauer der Entgiftung/Entwöhnung hängt ebenso von vielen Faktoren ab, z. B. von der Konstitution oder der Dosis des Medikaments.

Körperliche Auswirkungen

- Schlafstörungen?
- Sturzneigung?
- Kopfschmerzen?
- Zerebrale Krampfanfälle bei Benzodiazepinabhängigkeit?
- Entgiftung:
  - Vegetative Entzugszeichen (jegliche Kreislaufstörungen wie Tachykardie, Herzrhythmusstörungen, Hypertonie, erhöhte Temperatur und Schwitzen, Tachypnoe, Zittern, Schmerzen, Bewegungsstörungen, Muskelkrämpfe, Übelkeit und Magen-Darm-Beschwerden, Obstipation)?
  - „Rebound-Effekt" (die Beschwerden, gegen die das Medikament eingenommen wurde, treten besonders stark auf)?

Psychische Anzeichen

- Gereiztheit?
- Fehlende Einsicht bezüglich der Abhängigkeit?
- Craving?
- Kognitive Beeinträchtigungen?
- Unterschiedliche Entzugszeichen je nach Medikament und je nach Dosierung, z. B. depressive Symptomatik, Suizidgedanken, Angst, Halluzinationen, Wahnvorstellungen, innere Unruhe, Dysphorie?

Zum **Entzugsdelir** als lebensbedrohlicher Zustand (s. o. Abhängigkeit von Alkohol) kann es insbesondere bei der Entgiftung von Barbituraten und Benzodiazepinen kommen.

Sonstige Anzeichen/Auswirkungen

- Störungen im persönlichen Umfeld, z. B. Beruf, Partnerschaft?
- Nachlässige Selbstorganisation, z. B. Termine, Behörden, Rechnungen?
- Besuche bei wechselnden Ärzten (Rezepte)?
- Kontakte, um illegal verschreibungspflichtige Medikamente zu beschaffen?

Ressourcen

- Krankheitseinsicht
- Veränderungsmotivation
- Kognitive Fähigkeiten
- Fähigkeit zur Reflexion des eigenen Verhaltens
- Motivation zur Entgiftung/Entwöhnung
- Kann Empfehlungen/therapeutische Gespräche annehmen
- Körperliche Fitness
- Gesicherte Lebensverhältnisse (Beruf, Finanzen)
- Stützendes soziales Netzwerk

Pflegediagnose/Pflegephänomen

NANDA (00258) Akutes Substanzentzug-Syndrom (in der Entgiftung); (00259) Risiko eines akuten Substanzentzug-Syndroms (in der Entgiftung); (00069) ineffektives Coping; (00118) risikobehaftetes Gesundheitsverhalten

POP (70062) Beeinträchtigter Selbstschutz (in der Entgiftung); (70081) Risiko einer Vergiftung (bei einem Rückfall); (80012) beeinträchtigtes Coping des Betroffenen; (80322) beeinträchtigtes Gesundheitsverhalten

NANDA/POP Je nach Auswirkung des Medikamentenentzugs sind weitere Pflegediagnosen möglich, z. B. bei Schmerzen oder Schlafstörungen.

Ziele festlegen

- Sicherheit des Patienten ist gewährleistet (vital bedrohliche Entzugssymptome).
- Patient hält Therapievereinbarungen ein.
- Patient hat eine feste Tagesstruktur.
- Patient kann Ursachen/Risikofaktoren seiner Abhängigkeit beschreiben.
- Patient erkennt die Abhängigkeit als Erkrankung an.
- Patient äußert eine Reduktion des „Suchtdrucks".
- Patient nimmt Beratungs-/Hilfs- und Therapieangebote an.
- Patient benennt Maßnahmen zur Rückfallprophylaxe.
- Patient kennt Gefahren des Konsums abhängig machender Medikamente.
- Patient benennt Maßnahmen, um dem Suchtdruck standzuhalten/Gefahrenquellen zu reduzieren.
- Patient ist zur Weiterbehandlung motiviert.

Maßnahmen planen

- Ursachen des Medikamentenmissbrauchs ermitteln
- „Drogenscreening" nach Arztanordnung, z. B. Urinprobe, ggf. unter Sichtkontrolle
- Durchsuchung des Patienten, seines Gepäcks und seines Zimmers bei Aufnahme bzw. bei Bedarf (suchtmittelfreie Umgebung)
- In der Entgiftung Entzugszeichen nach Arztanordnung überwachen, je nach Medikament/Präparat unterschiedlich, z. B.:
  - Regelmäßige Kontrolle der vegetativen und psychischen Entzugszeichen: Wachheit, Bewusstsein, Pupillenweite, Blutdruck, Puls, Atmung usw.
  - Führen eines Überwachungsbogens, Verwendung spezieller Assessments
  - Reduzierung der Überwachungsmaßnahmen im Laufe der Entgiftung nach Arztanordnung
- Bedarfsmedikation auf Arztanordnung (Überwachung der Einnahme, strenge Indikationsprüfung)
- Patient auf Zeichen des Suchtdrucks hin beobachten
- Arzt bei Komplikationen informieren
- Vertrauensvolle Beziehung aufbauen (Bezugspflege)
- Auf Einhaltung der Stationsregeln und des Therapievertrags hinweisen (Rückfall, Ausgang, Besuch usw.)
- Aufklärung über Folgen des Medikamentenmissbrauchs
- Bei der Entwicklung von individuellen Bewältigungsstrategien unterstützen
- Verhalten auf der Station/in der Gruppe beobachten
- Interesse an möglichen Beschäftigungen/Aktivitäten ermitteln
- Zur Aufnahme hilfreicher sozialer Kontakte motivieren
- Ggf. Familie und/oder soziales Umfeld in professionelle Beziehungspflege miteinbeziehen
- Zur körperlichen Aktivität motivieren, z. B. Außenaktivitäten (Spaziergänge), Bewegungsübungen, sportliche Ablenkung (Joggen, Kegeln)
- Verbindliche Tagesstruktur planen, z. B. Morgenrunde, feste Therapie-, Essens- und Ruhezeiten
- Entspannungstechniken empfehlen und anleiten, z. B. progressive Muskelentspannung, autogenes Training, Yoga, Ohr-Akupunktur nach NADA
- Teilnahme an psychoedukativen Gruppen anregen (verschiedene Themen wie Rückfallprophylaxe, Achtsamkeit)
- Motivierende Haltung zur Förderung der Adhärenz (u. a. Durchhalten der Entgiftung, weiterführende Entzugsbehandlung)
- Zur Veränderung des eigenen Gesundheitsverhaltens motivieren, u. a. ausgewogene Ernährung
- Zur Kontaktaufnahme mit ambulanten Hilfen motivieren, z. B. Suchtfachambulanz, Selbsthilfegruppen, psychiatrische Institutsambulanz
- Über Beratungs- und Hilfsangebote informieren – Informationsmaterial ausgeben (Flyer, z. B. BZgA [Bundeszentrale für gesundheitliche Aufklärung]; Adressen von Beratungsstellen und/oder Online-Portalen, z. B. suchtportal.de, gesund.bund.de [BMG]; Hinweis auf weitere internetbasierte Möglichkeiten wie Videos, Chats oder Podcasts; Aufklärungsseiten von Krankenkassen)

Eine **Komplikation** wie die akute Überdosierung von Barbituraten/Benzodiazepinen erfordert eine Intensivüberwachung wegen drohendem Atem- und Herzstillstand.

Ergebnisse prüfen

- Entzugszeichen (Überwachungsparameter, suchtspezifisches Assessment, s. o. „Maßnahmen planen")
- Abstinenz (Beobachtung, Drogenscreening)
- Therapieteilnahme (Leistungsdokumentation, Therapiepass)
- Einhaltung des Therapievertrags (Beobachtung)
- Krankheitseinsicht/Motivation zur dauerhaften Abstinenz (Rückmeldung aus Gesprächen)
- Plan für die ambulante/stationäre Weiterbehandlung (Rückmeldung aus Gesprächskontakten)
- Feste Tagesstruktur (Tages- und Wochenpläne)

Abhängigkeit von illegalen Drogen

Die am häufigsten konsumierte illegale Droge ist Cannabis. Außerdem fallen in dieses Kapitel die Abhängigkeiten von Opiaten, Amphetaminen und anderen Stimulanzien, Kokain, Halluzinogenen und Lösemittel. Während der Anteil der Abhängigkeitskranken, die sich in ärztlicher Behandlung befinden, insgesamt gering ist, sind durch das Angebot der Opiatsubstitution knapp 70 Prozent der Opiatabhängigen ärztlich angebunden. Aufgrund der hohen Infektionsgefahr bei intravenösem Drogenkonsum sowie der häufig prekären Verhältnisse, in denen die Patienten leben, sind in vielen Fällen körperliche und psychische Begleiterkrankungen zu berücksichtigen.

Diagnostik

Anamnese und Erhebung des psychopathologischen Befunds nach AMDP

Entsprechend den Kriterien bei der Alkoholabhängigkeit (s. o.) liegt eine Abhängigkeit von illegalen Substanzen vor, wenn die folgenden sechs Kriterien in den letzten 12 Monaten erfüllt waren:

- Craving
- Kontrollverlust
- Toleranzentwicklung
- Interesseneinengung auf Suchtmittelkonsum
- Fortgesetzter Konsum trotz eingetretener Folgeschäden
- Entzugssymptome

Untersuchungen auf Folgen der Abhängigkeit und Entzugssymptomatik

- Körperliche und neurologische Untersuchung (**Achtung:** Einstichstellen, Abszesse)
- Blutentnahme: Gerinnung, Elektrolyte, Blutbild, Leberenzyme, Hepatitis-Serologie, HIV-Test
- Drogenscreening
- Clinical Opiate Withdrawal Scale (COWS) im Opiatentzug

Medizinische Therapie

Medikamentös

- Substitution bei Opiatabhängigen (z. B. Methadon, L-Polamidon, Buprenorphin)
- Symptomatische Medikation bei Anspannung, Unruhe, Schmerzen oder Schlafstörungen (z. B. Doxepin, Ibuprofen, Trimipramin)
- Medikamentöse Behandlung von Komorbiditäten

Psychotherapeutisch

- Motivational Interviewing (Steigerung der Abstinenzmotivation)
- Kognitive Verhaltenstherapie
- Tiefenpsychologisch fundierte Psychotherapie
- Psychoedukation

Sonstige Therapien

- Entspannungstechniken
- Bewegungstherapie

- Ergotherapie
- Soziotherapie
- Kunst- und Musiktherapie sowie weitere nonverbale Therapien
- Selbsthilfegruppen

Informationen sammeln

- Aktueller Drogenkonsum (seit wann, Art der Droge, typische Tagesmenge, Häufigkeit und letzte Einnahme)?
- Weitere Drogen (auch Nikotin, Medikamente und Alkohol; Menge pro Tag)?
- Bisherige Therapien/in Anspruch genommene Hilfsangebote (ambulant, stationär)?
- Ursachen der Abhängigkeit?
- Bekannte Komplikationen im Entzug?
- Körperliche Schädigungen durch das Suchtmittel?
- Berufliche und soziale Sicherheit?
- Bereits eingetretene soziale, gesundheitliche oder psychische Schäden?
- Strafrechtliche Vorgeschichte?
- Begleitende körperliche oder psychische Erkrankung?

Ursachen/Risikofaktoren

- Genetische Disposition?
- Rollenvorbilder, kulturelle Normen, Verfügbarkeit?
- Ständige Konfrontation mit illegalen Drogen (im beruflichen und persönlichen Umfeld)?
- Mangelndes Bewusstsein für die eigene Gesundheit?
- Belastende Ereignisse, z. B. Arbeitslosigkeit, Obdachlosigkeit?
- Aktuelle oder wiederkehrende Stresssituationen?
- Empfundener Druck/Erwartungshaltung durch die Gesellschaft oder das soziale Umfeld?
- Sorgen (sozialer/finanzieller Status)?
- Fehlende Fähigkeiten zur Konfliktbewältigung?
- Fehlende Fähigkeiten zur Emotionsregulation?
- Linderung der Symptome im Rahmen einer Angsterkrankung, Depression, Schizophrenie oder Persönlichkeitsstörung („Selbstmedikation")?
- Mangelndes Verantwortungsbewusstsein?
- Fehlende positive Lebensziele?
- Neigung zur Überschreitung von Grenzen („neue" Drogen auf der Suche nach dem ultimativen „Kick")?

Symptome

Alle möglichen Symptome sind aufgrund der Vielfalt „neuer" Drogen, von Mischungen und der Experimentierfreudigkeit der Konsumenten kaum zu erfassen.

Körperliche Auswirkungen

- Erbrechen/Diarrhö?
- Appetitsteigerung/Inappetenz?
- Mangelernährung?
- Schlafstörungen?
- Vegetative Entzugszeichen (jegliche Kreislaufstörungen wie Tachykardie, Herzrhythmusstörungen, Hypertonie, erhöhte Temperatur und Schwitzen, Tachypnoe, Zittern)?
- Begleiterkrankungen bei intravenösem Drogenkonsum (z. B. Hepatitis A–C, HIV)?
- Abszesse, Ulcera oder andere Schädigungen der Haut oder Blutgefäße?

- Schädigung der Nasenschleimhaut bei nasalem Kokainkonsum?
- Schädigung an Haut und Zähnen bei Methamphetamin-Abhängigkeit („Meth-Face“)?

Psychische Anzeichen

- Gereiztheit?
- Fehlende Einsicht bezüglich der Abhängigkeit?
- Craving?
- Kognitive Beeinträchtigungen?
- Unterschiedliche Entzugszeichen je nach Medikament/Droge und je nach Dosierung, z. B. Müdigkeit, Übererregbarkeit, Apathie, Angst, Schmerzen, Unruhe, Wahrnehmungsstörungen, Dysphorie?

> Zum **Entzugsdelir** als lebensbedrohlicher Zustand (s. o. Abhängigkeit von Alkohol) kann es insbesondere bei der Entgiftung von Gammahydroxybutyrat (GHB, Liquid Ecstasy) kommen.

Sonstige Anzeichen/Auswirkungen

- Störungen im persönlichen Umfeld, z. B. Beruf, Partnerschaft?
- Nachlässige Selbstorganisation, z. B. Termine, Behörden, Rechnungen?
- Nachlässigkeit bei der Pflege des Erscheinungsbilds?
- Beschaffungskriminalität?

> **Substitutionstherapie**
>
> Patienten mit Opiatabhängigkeit sind während der Eindosierung des Substituts und nach Therapieabbrüchen vital bedroht: Durch eine zu hohe Dosierung des Substituts kann es zum Atemstillstand kommen. Durch die lange Halbwertszeit von Methadon ist diese Gefahr am 3./4. Behandlungstag am höchsten. Eine erhöhte Gefahr droht auch bei einem Therapieabbruch/Rückfall nach erfolgter Entgiftung von Opiaten, da die Dosen, an die der Patient vor der Entgiftung gewöhnt war, nun tödlich sein können.

Ressourcen

- Krankheitseinsicht
- Veränderungsmotivation
- Kognitive Fähigkeiten
- Fähigkeit zur Reflexion des eigenen Verhaltens
- Motivation zur Entgiftung
- Kann Empfehlungen/therapeutische Gespräche annehmen
- Körperliche Fitness
- Gesicherte Lebensverhältnisse (Beruf, Finanzen)
- Stützendes soziales Netzwerk

Pflegediagnose/Pflegephänomen

NANDA (00258) Akutes Substanzentzug-Syndrom (in der Entgiftung); (00259) Risiko eines akuten Substanzentzug-Syndroms (in der Entgiftung); (00037) Risiko einer Vergiftung (bei einem Rückfall); (00118) risikobehaftetes Gesundheitsverhalten; (00069) ineffektives Coping

POP (70062) Beeinträchtigter Selbstschutz (in der Entgiftung); (70081) Risiko einer Vergiftung (bei einem Rückfall); (80322) beeinträchtigtes Gesundheitsverhalten; (80012) beeinträchtigtes Coping des Betroffenen

NANDA/POP Oder weitere Pflegediagnosen nach Problempriorisierung

Ziele festlegen

- Sicherheit des Patienten ist gewährleistet (vital bedrohliche Entzugssymptome, aber auch vitale Bedrohung im Rahmen der Einstellung auf ein Substitut bei Opiatabhängigkeit).

- Patient hält Therapievereinbarungen ein.
- Patient ist abstinent.
- Patient benennt Vorteile der Abstinenz.
- Patient hat eine feste Tagesstruktur.
- Patient kann Ursachen/Risikofaktoren seiner Abhängigkeit beschreiben.
- Patient erkennt die Abhängigkeit als Erkrankung an.
- Patient äußert eine Reduktion des „Suchtdrucks".
- Patient nimmt Beratungs-/Hilfs- und Therapieangebote an.
- Patient benennt Maßnahmen zur Rückfallprophylaxe.
- Patient kennt Gefahren des Konsums illegaler Drogen.
- Patient benennt Maßnahmen, um dem Suchtdruck standzuhalten/Gefahrenquellen zu reduzieren.
- Patient ist zur Weiterbehandlung motiviert.
- Reduktion des „Beikonsums" in der Substitution.

Maßnahmen planen

- Ursachen des Substanzmissbrauchs ermitteln
- Drogenscreening nach Arztanordnung, z. B. Urinprobe unter Sichtkontrolle
- Durchsuchung des Patienten, seines Gepäcks und seines Zimmers bei Aufnahme bzw. bei Bedarf (suchtmittelfreie Umgebung)
- In der Entgiftung Entzugszeichen nach Arztanordnung überwachen (je nach Substanz unterschiedlich), z. B.:
  - Regelmäßige Kontrolle der vegetativen und psychischen Entzugszeichen: Wachheit, Bewusstsein, Pupillenweite, Blutdruck, Puls, Atmung usw.
  - Führen eines Überwachungsbogens, Verwendung spezieller Assessments
- Bedarfsmedikation auf Arztanordnung (Überwachung der Einnahme)
- Bei Bedarf freiheitsbeschränkende Maßnahmen zum Eigenschutz (Arztanordnung, Gefahr in Verzug)
- Patient auf Zeichen des Suchtdrucks und der Intoxikation hin beobachten
- Arzt bei Komplikationen informieren
- Vertrauensvolle Beziehung aufbauen
- Auf Einhaltung der Stationsregeln und des Therapievertrags hinweisen (Rückfall, Ausgang, Besuch usw.)
- Aufklärung über Folgen des Konsums illegaler Drogen
- Bei der Entwicklung von individuellen Bewältigungsstrategien unterstützen
- Verhalten auf der Station/in der Gruppe beobachten (auf Gefährdungszeichen und Zeichen der Intoxikation achten)
- Interesse an möglichen Beschäftigungen/Aktivitäten ermitteln
- Zur Aufnahme hilfreicher sozialer Kontakte motivieren
- Ggf. Familie und/oder soziales Umfeld in professionelle Beziehungspflege miteinbeziehen
- Zur körperlichen Aktivität motivieren, z. B. Außenaktivitäten (Spaziergänge), Bewegungsübungen, sportliche Ablenkung (Joggen, Kegeln)
- Verbindliche Tagesstruktur planen, z. B. Morgenrunde, feste Therapie-, Essens- und Ruhezeiten
- Entspannungstechniken empfehlen und anleiten, z. B. progressive Muskelentspannung,

autogenes Training, Yoga, Ohr-Akupunktur nach NADA

- Zur Teilnahme an psychoedukativen Gruppen ermuntern (verschiedene Themen wie Rückfallprophylaxe, Achtsamkeit)
- Motivierende Haltung zur Förderung der Adhärenz (u. a. Durchhalten der Entgiftung, weiterführende Entzugsbehandlung)
- Zur Veränderung des eigenen Gesundheitsverhaltens motivieren
- Zur Kontaktaufnahme mit ambulanten Hilfen motivieren, z. B. Suchtfachambulanz, Selbsthilfegruppen, psychiatrische Institutsambulanz
- Über Beratungs- und Hilfsangebote informieren – Informationsmaterial ausgeben (Flyer, z. B. BZgA [Bundeszentrale für gesundheitliche Aufklärung]; Adressen von Beratungsstellen und/oder Online-Portalen, z. B. DHS [Deutsche Hauptstelle für Suchtfragen e. V.], Drugcom.de; Hinweis auf weitere internetbasierte Möglichkeiten wie Videos, Chats oder Podcasts; Aufklärungsseiten von Krankenkassen)
- Unangekündigte Drogenscreenings „unter Sicht“ durchführen

Eine **Komplikation** wie die akute Überdosierung von Opiaten erfordert eine Intensivüberwachung wegen drohendem Atem- und Herzstillstand.

Ergebnisse prüfen

- Entzugszeichen (Überwachungsparameter, suchtspezifisches Assessment, s. o. „Maßnahmen planen“)
- Abstinenz (Beobachtung, Drogenscreening)
- Therapieteilnahme (Leistungsdokumentation, Therapiepass)
- Einhaltung des Therapievertrags (Beobachtung)
- Krankheitseinsicht/Motivation zur dauerhaften Abstinenz (Rückmeldung aus Gesprächen)
- Plan für die ambulante/stationäre Weiterbehandlung (Rückmeldung aus Gesprächskontakten)
- Feste Tagesstruktur (Tages- und Wochenpläne)

Angststörungen

Tritt Angst außerhalb von Situationen objektiver Gefahr auf und führt dadurch zu einem erheblichen Leidensdruck, liegt eine Angststörung vor. Zu den Angststörungen zählen phobische Störungen, die generalisierte Angststörung und die Panikstörung. Häufig führt die Angst zu einer psychovegetativen Erregung sowie Vermeidungsverhalten. Teils entwickelt sich sekundär eine Substanzabhängigkeit, wenn der Angst mit einer „Selbstmedikation" (Alkohol, Cannabis, Benzodiazepine) entgegengewirkt wird.

Diagnostik

Anamnese und Erhebung des psychopathologischen Befunds nach AMDP

Entsprechend den anamnestischen Angaben des Patienten werden folgende Angsterkrankungen unterschieden:

- **Panikstörung:** plötzlich auftretende Angstanfälle (Todesangst, Zittern, Schwitzen, Herzrasen, Schwindel, Atemnot, Enge in der Brust, Übelkeit, Mundtrockenheit), häufig ohne erkennbaren Auslöser.
- **Generalisierte Angststörung:** dauerhafte, ungerichtete Angst, ständige Sorge, Grübeln, körperliche Zeichen der Anspannung (z. B. Rückenschmerz, Spannungskopfschmerz, Tachykardie).
- **Agoraphobie** (häufig gemeinsam mit einer Panikstörung): Angst davor, hilflos und ausgeliefert zu sein bzw. nicht flüchten zu können, z. B. bei Alleinsein, weiten Reisen, großen Menschenansammlungen, in engen Räumen.
- **Soziale Phobie:** Angst davor, im Mittelpunkt der Aufmerksamkeit zu stehen, einhergehend mit der Angst vor negativer Bewertung oder Ablehnung, z. B. bei Prüfungen, öffentlichem Reden, gegenüber Vorgesetzten, Behörden, Kontakt mit dem anderen Geschlecht.
- **Spezifische Phobien:** panikartige Angst (s. o.) gegenüber genau definierten Objekten oder Situationen, die häufig Vermeidungsverhalten auslöst:
  - Höhenangst (Akrophobie)
  - Flugangst (Aerophobie)
  - Tierphobien, z. B. Spinnenphobie (Arachnophobie)
  - Blutphobie (Hämatophobie)
  - Angst vor engen Räumen (Klaustrophobie)
  - Spritzenphobie (Trypanophobie)
  - Usw. (Es gibt kein Objekt und keine Situation, die nicht zum phobischen Objekt werden kann.)

Zum Ausschluss einer körperlichen Ursache der Symptome

- Körperliche und neurologische Untersuchung
- Laboruntersuchungen: Blutbild, Schilddrüsenhormone, Elektrolyte, Blutzucker
- EKG (ggf. mit Rhythmusstreifen)
- Bei entsprechenden Beschwerden: Lungenfunktion, kraniale Bildgebung und EEG

Medizinische Therapie

Medikamentös

- SSRI (Citalopram, Escitalopram, Sertralin, Fluoxetin, Paroxetin)
- Serotonin-Noradrenalin-Wiederaufnahmehemmer (SNRI: Venlafaxin, Duloxetin)
- Andere Antidepressiva wie Clomipramin
- Pregabalin
- Opipramol
- Buspiron
- Moclobemid (nur soziale Phobie)

Psychotherapeutisch

- Kognitive Verhaltenstherapie (insbesondere Expositionstraining)
- Bei fehlender Wirksamkeit einer kognitiven Verhaltenstherapie auch tiefenpsychologisch fundierte Psychotherapie
- Psychoedukation
- Internetbasierte Interventionen

Sonstige Therapien

- Aerobes Ausdauertraining
- Entspannungsverfahren (z. B. autogenes Training, Muskelrelaxation nach Jacobsen)
- Nonverbale Therapien
- Selbsthilfegruppe

Informationen sammeln

- Aktuelle Angstzustände (seit wann, Zeitspanne, Häufigkeiten)?
- Auslöser/Ursachen der Angst?
- In welchen Situationen tritt die Angst auf (Phobien)?
- Erwartungsangst (vor der nächsten Angstattacke)?
- Bewältigungsstrategien, z. B. Skills, Vermeidungsverhalten?
- Auswirkungen auf den Alltag?
- Selbstmedikation?

Ursachen/Risikofaktoren

- Genetische Prädisposition?
- Störungen der (früh-)kindlichen Entwicklung?
- Positive Wirkungen der Angst, z. B. Zuwendung?
- Verdrängung von Wünschen/mangelnde Bewältigung?
- Suchtmittelkonsum?
- Neu aufgetretene körperliche Erkrankungen?
- Aktuelles Stressempfinden?
- Außergewöhnlich belastendes Ereignis?
- Sorgen (sozialer/finanzieller Status)?
- Ungesicherte Grundbedürfnisse/Zukunft?
- Mangelndes Selbstwertgefühl?
- Beeinträchtigte kognitive Fähigkeiten?
- Mangelndes Wissen zur Bewältigung?
- Fehlende soziale Unterstützung?

Symptome

- Angst als Zustand mit vegetativer, kognitiver, emotionaler und motorischer Komponente?
- Körperliche Zeichen erhöhter Anspannung wie Kopf- oder Rückenschmerzen?
- Schlafstörungen?
- Konzentrationsstörungen?
- Unruhe/Unbehaglichkeit?
- Vermeidungsverhalten (Auswirkungen auf die Alltagsbewältigung)?
- Depersonalisations- und Derealisationserleben?

Häufig sind Angsterkrankungen mit depressiven Störungen und Abhängigkeitserkrankungen assoziiert. In schweren Fällen kann eine Angststörung zu Suizidalität führen.

Ressourcen

- Ausreichendes Wissen über die Erkrankung und Fähigkeit, dieses anzuwenden
- Krankheitseinsicht und Veränderungsmotivation
- Kann Empfehlungen/therapeutische Gespräche annehmen
- Kann über Gefühle sprechen bzw. diese ausdrücken
- Interesse an Strategien zur Angstbewältigung (Coping)
- Hohe Selbstwirksamkeitsüberzeugung
- Hohe Angsttoleranz
- Verfügt über gesicherte Grundbedürfnisse
- Kann Alltag selbstständig bewältigen
- Stützendes soziales Umfeld

Pflegediagnose/Pflegephänomen

NANDA (00146) Angst; (00148) Furcht; (00095) Schlafstörung; (00214) beeinträchtigter Comfort

POP (80292) Angst; (80291) Risiko für Angst; (80293) Sicherheitsgefühl; (50192) beeinträchtigtes Schlafen; (80132) beeinträchtigtes Wohlbefinden

NANDA/POP Oder weitere Pflegediagnosen in Bezug auf die Auswirkung auf den Alltag

Ziele festlegen

- Patient spricht über seine Gefühle in Angstsituationen.
- Patient kennt Auslöser/Ursachen der Angst.
- Patient berichtet über Rückgang der körperlichen Symptome.
- Patient kann Angst aushalten (Angsttoleranz).
- Patient berichtet über ein reduziertes Vermeidungsverhalten in der Exposition.
- Patient kann Maßnahmen/Skills zur Angstbewältigung einsetzen.
- Patient kann in Angstsituationen oder bei Panikattacken kontrolliert reagieren.
- Patient erlernt Entspannungstechniken und wendet diese an.
- Patient zeigt eine entspannte Körperhaltung/Mimik.
- Patient kann Anforderungen des täglichen Lebens bewältigen.
- Patient nimmt am gesellschaftlichen Leben teil.
- Patient berichtet über eine verbesserte Lebensqualität.

Maßnahmen planen

- Auslöser/Ursachen der Angst ermitteln
- Vertrauensvolle Beziehung aufbauen (Bezugspflege)
- Bezugspflegegespräch nach Vereinbarung
- Ruhige und reizarme Umgebung schaffen (u. a. Aromapflege)
- Methoden für den Umgang mit Angstsituationen besprechen (z. B. Atemübung, Achtsamkeit) und ggf. anleiten
- Früher erlernte Bewältigungsstrategien ermitteln und einüben, z. B. Notfallkoffer, Skills, Liste positiver Aktivitäten
- Mit dem Patienten verbindliche Expositionen planen – auch virtuelle Exposition
- Zur Selbstbeobachtung anleiten, z. B. Angsttagebuch
- Entspannungstechniken empfehlen und anleiten, z. B. progressive Muskelentspannung, autogenes Training, Yoga, Fantasiereisen, Ohr-Akupunktur nach NADA und Arztrücksprache
- Patient in Angstsituationen unterstützen (entlastendes Gespräch) – jedoch nicht Vermeidungsverhalten fördern

- Patient bei Panikattacken begleiten, engmaschig beobachten und bei Bedarf Vitalzeichen kontrollieren (Tütenrückatmung bei Hyperventilation)
- Psychoedukative Gruppen anbieten (Information, Achtsamkeit)
- Zur Kontaktaufnahme mit ambulanten Hilfen motivieren, z. B. Selbsthilfegruppen (DASH = Deutsche Angst-Hilfe e. V. mit bundesweiter Vernetzung)
- Wohlbefinden in Angstsituationen verbessern, z. B. beruhigender Tee
- Bedarfsmedikation nach Arztanordnung

Ergebnisse prüfen

- Ausreichend Wissen über die eigene Erkrankung und deren Behandlung (Rückmeldung aus Gesprächskontakten)
- Anzahl und Ausmaß von Angstsituationen und/oder Panikattacken (Angsttagebuch)
- Angewandte Skills zur Steigerung der Angsttoleranz (Beobachtung)
- Anzahl der Kontakte zu Mitmenschen (Beobachtung)
- Reduktion des Vermeidungsverhaltens bei selbstständiger Exposition (Beobachtung, Rückmeldung aus Gesprächskontakten)
- Anwendung von Entspannungsverfahren (Beobachtung)

➤ Teil 4, Fallbeispiel 6: Panikstörung

Anpassungsstörungen

Anpassungsstörungen bezeichnen leichte depressive oder ängstliche Syndrome infolge eines belastenden Lebensereignisses wie Verlust des Arbeitsplatzes, Trennung, Umzug usw. Das Ereignis verlangt von dem Betroffenen Veränderungen in der Lebensführung, auf die dieser nicht angemessen reagieren kann. Auch vermeintlich positive Lebensveränderungen wie Hochzeit, Geburt eines Kindes oder ein Karrieresprung können Anpassungsstörungen auslösen.

Diagnostik

Anamnese und Erhebung des psychopathologischen Befunds nach AMDP

Folgende Symptome sprechen für eine Anpassungsstörung, wenn sie in nachvollziehbarer Beziehung zu einem belastenden Lebensereignis stehen:
- Übermäßige gedankliche Beschäftigung mit dem Auslöser
- Subjektiv erlebte Belastung
- Übermäßige Sorgen
- Fehlende Anpassung an das auslösende Ereignis
- Erhebliche Beeinträchtigung der Funktionsfähigkeit
- Angst
- Gefühl der Hilflosigkeit
- Suizidgedanken, -pläne und -absichten

Ausschluss einer körperlichen Ursache der Symptome
- Körperliche und neurologische Untersuchung
- Laboruntersuchungen: Blutbild, Schilddrüsenhormone, Elektrolyte, Blutzucker
- EKG (ggf. mit Rhythmusstreifen)

Obwohl Anpassungsstörungen nur mit leichten depressiven Symptomen einhergehen, ist die **Suizidgefahr** deutlich erhöht. Insbesondere unerwartete Suizide „aus dem Affekt" kommen häufig vor.

Medizinische Therapie

Medikamentös
- Meist keine medikamentöse Therapie notwendig
- Ggf. Antidepressiva (SSRI, SNRI, Mirtazapin)

Psychotherapeutisch
- Supportive (unterstützende) Gespräche
- Interpersonelle Psychotherapie
- Kognitive Verhaltenstherapie
- Tiefenpsychologisch fundierte Psychotherapie (Fokaltherapie)
- Psychoedukation

Sonstige Therapien
- Entspannungstechniken
- Bewegungstherapie
- Ergotherapie
- Kunst- und Musiktherapie sowie weitere nonverbale Therapien

Informationen sammeln

- Aktuelles Empfinden, z. B. Stimmung, Antrieb?
- Auslöser/belastende Ereignisse/Situationen?

- Veränderungen im Leben durch auslösendes Ereignis?
- Ängste in welchem Zusammenhang, z. B. Kontrollverlust?
- Suizidgedanken?
- Auswirkungen auf den Alltag?
- Wichtige Bezugspersonen?

Ursachen/Risikofaktoren

- Genetische Disposition?
- Belastendes Ereignis?
- Veränderungen des Gesundheitszustands?
- Pandemiebedingte Sorgen?
- Konflikte?
- Trennungen, z. B. von Bezugspersonen?
- Einsamkeit?
- Veränderungen der sozialen Rollen?
- Tod naher Angehöriger?
- Hohes Stressempfinden?
- Mangelnde Bewältigungsstrategien?
- Diskrepanz zwischen innerem Erleben bzw. Verhaltensweisen und soziokulturellen Erwartungen?
- Verlassen des gewohnten sozialen Umfelds/Arbeitsplatzwechsel?
- Erschöpfung?
- Beeinträchtigte Kritikfähigkeit und Konfliktbewältigung?
- Mangelndes Wissen zur Bewältigung?
- Mangelndes Selbstwertgefühl?
- Fehlende Ruhepausen/Entspannung?
- Ungesicherte Grundbedürfnisse/Zukunft?
- Vorbestehende psychische Erkrankung?

Symptome

Körperliche Auswirkungen

- Schlafstörungen?
- Vegetative Begleitsymptome, z. B. Schmerzen, Verdauungsbeschwerden, Tachykardie?
- Unruhe?

Psychische Anzeichen

- Gedankenkreisen (in Bezug auf das auslösende Ereignis)?
- Gedrückte Stimmung?
- Gereiztheit?
- Angst?
- Sorgen/Grübeln?
- Konzentrationsschwierigkeiten?
- Nachlassende Leistungsfähigkeit/Überforderung?
- Suizidgedanken?
- Antriebsveränderungen?
- Anspannung/keine Fähigkeit zu entspannen?

Sonstige Anzeichen/Auswirkungen

- Sozialer Rückzug?
- Vermeidungsverhalten?
- Eingeschränkte Alltagsbewältigung?
- Inaktivität/Handlungsunfähigkeit?
- Alkoholkonsum zur Bewältigung?

Ressourcen

- Ausreichend Wissen und die Fähigkeit, dieses anzuwenden
- Kann Empfehlungen/therapeutische Gespräche annehmen
- Kann über Gefühle sprechen bzw. diese ausdrücken
- Interesse an Bewältigungsstrategien (Coping)
- Kennt Unterstützungsangebote/Aktivitäten (als Ausgleich)
- Verfügt über ein funktionierendes soziales Netzwerk
- Kann den Alltag selbstständig bewältigen

Pflegediagnose/Pflegephänomen

NANDA (00177) Stressüberlastung; (00069) ineffektives Coping; (00273) unausgeglichenes Energiefeld; (00279) gestörter Denkprozess; (00210) beeinträchtigte Resilienz; (00095) Schlafstörung

POP (80012) Beeinträchtigtes Coping des Betroffenen; (80312) beeinträchtigte Handhabung von Behandlungsempfehlungen; (50022) beeinträchtigte Energie/Kraft; (50192) beeinträchtigtes Schlafen; (80252) veränderter Denkprozess

NANDA/POP Auch Gesundheitsdiagnosen beim Erlernen von Bewältigungsstrategien sind möglich.

Ziele festlegen

- Patient spricht über seine Gefühle bezüglich der belastenden Situationen.
- Patient kann die Auswirkung des belastenden Ereignisses auf sein Leben realistisch einschätzen.
- Patient erlernt Entspannungstechniken und wendet diese an.
- Patient berichtet über einen Rückgang der Symptome.
- Patient kann Bewältigungsstrategien annehmen oder einsetzen.
- Patient äußert Bereitschaft zu Verhaltensänderungen.
- Patient kann Anforderungen des täglichen Lebens bewältigen.
- Patient nimmt am gesellschaftlichen Leben teil.
- Patient kann Konflikte klären.
- Patient nutzt sein (intaktes) soziales Umfeld.

Maßnahmen planen

- Auslöser der Anpassungsstörung (Stressoren) ermitteln
- Vertrauensvolle Beziehung aufbauen (Bezugspflege)
- Ruhige Umgebung schaffen (Aromapflege)
- Regelmäßige Gespräche anbieten, Bezugspflegegespräch nach Vereinbarung
- Unterstützen, Gefühle zuzulassen und auszudrücken
- Zur Protokollierung der eigenen Stimmung anleiten (Stimmungstagebuch)
- Unterstützen, das eigene Verhalten zu reflektieren
- Mit dem Patienten gemeinsam Bewältigungsstrategien/Lösungsmöglichkeiten für mögliche Krisen erarbeiten
- Entspannungstechniken empfehlen und anleiten, z. B. progressive Muskelentspannung, autogenes Training, Yoga, Fantasiereisen
- Interesse für mögliche Beschäftigungen/Aktivitäten ermitteln
- Zur körperlichen Aktivität motivieren, z. B. Außenaktivitäten (Spaziergänge), Bewegungsübungen, sportliche Ablenkung (Joggen, Kegeln)
- Verbindliche Tagesstruktur planen, z. B. Morgenrunde, feste Therapie-, Essens- und Ruhezeiten
- Auf Überforderungsreaktionen achten/Ruhepausen einplanen
- Psychoedukative Gruppen anbieten (Genussgruppe, Achtsamkeit)
- In Gemeinschaftsaktivitäten einbinden
- Bei der Freizeit- und Wochenendplanung unterstützen
- Zur Aufnahme wichtiger sozialer Kontakte (z. B. Angehörige) motivieren – Unterstützungspotenzial, Konfliktlösung usw.

- Zur Kontaktaufnahme mit ambulanten Hilfen (z. B. Selbsthilfegruppe) oder internetbasierten Interventionen motivieren

Ergebnisse prüfen

- Aktivitätsniveau (Leistungsdokumentation, Therapiepass)
- Erlernte Bewältigungsstrategien (Beobachtung)
- Zwischenmenschliche Kontakte (Beobachtung)
- Lösungsansätze des Patienten (Gespräch)
- Konkrete Verhaltensänderungen, z. B. Konfliktklärung (Beobachtung)
- Emotionalität/Stimmung (Stimmungstagebuch, Rückmeldung aus Gesprächskontakten)
- Einhaltung der Tagesstruktur (Tagesplan)

Autismus-Spektrum-Störung

Die Autismus-Spektrum-Störung ist charakterisiert durch Störungen der sozialen, interaktionellen Fähigkeiten (Kontaktaufbau, verbale/nonverbale Kommunikation, Beziehungsgestaltung), verbunden mit dem Vorliegen eng umschriebener Interessen sowie stereotyper Verhaltensmuster. Autismus-Spektrum-Störungen können mit oder ohne weitere Entwicklungsstörungen wie Intelligenzminderungen oder Störungen der Sprachentwicklung auftreten. Der Beginn der Störung liegt immer in der frühen Kindheit, wobei die Symptomatik lebenslang anhält.

Diagnostik

Anamnese und Erhebung des psychopathologischen Befunds nach AMDP

- Entwicklungsanamnese (unbedingt Fremdanamnese)
- Verhaltensbeobachtung
- Testpsychologische Untersuchungen
- Familienanamnese

Im ICD-10 wurden die im Folgenden genannten tiefgreifenden Entwicklungsstörungen unterschieden. Diese Unterscheidung wurde im ICD-11 aufgegeben, da man davon ausgeht, dass es sich lediglich um unterschiedliche Ausprägungsgrade der gleichen Erkrankung handelt.

- **Frühkindlicher Autismus:** Störungen der Kommunikation und sozialen Interaktion verbunden mit stereotypen, repetitiven Verhaltensmustern; Beginn vor dem 3. Lebensjahr.
- **Atypischer Autismus:** wie frühkindlicher Autismus, jedoch Beginn nach dem 3. Lebensjahr oder Symptomatik nicht voll ausgebildet.
- **Asperger-Autismus:** Störung der wechselseitigen sozialen Interaktionsfähigkeit bei regelhafter Entwicklung von Intelligenz und Sprache; eingeschränkte, stereotype Interessen sowie motorische Ungeschicklichkeit.

Ausschluss organischer Ursachen

- Körperliche und neurologische Untersuchung
- Laborchemische Untersuchungen
- Zerebrale Bildgebung (MRT)

Medizinische Therapie

Psychotherapeutisch

- Kognitive Verhaltenstherapie (unter Einbezug der Eltern/Bezugspersonen, z. B. auch in Kindergarten/Schule), z. B. Applied Behavior Analysis oder Treatment and Education of Autistic and Related Communication Handicapped Children
- Soziales Kompetenztraining
- Psychoedukation

Sonstige Therapien

- Ergotherapie
- Logopädie
- Motopädie
- Nonverbale Therapien wie Musik- oder Kunsttherapie
- Soziotherapie
- Angehörigeninformation

Eine **medikamentöse Therapie** erfolgt nur symptomatisch bei entsprechenden Komorbiditäten oder Verhaltensauffälligkeiten wie Aggression (s. u. „Symptome").

Informationen sammeln

- Störungen der Kommunikation und Wahrnehmung?
- Kognitive Fähigkeiten?
- Verhaltensauffälligkeiten, z. B. stereotypes Verhalten, Rituale?
- Blickkontakt, Mimik, Gestik?
- Körperliche Einschränkungen?
- Interaktion, soziale Kontakte?
- Autoaggression?
- Interessen?
- Auswirkungen auf den Alltag?
- Soziale Unterstützung (Eltern, Betreuer, Einrichtung)?

Ursachen/Risikofaktoren

- Genetische Veranlagung (entscheidend)?
- Nachteilig wirkende Faktoren sind z. B. Hospitalisierung, fehlende Bezugsperson, Umgebungswechsel, Veränderung von Gewohnheiten, Reizüberflutung.

Symptome

Körperliche Auswirkungen

- Veränderte Körperhaltung?
- Schlafstörungen?
- Essstörungen?
- Motorische Ungeschicklichkeit?
- Ataxie (Störungen der Bewegungskoordination)?
- Apraxie (Störung der Ausführung willkürlicher zielgerichteter und geordneter Bewegungen, z. B. Mimik, Gestik, Sprache)?

Psychische Anzeichen

- Wutausbrüche?
- Autoaggression/Selbstverletzung?
- Suizidalität?
- Fremdaggression?
- Angst vor Veränderung?
- Kommunikationsstörungen, z. B. Tonlage monoton oder zu laut/zu leise?
- Ungewöhnliche Denkweise, z. B. nicht wörtlich Gemeintes für wahr befinden?
- Vermindertes soziales Verständnis, z. B. Fehlinterpretationen von Gruppenprozessen?
- Verminderte kognitive Fähigkeiten/Inselbegabung (außergewöhnliche Begabung in einem Teilbereich)?

Sonstige Anzeichen/Auswirkungen

- Stereotype Bewegungen und Verhaltensweisen, z. B. mit dem Stuhl schaukeln?
- Bedürfnis nach Beständigkeit/Rituale?
- Schreiattacken?
- Bindung zu ungewöhnlichen (leblosen, harten) Gegenständen, z. B. Kochlöffel statt Stofftier?
- Eingeschränkte soziale Kompetenz, z. B. Abstand halten, unangemessenes Verhalten, mangelnde Anwendung sozialer Regeln?
- Sozialer Rückzug (Vermeidung von Nähe)?
- Störungen der zwischenmenschlichen Kommunikation?
- Spezielle/ungewöhnliche Interessen?
- Vernachlässigung der Selbstpflege?
- Mangelnde Alltagsbewältigung?
- Mangelnde Fähigkeit, Freundschaften aufzubauen?

Ressourcen

- Kognitive Fähigkeiten
- Körperliche Mobilität
- Interessen
- Stützendes soziales Netzwerk
- Kann Alltag/Selbstpflege bewältigen

Pflegediagnose/Pflegephänomen

NANDA (00052) Beeinträchtigte soziale Interaktion; (00053) soziale Isolation; (00051) beeinträchtigte verbale Kommunikation; (00222) ineffektive Impulskontrolle; (00193) Selbstvernachlässigung

POP (60022) Beeinträchtigte soziale Interaktion; (60072) beeinträchtigte soziale Teilhabe; (60012) beeinträchtigte Kommunikation; (80072) beeinträchtigte Entwicklung

NANDA/POP Nach einer Risikoabwägung (Autoaggression) sind weitere Pflegediagnosen je nach Alltagseinschränkung möglich.

Ziele festlegen

- Sicherheit des Patienten und seines Umfelds ist gewährleistet (Eigen-/Fremdgefährdung).
- Patient akzeptiert Pflegemaßnahmen, z. B. Körperpflege, Ankleiden, Nahrungsaufnahme.
- Patient kann eine Tagesstruktur einhalten.
- Patient kann eigene Bedürfnisse/Gefühle äußern (verbal, nonverbal).
- Patient zeigt Vertrauen.
- Patient äußert Bereitschaft, sein eigenes Verhalten zu reflektieren.
- Patient versteht Informationen und handelt danach.
- Patient kann Kontakt zu Mitmenschen aufbauen
- Patient erlernt soziale Regeln und kann diese umsetzen.
- Patient kann Anforderungen des täglichen Lebens bewältigen.

Maßnahmen planen

- Sozialverhalten in der Einrichtung oder Familie ermitteln
- Stressfaktoren ermitteln
- Vertrauensvolle Beziehung aufbauen (Bezugspflege)
- Im Gespräch/Kontakt: Kommunikationsebene berücksichtigen, verständlich kommunizieren (langsam, deutlich usw.), geschlossene Fragen stellen, aktives Zuhören, Wertschätzung, nonverbale Kommunikation (Block, Stift, Tafel, Computer usw.)
- Bei Bedarf Hilfsmittel zur Kommunikation einsetzen, z. B. Sprechtafel
- Gewohnheiten/Rituale einbeziehen, z. B. Gegenstände, Reihenfolge beim Ankleiden
- Angemessene Zeit für Selbstpflege geben
- Reizüberflutung/Überforderung meiden
- Beschäftigungen/Aktivitäten/Interessen ermitteln
- Anleiten, Beschäftigungen oder eigene Interessen fördern
- Zur körperlichen Aktivität motivieren, z. B. Außenaktivitäten (Spaziergänge, Gartengang, Freizeitaktivitäten), Bewegungsübungen
- Unterstützung/Anleitung/Motivation bei der Selbstpflege, Zimmerordnung und/oder Tagesstruktur
- Lebenspraktisches Training oder gewohnte Beschäftigungen anbieten (z. B. Waschen, Backen, Kochen, Garten-/Holzarbeiten), evtl. mit Unterstützung des Ergotherapeuten; notwendige Kompetenzen berücksichtigen (z. B. Werk-/Förderstätten)
- Verbindliche Tagesstruktur planen, z. B. Morgenrunde, feste Therapie-, Essens- und Ruhezeiten
- Essgewohnheiten beobachten – bei Bedarf bei der Nahrungsaufnahme unterstützen

- Motivation zum sozialen Kompetenztraining, z. B. Erlernen sozialer Regeln, Umgang mit Reizen und angemessene Reaktionen
- Maßnahmen allmählich steigern, z. B. Kontaktaufnahme, Interaktion
- Angehörige/Bezugspersonen/Betreuer oder sozialtherapeutische Einrichtung einbeziehen
- Maßnahmen bei Autoaggression oder Erregungszuständen (z. B. verbale Deeskalation), Rückzugsmöglichkeit bieten, Maßnahmen zum Eigenschutz (z. B. spezieller Helm)

Ergebnisse prüfen

- Anzahl sozialer Kontakte und soziale Interaktion (Beobachtung)
- Tagesstruktur (Tagesplan)
- Umfang eines inadäquaten Verhaltens, z. B. Autoaggression (Beobachtung)
- Ausdruck von Bedürfnissen (Rückmeldung/Reaktion bei Kontakten)
- Selbstpflege im Alltag (Belastungserprobung)
- Gruppenteilnahme und Therapieleistungen (Leistungsdokumentation, Therapiepass, Beobachtung)

Bipolare Störungen

Bei bipolaren Störungen liegen abwechselnd depressive und manische Episoden vor. Zwischen den Episoden sind die Patienten komplett symptomfrei. Aufgrund der hohen Wahrscheinlichkeit für das Auftreten weiterer Episoden ist eine medikamentöse Phasenprophylaxe entscheidend für den Erhalt der Lebensqualität.

Diagnostik

Anamnese und Erhebung des psychopathologischen Befunds nach AMDP

Kriterien für das Vorliegen einer manischen Episode:

- Euphorie, aber auch Reizbarkeit
- Gesteigerter Antrieb
- Reduzierte Kritikfähigkeit
- Ideenflucht
- Größenideen bis hin zum Größenwahn
- Soziale Umtriebigkeit
- Gesteigerte sexuelle Aktivität
- Reduziertes Schlafbedürfnis

Kriterien für das Vorliegen einer depressiven Episode (s. u. Depression):

- Gedrückte Stimmung
- Reduzierter Antrieb
- Interessenverlust
- Zusatzsymptome wie sozialer Rückzug, reduzierter Selbstwert, Angst, Schlafstörungen, morgendliches Früherwachen, reduziertes sexuelles Verlangen, Suizidalität

In gemischten Episoden liegen Symptome einer Manie neben Symptomen einer Depression gleichzeitig vor.

Ausschluss einer körperlichen Ursache

- Körperliche und neurologische Untersuchung
- Laboruntersuchungen: Blutbild, Schilddrüsenhormone, Elektrolyte, Blutzucker
- EKG (ggf. mit Rhythmusstreifen)

Mit einer Suizidrate von 10 bis 15 Prozent ist die **Suizidgefahr** bei dieser Erkrankung insbesondere in depressiven und gemischten Phasen sehr hoch.

Medizinische Therapie

Medikamentös

- Stimmungsstabilisierer (Lithium, Quetiapin)
- Antimanika (Olanzapin, Risperidon, Aripiprazol, Valproinsäure, Lithium)
- Antidepressiva (SSRI, Mirtazapin) nur in Ausnahmefällen (z. B. bei schweren depressiven Phasen, in denen Stimmungsstabilisierer alleine nicht wirksam waren)

Psychotherapeutisch

- Interpersonelle und soziale Rhythmustherapie
- Kognitive Verhaltenstherapie
- Psychoedukation

Sonstige Therapien

- Bewegungstherapie
- Ergotherapie
- Entspannungstechniken
- Kunst- und Musiktherapie sowie weitere nonverbale Therapien
- Elektrokonvulsionstherapie (EKT)

Informationen sammeln

- Aktuelles Empfinden, z. B. Gereiztheit, Euphorie oder Angst, gedrückte Stimmung?
- Auslöser/belastende Ereignisse/Situationen?
- Bisheriger Krankheitsverlauf, u. a. Phasen?
- Aktuelle Lebenskraft/-energie?
- Suizidgedanken?
- Verhalten und Behandlung in zurückliegenden Phasen?
- Krankheitseinsicht?
- Auswirkungen auf den Alltag?
- Sozialer Rückhalt/Betreuung?

Ursachen/Risikofaktoren

- Genetische Disposition?
- Veränderungen des Gesundheitszustands?
- Aktuelle Belastungen?
- Mangelnde Bewältigungsstrategien?
- Fehlende Adhärenz/Krankheitseinsicht?
- Fehlende Ruhepausen/Entspannung?
- Störungen des Schlaf-wach-Rhythmus?
- Fehlende Unterstützung durch das soziale Umfeld?

Symptome

Körperliche Auswirkungen

- Schlafstörungen, v. a. verkürzte Schlafdauer?
- Somatische Begleiterkrankungen, u. a. Adipositas, Diabetes?

Psychische Anzeichen – Manie

- Euphorie, aber auch Reizbarkeit?
- Gesteigerter Antrieb?
- Fehlende Krankheitseinsicht?
- Reduzierte Kritikfähigkeit?
- Psychotische Merkmale, z. B. Größenideen, Wahn, Halluzinationen?
- Überschätzung der eigenen Leistungsfähigkeit?
- Konzentrations- und Auffassungsstörungen?
- Beschleunigter Gedankengang bis zur Ideenflucht?

Psychische Anzeichen – Depression

- Gedrückte Stimmung?
- Reduzierter Antrieb?
- Interessenverlust?
- Reduziertes Selbstwertgefühl?
- Angst?
- Suizidgedanken?
- Kognitive Störungen?
- Schuldgefühle?
- Psychotische Merkmale, z. B. Schuldwahn, Verarmungswahn, hypochondrischer Wahn

Sonstige Anzeichen/Auswirkungen

- Soziale Umtriebigkeit, gesteigerte sexuelle Aktivität, gesteigertes Kaufverhalten (Manie)?
- Aus der Manie resultierende Probleme, z. B. sich abwendende soziale Kontakte, Verschuldung?
- Sozialer Rückzug/reduziertes sexuelles Verlangen (Depression)?
- Eingeschränkte Alltagsbewältigung?

Ressourcen

- Kann Empfehlungen/therapeutische Gespräche annehmen
- Kann über Gefühle sprechen bzw. diese ausdrücken
- Interesse an Bewältigungsstrategien (Coping)
- Motivation
- Bestehende Krankheitseinsicht
- Nimmt Medikation zuverlässig ein
- Verfügt über ein stützendes soziales Netzwerk
- Kann den Alltag selbstständig bewältigen

Pflegediagnose/Pflegephänomen

NANDA (00241) Beeinträchtigte Stimmungsregulation; (00095) Schlafstörung; (00210) beeinträchtigte Resilienz; (00052) beeinträchtigte soziale Interaktion (manische Phase); (00273) unausgeglichenes Energiefeld; (00124) Hoffnungslosigkeit (depressive Phase)

POP (50192) Beeinträchtigtes Schlafen; (50182) beeinträchtigte Selbstorganisation; (80142) veränderte Realitätswahrnehmung; (60022) beeinträchtigte soziale Interaktion (manische Phase); (50022) beeinträchtigte Energie/Kraft; (80172) Hoffnungslosigkeit (depressive Phase)

NANDA/POP Möglich sind sowohl eine Risikodiagnose bei Suizidalität als auch Gesundheitsdiagnosen, z. B. im Rahmen der Früherkennung von Symptomen.

Ziele festlegen

Manische Phase

- Patient hält sich an Vereinbarungen/Tagesstruktur.
- Patient kann die gesteigerte Energie sozial verträglich einsetzen.
- Patient zeigt notwendige Verhaltensweisen, um die Behandlungsempfehlungen einzuhalten.
- Patient nimmt seine Medikamente ein.
- Patient respektiert die Stationsregeln.
- Patient hat einen geregelten Schlaf-wach-Rhythmus.
- Patient nimmt angemessen an Therapien teil.
- Patient erlernt Entspannungstechniken und wendet diese an.
- Patient nimmt Unterstützung an, Bewältigungsstrategien zu erarbeiten.
- Patient nimmt angemessen am gesellschaftlichen Leben teil.

Depressive Phase (s. u. Depression)

- Patient distanziert sich von Suizidgedanken.
- Patient spricht über seine Gefühle.
- Patient hält sich an die Tagesstruktur und Behandlungsempfehlungen.
- Patient hat einen geregelten Schlaf-wach-Rhythmus.
- Patient nimmt an vereinbarten Therapien/Aktivitäten teil.
- Patient kann Bewältigungsstrategien annehmen oder einsetzen.
- Patient kann Anforderungen des täglichen Lebens bewältigen.
- Patient nimmt angemessen am gesellschaftlichen Leben teil.

Maßnahmen planen

- Symptome (Phase) der bipolaren Störung ermitteln
- Vertrauensvolle Beziehung aufbauen (Bezugspflege)
- Regelmäßige Gespräche anbieten – Bezugspflegegespräch nach Vereinbarung
- Zur Protokollierung der eigenen Stimmung anleiten, z. B. Stimmungstagebuch, Stimmungskalender
- Mit dem Patienten gemeinsam Bewältigungsstrategien erarbeiten
- Entspannungstechniken empfehlen und anleiten, z. B. progressive Muskelentspannung, autogenes Training, Yoga, Fantasiereisen, Ohr-Akupunktur nach NADA und Arztrücksprache
- Interesse für mögliche Beschäftigungen/Aktivitäten ermitteln

- Zur körperlichen Aktivität motivieren, z. B. Außenaktivitäten (Spaziergänge), Bewegungsübungen, sportliche Ablenkung (Joggen, Kegeln)
- Verbindliche Tagesstruktur planen, z. B. Morgenrunde, feste Therapie-, Essens- und Ruhezeiten
- Auf Überforderungsreaktionen achten, Ruhepausen einplanen
- Psychoedukative Gruppen anbieten, z. B. Genussgruppe, Achtsamkeit
- Motivation zur Ergotherapie
- In Gemeinschaftsaktivitäten einbinden
- Zur Selbstpflege und einem adäquaten äußeren Erscheinungsbild anleiten
- Maßnahmen zur Schlafhygiene, z. B. Tagesstruktur, Ruhezeiten, Gewohnheiten, schlaffördernde Maßnahmen
- Bei Elektrokonvulsionstherapie: Vorbereitung, Begleitung und Nachsorge
- Bei der Entwicklung von Strategien zur Früherkennung von Symptomen der Erkrankung unterstützen, z. B. Behandlungsvereinbarung, Krisenpass, Stimmungskalender
- Zur Kontaktaufnahme von ambulanten Hilfen motivieren, z. B. sozialpsychiatrische Dienste oder Selbsthilfegruppen (Suche über NAKOS), Gruppen im Trialog oder Online-Portale (DGBS)

Spezielle Maßnahmen in der manischen Phase

- Ggf. eine schichtbezogene Bezugsperson – strikte Gesprächszeiten einhalten
- Unterstützen, das eigene Verhalten zu reflektieren
- Klare Grenzen vermitteln
- Auf sozial unverträgliche Zeichen/Symptome bei Manie achten, z. B. Verschuldung, Distanzlosigkeit, inadäquate sexuelle Aktivitäten
- Auf die Medikamenteneinnahme achten
- Medikamententraining anbieten
- Bei Aggressivität ggf. Zwangsmaßnahmen/freiheitsbeschränkende Maßnahmen nach Arztanordnung

Ergebnisse prüfen

- Anzahl der Therapieteilnahmen (Leistungsdokumentation, Therapiepass)
- Stimmung, Gefühle, Suizidgedanken (Stimmungstagebuch, Rückmeldung aus Gesprächskontakten)
- Einhaltung der Stationsregeln (Beobachtung)
- Schlafdauer/-qualität (Beobachtung, Rückfrage)
- Anzahl positiver sozialer Kontakte (Beobachtung)
- Einhaltung der Tagesstruktur (Tagesplan)
- Selbstpflege (Beobachtung, Einschätzung, z. B. nach der Jones-Klassifikation)

Delir

Das Delir ist eine akut einsetzende und meist innerhalb weniger Tage bis Monate vollständig reversible Störung aller höheren kortikalen Funktionen. Ihm liegt immer eine körperliche Ursache zugrunde, auch wenn diese sich häufig nicht feststellen lässt. Da die Behandlung der Ursache die wichtigste therapeutische Maßnahme ist, kommt der Diagnostik und Prävention eine besondere Bedeutung zu. Die wichtigsten Risikofaktoren für die Entwicklung eines Delirs sind höheres Lebensalter und eine vorbestehende kognitive Beeinträchtigung.

Diagnostik

Anamnese und Erhebung des psychopathologischen Befunds nach AMDP

Im Rahmen eines Delirs kommt es zu plötzlich einsetzenden Störungen von:

- Bewusstsein
- Orientierung
- Aufmerksamkeit

Zusätzlich können Störungen in folgenden Bereichen vorliegen:

- Emotion
- Verhalten
- Kognition
- Psychomotorik (Unterscheidung: hyperaktives versus hypoaktives Delir)
- Schlaf-wach-Rhythmus

Suche nach der Ursache des Delirs

- Körperliche und neurologische Untersuchung
- Blutentnahme: Gerinnung, Elektrolyte, Blutbild, Leberenzyme, Infektparameter, Nierenretentionsparameter, Blutzucker
- Ggf. zerebrale Bildgebung
- Ggf. Liquoruntersuchung
- Ggf. EEG
- Ggf. Drogenscreening bzw. Medikamentenanamnese

Medizinische Therapie

Medikamentös

- Niederpotente Antipsychotika (Melperon, Pipamperon) zur Beruhigung und Förderung des Schlafs
- Antipsychotika sollten nur sehr zurückhaltend eingesetzt werden
- Behandlung der Grunderkrankung bzw. Ursache

Sonstige Therapien

- Reorientierungstraining
- Schlafhygiene
- Zum Tragen von Seh- und Hörhilfen anhalten
- Kontakt zu Angehörigen ermöglichen
- Ortswechsel vermeiden

Informationen sammeln

- Orientierung (zur Person, zeitlich, örtlich, situativ)?
- Störungen der Wahrnehmung/Aufmerksamkeit?
- Verhaltensänderungen (Unruhe, Ratlosigkeit, „Nesteln", Erregung)?
- Delir in der Vergangenheit?
- Vorbestehende kognitive Störung?
- Trinkgewohnheiten (Exsikkose)?

- Reaktionsvermögen?
- Zustandsverschlechterung (Häufigkeit, Tageszeit, zeitliche Entwicklung)?
- Drogen-/Medikamenteneinnahme (Entzugsdelir, Nebenwirkungen)?
- Intoxikation/Stürze in der letzten Zeit?
- Alltagsbewältigung?

Ursachen/Risikofaktoren

- Alter?
- Psychiatrische Erkrankungen, z. B. Demenz?
- Alkohol-, Drogen- oder Medikamentenmissbrauch?
- Nebenwirkungen von Medikamenten?
- Funktionsstörungen des Gehirns, z. B. Schädel-Hirn-Trauma, Sauerstoffmangel, Hirntumor?
- Schwere körperliche Erkrankungen, z. B. Infektionen, Operationen?
- Mangelernährung?
- Mangelnde Flüssigkeitszufuhr?
- Hypoglykämie?
- Krampfanfälle?
- Elektrolytentgleisung?
- Plötzlicher Ortswechsel?
- Mangelndes Seh- und Hörvermögen?

Symptome

Körperliche Auswirkungen

- Psychomotorische Unruhe („Nesteln“, Weglauftendenz)?
- Apathie (hypoaktives Delir)
- Schlafstörungen (Tag- und Nachtumkehr)?
- Vegetative Symptome, z. B. Schwitzen, Zittern, Tachykardie, Hypertonie, Krampfanfall?

Psychische Anzeichen

- Bewusstseinsveränderungen, z. B. Benommenheit?
- Gereiztheit?
- Apathie?
- Halluzinationen/Wahnideen?
- Wechselnde Stimmungslage, z. B. Ratlosigkeit, Ängstlichkeit, Euphorie?
- Orientierungsstörungen (zur Person, zeitlich, örtlich, situativ)?
- Konzentrations-, Auffassungs- und Merkfähigkeitsstörungen?

Sonstige Anzeichen/Auswirkungen

- Nachlässigkeit bei der Pflege des Erscheinungsbilds?
- Eingeschränkte Alltagsbewältigung?

Ressourcen

- Soziale Kompetenz
- Trinkt die empfohlene Flüssigkeitsmenge
- Kann Empfehlungen/therapeutische Gespräche annehmen
- Guter körperlicher Allgemeinzustand
- Achtsamkeit
- Stützendes soziales Netzwerk/Bezugsperson

Pflegediagnose/Pflegephänomen

NANDA (00043) Ineffektiver Selbstschutz; (00114) Relokationsstresssyndrom; (00290) Risiko eines Weglaufversuchs; (00128) akute Verwirrtheit; (00154) ruheloses Umhergehen; (00027) defizitäres Flüssigkeitsvolumen

POP (70062) Beeinträchtigter Selbstschutz; (80232) beeinträchtigte Orientierung; (20042) defizitärer Flüssigkeitshaushalt; (80192) beeinträchtigte Ruhe innerlich

NANDA/POP Die Problempriorisierung ist vom akuten Risiko abhängig, weitere Pflegediagnosen, je nach Alltagseinschränkung, sind möglich.

Ziele festlegen

- Sicherheit des Patienten ist gewährleistet.
- Patient trinkt und isst die empfohlene Menge.
- Patient kann sich selbst pflegen.
- Patient ist im Tagesverlauf orientiert.
- Patient findet sich örtlich zurecht.
- Patient zeigt geregelten Tag-Nacht-Rhythmus.
- Patient nimmt Maßnahmen und Empfehlungen an.
- Patient kommuniziert angemessen.

Maßnahmen planen

- Auf Anzeichen eines Delirs achten: Vitalzeichen, Verhalten, Schwitzen, Tremor – bei Bedarf Überwachungszimmer/weitere Maßnahmen wie Infusionstherapie nach Arztanordnung, Prophylaxen, engmaschige Kontrollen
- Für eine sichere Umgebung sorgen (Weglauftendenz, Sturzgefahr usw.)
- Für eine ruhige und stressfreie Atmosphäre sorgen (Reizabschirmung)
- Vertrauensvolle Beziehung aufbauen (Bezugsperson) – im Kontakt Ruhe und Sicherheit vermitteln
- Für ausreichende Flüssigkeitszufuhr/Nahrungsaufnahme sorgen (evtl. Einfuhrkontrolle) – **Achtung:** Risiko einer Mangelernährung bei anhaltendem Delir
- Bei Bettlägerigkeit regelmäßige Positionswechsel zur physischen und kognitiven Aktivierung durchführen – Frühmobilisation!
- Verhalten auf der Station/in der Gruppe beobachten (auf Gefährdungszeichen achten)
- Orientierungshilfen (Zettel, Namensschilder usw.) anbieten
- Vertraute Objekte und Personen ins Umfeld des Patienten bringen, z. B. Bilder, Bezugspersonen
- Interesse für mögliche Beschäftigungen/Aktivitäten ermitteln
- Zur körperlichen Aktivität motivieren, z. B. Außenaktivitäten (Spaziergänge), Bewegungsübungen, sportliche Ablenkung (Joggen, Kegeln)
- Verbindliche Tagesstruktur planen, z. B. Morgenrunde, feste Therapie-, Essens- und Ruhezeiten
- Unterstützen, einen festen Schlaf-wach-Rhythmus einzuhalten (ggf. mit Bedarfsmedikation, Schlafhygiene)
- Bei der Selbstpflege unterstützen
- Bei prädeliranter Symptomatik bzw. einer Verschlechterung des Allgemeinzustands sofort Arzt informieren
- Bedarfsmedikation auf Arztanordnung (Einnahme überwachen)
- Bei Bedarf freiheitsbeschränkende Maßnahmen zum Eigenschutz (Arztanordnung, Gefahr in Verzug) – Maßnahmen auf ein zeitliches Minimum beschränken, da es zu einer Verschlechterung des Zustands kommen kann

Ergebnisse prüfen

- Anzeichen/Symptome eines Delirs (Beobachtung, Vitalzeichen, Überwachungsbogen)
- Qualität der Orientierung, z. B. örtliche Orientierung (Beobachtung)

- Einhaltung der Tagesstruktur (Tagesplan)
- Flüssigkeitszufuhr/Nahrungsaufnahme (Einfuhrkontrolle)
- Schlafdauer/-qualität – Tag-Nacht-Rhythmus (Beobachtung)
- Selbstpflege (Beobachtung, Einschätzung, z. B. nach der Jones-Klassifikation)

➤ Teil 4, Fallbeispiel 8: Delir

Demenz

Demenzen bezeichnen Erkrankungen, die mit einem irreversiblen Untergang von Nervenzellen und damit fortschreitenden Störungen aller höheren kortikalen Funktionen einhergehen. Die häufigste Form ist die Alzheimer-Demenz, gefolgt von den vaskulären Demenzen, den frontotemporalen Demenzen, der Lewy-Körperchen-Erkrankung und der Parkinson-Demenz.

Diagnostik

Anamnese und Erhebung des psychopathologischen Befunds nach AMDP

Für die Diagnose einer Demenz müssen Einschränkungen in mindestens zwei unterschiedlichen Bereichen (z. B. Gedächtnis, Sprache, soziale Wahrnehmung, Urteilsvermögen und Exekutivfunktionen) im Vergleich zu einem prämorbiden Niveau vorliegen und zu erheblichen Beeinträchtigungen der Aktivitäten des täglichen Lebens (ADL) führen. Als Ursache für die Störungen ist eine organische Störung anzunehmen.

Diagnostik der Ursache der Demenz

- Neuropsychologische Untersuchung, z. B. Mini-Mental-Status-Test (MMST), Syndrom-Kurz-Test (SKT), DemTect, Uhren-Test, CERAD
- Psychiatrische, körperliche und neurologische Untersuchung
- Blutentnahme: Gerinnung, Elektrolyte, Blutbild, Leberenzyme, CRP, Nierenretentionsparameter, Blutzucker, Schilddrüsenwerte, Vitamin-B_{12}-Spiegel
- Zerebrale Bildgebung (MRT)
- Liquoruntersuchung
- Ggf. Sonografie der großen zerebralen Blutgefäße

Je nach Erkrankung, die der Demenz zugrunde liegt, stehen unterschiedliche Symptome im Zentrum:

- **Alzheimer-Demenz:** vor allem Kurzzeitgedächtnisstörungen, Störung der räumlichen Orientierung, Wortfindungsstörungen, langsam zunehmende Schwere der Symptome
- **Vaskuläre Demenz:** vor allem psychomotorische Verlangsamung, Konzentrationsstörungen, plötzlicher Beginn, stufenweise Verschlechterung oder fluktuierender Verlauf
- **Frontotemporale Demenz** (insbesondere behaviorale Variante, auch Morbus Pick): vor allem Veränderungen der Persönlichkeit mit Enthemmung, Maßlosigkeit, Hyperoralität (Neigung, sich jegliche Gegenstände in den Mund zu stecken), Hypersexualität, Apathie, fehlendem Gespür für soziale Normen, fehlender Krankheitseinsicht und fehlendem Schuldbewusstsein
- **Lewy-Körperchen-Demenz:** vor allem fluktuierender Verlauf mit szenischen/optischen Halluzinationen und Überempfindlichkeit gegenüber Neuroleptika
- **Parkinson-Demenz:** vor allem gleichzeitiges Vorliegen eines Morbus Parkinson

Medizinische Therapie

Medikamentös

- Antidementiva (Cholinergika oder Memantine)
- Niederpotente Antipsychotika (zur Beruhigung und Förderung des Schlafs)
- Antipsychotika (bei starken Halluzinationen, Wahnsymptomen oder Aggressivität)

Sonstige Therapien

- Kognitives Training
- Ergotherapie
- Bewegungstherapie
- Soziotherapie
- Angehörige beraten und unterstützen
- Bei der Einrichtung einer gesetzlichen Betreuung unterstützen

Informationen sammeln

- Orientierung (zur Person, zeitlich, örtlich, situativ)?
- Konzentrationsstörungen?
- Merkfähigkeitsstörungen (wiederholende Fragen)?
- Gedächtnisstörungen?
- Sprach- bzw. Sprechstörungen, Wortfindungsstörungen?
- Verhaltensänderungen (Unruhe, Ratlosigkeit, Erregung)?
- Verwirrtheitszustände (Häufigkeit, Tageszeit, zeitliche Entwicklung)?
- Schlafbeeinträchtigungen?
- Alltagsbewältigung?
- Auffälligkeiten aus Sicht des Angehörigen/Betreuenden, z. B. Verlegen von Gegenständen?

Der Nationale Expertenstandard „Beziehungsgestaltung in der Pflege von Menschen mit Demenz" (DNQP 2019) setzt mit seiner personenzentrierten Haltung den Rahmen für eine Pflegeplanung bei Menschen mit Demenz (Beziehungsgestaltung). Als Basis für die Pflegeplanung und deren Evaluation wird eine **Verstehenshypothese** formuliert.

Ursachen/Risikofaktoren

- Neurodegenerative Erkrankungen, z. B. Morbus Alzheimer, Morbus Pick, Morbus Parkinson?
- Genetische Prädisposition?
- Alter?
- Arteriosklerose?
- Diabetes mellitus?
- Hypertonus?
- Hyperlipidämie
- Alkohol- und Drogenkonsum, z. B. Korsakow-Syndrom?
- Infektionen/Entzündungen, z. B. Creutzfeldt-Jakob-Krankheit, AIDS?
- Schädel-Hirn-Trauma?
- Soziale Isolation?
- Fehlende kognitive Reserve? Herausforderung?
- Beeinflussende Faktoren:
  - Mangelernährung?
  - Mangelndes Seh- und Hörvermögen?
  - Mangelnde Bewegung?
  - Mangelnde Unterstützung durch das soziale Umfeld?
  - Zigarettenrauchen und dessen Nebenwirkungen wie Verengung der Gefäße?

Symptome

Körperliche Auswirkungen

- Psychomotorische Unruhe?
- „Sundowning-Syndrom", z. B. sich steigernde Unruhe am Spätnachmittag?
- Schlafstörungen (Tag-Nacht-Umkehr)?
- Veränderung der Körperhaltung/Mimik, Gehstörungen?

- Inkontinenz?
- Mangelernährung?

Psychische Anzeichen

- Störungen der Merkfähigkeit?
- Konzentrationsstörungen?
- Störungen des logischen Gedankengangs?
- Störung von Rechnen, Schreiben, Lesen?
- Verstärkung oder Veränderung der Persönlichkeitsmerkmale?
- Konfabulation?
- Überforderung/Vermeiden komplexer Anforderungen?
- Interessenverlust?
- Verlegen von Gegenständen, z. B. Brille, Schlüssel, Aktentasche?
- Wortfindungsstörungen?
- Sprach- oder Sprechstörungen?
- Orientierungsstörungen (zur Person, zeitlich, örtlich, situativ)?
- Wahrnehmungsstörungen?
- Depressivität/Ängstlichkeit?
- Aggressivität?

Sonstige Anzeichen/Auswirkungen

- Mangelnde Krankheitseinsicht (vor allem im fortgeschrittenen Stadium)?
- Apraxie (Unfähigkeit, einfache Handlungsabläufe zu koordinieren)?
- Mangelnde Flüssigkeitszufuhr/Nahrungsaufnahme?
- Nachlässigkeit bei der Pflege des Erscheinungsbilds bis hin zur völligen Abhängigkeit?
- Eingeschränkte Alltagsbewältigung?
- Stereotype Verhaltensweisen, z. B. monotones Summen, wiederholende Bewegungen wie „in die Hände klatschen"?
- Enthemmung, z. B. ständiges Ausziehen?
- Totaler Rückzug im Endstadium/schwerste Pflegebedürftigkeit?

Ressourcen

- Verfügt über ein intaktes biografisches Gedächtnis (Langzeit)
- Soziale Kompetenz/Kommunikation mit anderen Menschen
- Trinkt ausreichend
- Guter gesundheitlicher Allgemeinzustand
- Soziale Verträglichkeit (Persönlichkeit)
- Gefühl der Sicherheit
- Stützendes soziales Netzwerk/Bezugsperson
- Alltagsbewältigung/Selbstpflege

Pflegediagnose/Pflegephänomen

NANDA (00131) Beeinträchtigte Gedächtnisleistung; (00095) Schlafstörung; (00128 und 00129) akute und chronische Verwirrtheit; (00257) Frailty-Syndrom im Alter; (00290) Risiko eines Weglaufversuchs; (00061) Rollenüberlastung der pflegenden Person

POP (80232) Beeinträchtigte Orientierung; (80262) beeinträchtigtes Gedächtnis; (50192) beeinträchtigtes Schlafen; (90012) Belastung der Rolle als informell Pflegender

NANDA/POP Aufgrund der Vielzahl von pflegerischen Bedürfnissen und Alltagseinschränkungen sind viele Pflegediagnosen möglich, auch eine Risikoabwägung ist notwendig.

Ziele festlegen

- Patient findet sich örtlich zurecht, z. B. Zimmer, Toilette, Speiseraum.
- Patient nutzt die angebotenen Orientierungshilfen.
- Patient trinkt und isst die empfohlene Menge.
- Patient kann sich selbst pflegen.
- Patient äußert Interesse an alltäglichen Aufgaben.

- Patient kann seinen Alltag selbst bewältigen.
- Patient nimmt Maßnahmen und Empfehlungen an.
- Patient äußert Sicherheit/Wohlbefinden.
- Patient kann die Erkrankung akzeptieren.
- Patient berichtet über Ruhe und Entspannung.
- Patient zeigt geregelten Tag-Nacht-Rhythmus.
- Pflegender erkennt den Pflegebedarf und äußert eine realistische Erwartung der Pflegesituation.
- Pflegender erlernt Pflegemethoden und wendet diese an.
- Pflegender kennt Entlastungs- und Unterstützungsangebote.
- Zielformulierung auf Basis eine Verstehenshypothese (Expertenstandard).

Maßnahmen planen

- Status der Orientierungsstörungen ermitteln, ggf. Nutzung von Einschätzungsinstrumenten oder Benennung von Stadien (z. B. nach Naomi Feil)
- Fähigkeiten/Unterstützungsbedarf unter Einbeziehung der Angehörigen ermitteln – Biografiearbeit
- Ggf. individuelle Maßnahmen aus der Verstehenshypothese (möglichst im Rahmen einer interprofessionellen Fallbesprechung) ableiten
- Vertrauensvolle Beziehung aufbauen, z. B. personenzentrierte Haltung, Bezugspflege
- Individuelle Maßnahmen im Rahmen der personenzentrierten Pflege gemäß Expertenstandard umsetzen, z. B. erlebnisorientierte Pflege (z. B. Konzept der Mäeutik), aktivierende Pflege (z. B. basale Stimulation), wahrnehmungsfördernde Pflege (u. a. sensorische Modulation, Einbeziehung bekannter Alltagsgegenstände), beziehungsfördernde Angebote, interkulturelle Aspekte
- Für eine sichere Umgebung sorgen (Nachtlicht, Vermeidung von Sturzquellen usw.)
- Orientierungshilfen anbieten (Uhren, persönliche Zettel, Beschriftung an Bett/Schrank/Tür, Orientierungstafeln, Fotos, Kalender usw.)
- Bei der Benutzung von Sehhilfen/Hörgeräten unterstützen
- Passende Gestaltung des Stationsmilieus (Möbel, Bilder und andere Gegenstände, zu denen der Patient einen möglichen Bezug aus vergangener Zeit hat)
- Für eine ruhige und reizarme Atmosphäre sorgen
- Verlegungen vermeiden
- Über Maßnahmen/Abläufe verständlich informieren, ggf. wiederholen
- Validationstechniken anwenden, z. B. mit Hilfe der Biografie; Validation nach Naomi Feil, integrative Validation nach Nicole Richard
- Im Gespräch: Geduld bewahren, langsam sprechen, Auswahlmöglichkeiten anbieten, Wertschätzung vermitteln, Empathie – freundliche Haltung mit Mimik, Körperhaltung, Gestik und Stimme
- Für angemessene Flüssigkeitszufuhr/Nahrungsaufnahme sorgen (evtl. Einfuhr kontrollieren, bevorzugte Getränke/Speisen erfragen)
- Interesse für mögliche Beschäftigungen/Aktivitäten ermitteln
- Zur körperlichen Aktivität motivieren, z. B. Außenaktivitäten (Spaziergänge), Bewegungsübungen, Gartengang
- Verbindliche Tagesstruktur planen, z. B. Morgenrunde, feste Therapie-, Essens- und Ruhezeiten

- Gemeinschaftliche Aktivitäten fördern, z. B. Singkreis, Märchentherapie, Tanzen
- Gedächtnisübungen, z. B. Spiele wie Stadt-Land-Fluss, Memory, Halma, Schiffe versenken; lesen; Bilder beschreiben; Übungen mit Düften, Gegenständen oder Lebensmitteln; Alltagsbezug: Kochen, Hobbys, Jahreszeit, Wetter
- Aktivierungsgruppe: Aktivierung von „altem" Wissen, z. B. mit Lebensmitteln
- Lebenspraktisches Training, z. B. Kochen, Haushalt, Einkauf
- Entspannungstechniken empfehlen und anleiten, z. B. progressive Muskelentspannung, autogenes Training, Yoga, Ohr-Akupunktur nach NADA und Arztrücksprache
- Bei der Selbstpflege und Pflege der äußeren Erscheinung anleiten und unterstützen, z. B. Körperpflege, Mundhygiene, für die Jahreszeit gerechte Kleidung, Schuhe binden, Kleidung knöpfen, Nagelpflege
- Maßnahmen zur Schlafhygiene (Ruhezeiten, Gewohnheiten, schlaffördernde Maßnahmen)
- Übernahme der Selbstpflege bei vollständiger Abhängigkeit
- Spezielle Pflegemaßnahmen bei fortgeschrittener Pflegebedürftigkeit, z. B. Prophylaxen, Inkontinenzversorgung, Positionierung und Mobilisation
- Ggf. einen Demenzexperten hinzuziehen
- Angehörige/Pflegende in pflegerische Maßnahmen miteinbeziehen, informieren und anleiten
- Angehörige/Pflegende zur Teilnahme an Angehörigen- oder Selbsthilfegruppen motivieren
- Angehörige/Pflegende über weiterführende Angebote informieren (z. B. Wohnformen, Informationsquellen, Unterstützungsformen) bzw. an den Sozialdienst weiterleiten
- Bedarfsmedikation nach Arztanordnung (Einnahme überwachen)
- Bei Bedarf freiheitsbeschränkende Maßnahmen zum Eigenschutz (Arztanordnung, Selbstgefährdung)
- Sicherheitsmaßnahmen wie Tracking-Systeme, Armbänder oder Patientenfoto anwenden (im Spagat zwischen Mobilität und Selbstbestimmung)
- Strenge Hygienemaßnahmen bei einer durch Prionen übertragenen Demenzerkrankung, z. B. Creutzfeldt-Jakob-Krankheit

Ergebnisse prüfen

- Stimmung, Zufriedenheit, Wohlbefinden (Rückmeldung aus Gesprächskontakten)
- Schlafdauer/-qualität – Tag-Nacht-Rhythmus (Beobachtung)
- Flüssigkeitszufuhr/Nahrungsaufnahme (Einfuhrprotokoll)
- Qualität der Orientierung, z. B. örtliche Orientierung (Beobachtung)
- Einhaltung der Tagesstruktur (Tagesplan)
- Abhängigkeitsgrad bei der Selbstpflege/Alltagsbewältigung (Beobachtung, Einschätzung, z. B. nach der Jones-Klassifikation)
- Informationsstand und Reflexionsgrad der Angehörigen (Rückmeldung aus Gesprächskontakten)
- Verstehen des dementen Menschen (Verstehenshypothese)

➤ Teil 4, Fallbeispiel 5: Demenz

Depression

Die depressive Episode gehört zu den häufigsten psychischen Erkrankungen. Jeder Zehnte leidet mindestens einmal im Leben an dieser Störung. Je nach Verlauf wird eine einmalige depressive Episode von einer rezidivierenden depressiven Störung oder einer chronisch anhaltenden Depression unterschieden. Suizidgedanken und -versuche sind ernsthafte Symptome der Erkrankung und erfordern besondere Vorsicht.

Diagnostik

Anamnese und Erhebung des psychopathologischen Befunds nach AMDP

Eine depressive Episode ist durch folgende Symptome charakterisiert:

- Gedrückte Stimmung
- Reduzierter Antrieb
- Interessenverlust
- Zusatzsymptome wie Konzentrationsstörungen, sozialer Rückzug, reduzierter Selbstwert, Angst, Schuldgefühle, Hoffnungslosigkeit, Schlafstörungen, morgendliches Früherwachen, reduzierte Libido, Unruhe, Suizidalität

Ausschluss einer körperlichen Ursache

- Körperliche und neurologische Untersuchung
- Laboruntersuchungen: Blutbild, Leber- und Nierenwerte, Schilddrüsenhormone, Elektrolyte, Blutzucker
- Zerebrale Bildgebung (bei Ersterkrankung)

Medizinische Therapie

Medikamentös

- SSRI (Citalopram, Escitalopram, Sertralin, Fluoxetin, Paroxetin)
- SNRI (Venlafaxin, Duloxetin, Milnacipran)
- Mirtazapin
- Agomelatin
- Moclobemid
- Trizyklische Antidepressiva (z. B. Amitriptylin, Doxepin)

Psychotherapeutisch

- Kognitive Verhaltenstherapie
- Systemische Therapie
- Psychodynamische Psychotherapie
- Psychoanalyse
- Interpersonelle Psychotherapie
- Cognitive Behavioral Analysis System of Psychotherapy (CBASP)
- Psychoedukation
- Internetbasierte Interventionen

Sonstige Therapien

- Aerobes Ausdauertraining
- Ergotherapie
- Entspannungsverfahren
- Lichttherapie
- Wachtherapie
- Nonverbale Therapien, z. B. Kunst-, Musik-, konzentrative Bewegungstherapie
- Elektrokonvulsionstherapie
- Transkranielle Magnetstimulation
- Selbsthilfegruppen

Informationen sammeln

- Aktuelles Wohlbefinden, Gefühle, Stimmung?
- Auslöser/Ursachen der Depression, z. B. Jahrestag?

- Belastende Ereignisse/Situationen, Stresserleben?
- Veränderungen im Leben des Patienten?
- Ängste?
- Konflikte?
- Veränderungen im Selbstwertgefühl?
- Schlafstörungen?
- Reduzierter Appetit und Gewichtsabnahme?
- Sinn und Bedeutung des Lebens?
- Suizidversuch in der Vergangenheit?
- Auswirkungen auf den Alltag?

Ursachen/Risikofaktoren

- Genetische Disposition?
- Biochemische Prozesse, z. B. Veränderungen im Neurotransmittergleichgewicht?
- Endokrinologische Veränderungen, z. B. Schilddrüse?
- Saisonal bedingte Störungen?
- Hormonelle Veränderung während Schwangerschaft und im Wochenbett?
- Unerwünschte Nebenwirkungen von Medikamenten?
- Veränderungen des Gesundheitszustands?
- Dauerhaftes Stressempfinden?
- Finanzielle Sorgen?
- Konflikte?
- Trennungen?
- Beeinträchtigte soziale Kompetenz?
- Mangelnde Bewältigungsstrategien?
- Fehlende Fähigkeit, eigene Bedürfnisse wahrzunehmen und auszudrücken?
- Mangelndes Selbstwertgefühl?
- Störungen der Körperwahrnehmung?
- Psychische Erkrankungen wie Persönlichkeits-, Angst- oder Zwangsstörungen?
- Mangelndes Wissen/kognitive Fähigkeiten?
- Abhängigkeit (Alkohol, Medikamente, Drogen)?

Symptome

Körperliche Auswirkungen

- Schlafstörungen, z. B. frühmorgendliches Erwachen?
- Reduzierte Energie/Kraft (Erschöpfung)?
- Störungen des Körpergefühls, z. B. Enge, Druck?
- Appetitstörungen?
- Reduzierte Libido?
- Vielzahl von somatischen Beschwerden, z. B. Kopfschmerzen, Beschwerden im Magen-Darm-Trakt wie Obstipation oder Übelkeit, Muskelverspannungen, Herzrasen, Enge im Brustkorb, Kloßgefühl im Hals, Gewichtszunahme oder -verlust, Mundtrockenheit, Schwindel?

Psychische Anzeichen

- Gedrückte Stimmung/Traurigkeit?
- Gefühlslosigkeit?
- Morgentief?
- Reduzierter Antrieb?
- Interessenverlust?
- Reduziertes Selbstwertgefühl/Gefühle der Wertlosigkeit?
- Schuldgefühle?
- Hilflosigkeit?
- Hoffnungslosigkeit/Verzweiflung?
- Innere Unruhe/Erregung (Agitiertheit)?
- Jammrigkeit/Weinkrämpfe?
- Angstzustände?
- Verzerrte negative Zukunftsperspektive/Zukunftsängste?
- Denk-/Konzentrationsstörungen?
- Fehlende Entscheidungsfähigkeit/Unentschlossenheit?
- Wahnsymptome, z. B. Verarmung, Schuld, Nihilismus, Religion, Hypochondrie?
- Suizidgedanken/konkrete Suizidpläne?

Sonstige Anzeichen/Auswirkungen
- Mangelnde Leistungsbereitschaft?
- Sozialer Rückzug?
- Eingeschränkte Alltagsbewältigung?
- Vernachlässigung der äußeren Erscheinung?

Besondere Aufmerksamkeit gilt der **Suizidalität** bei antriebssteigernden Medikamenten in der ersten Behandlungsphase, bei Belastungserprobungen und frühzeitigen Entlassungen.

Ressourcen
- Ausreichend Wissen über die Erkrankung und Fähigkeit, dieses anzuwenden
- Kann Empfehlungen/therapeutische Gespräche annehmen
- Kann über Gefühle sprechen bzw. diese wahrnehmen und ausdrücken
- Verfügt über verschiedene Kompetenzen, z. B. Entscheidungsfähigkeit, Durchsetzungsvermögen, Durchhaltevermögen
- Interesse an Bewältigungsstrategien (Coping)
- Kennt Unterstützungsangebote/Aktivitäten (als Ausgleich)
- Verfügt über ein funktionierendes soziales Netzwerk
- Kann Alltag selbstständig bewältigen

Pflegediagnose/Pflegephänomen
NANDA (00124) Hoffnungslosigkeit; (00210) beeinträchtigte Resilienz; (00119, 00120) chronisch/situationsbedingt geringes Selbstwertgefühl; (00097) vermindertes Engagement in ablenkenden Aktivitäten; (00273) unausgeglichenes Energiefeld; (00093) Fatigue; (00095) Schlafstörungen; (00125) Machtlosigkeit

POP (80172) Hoffnungslosigkeit; (80162) Machtlosigkeit; (80112) geringe Selbstwertschätzung; (50192) beeinträchtigtes Schlafen; (50022) beeinträchtigte Energie/Kraft; (50032) Erschöpfung

NANDA/POP Neben der Risikoabwägung (Suizidalität) sind je nach Einschränkung im Alltag auch andere Pflegediagnosen möglich.

Ziele festlegen
- Patient distanziert sich von Suizidgedanken.
- Patient kennt die Auslöser seiner depressiven Episode.
- Patient kann seine Gefühle angemessen beschreiben.
- Patient nimmt regelmäßig Mahlzeiten und Medikamente zu sich.
- Patient kann Bewältigungsstrategien annehmen oder einsetzen.
- Patient berichtet über ausreichenden Schlaf.
- Patient wendet Entspannungstechniken an.
- Patient kennt seine Interessen.
- Patient nimmt an vereinbarten Therapien/Aktivitäten teil.
- Patient ist regelmäßig körperlich aktiv.
- Patient kann Anforderungen des täglichen Lebens bewältigen.
- Patient nimmt am gesellschaftlichen Leben teil.
- Patient äußert positive Zukunftsperspektiven.

Maßnahmen planen
- Ursachen und Auswirkungen der Depression ermitteln
- Vertrauensvolle Beziehung aufbauen (Bezugspflege)
- Ruhige Umgebung schaffen (u. a. Aromapflege)
- Befindlichkeit erfragen (Häufigkeit abhängig von der Symptomatik)
- Regelmäßige Gespräche anbieten, auch aktives Zuhören, Bezugspflegegespräche

nach Vereinbarung, Tagesnachbesprechung, Wochennachbesprechung (Tagesklinik)
- Im Gespräch zu Gefühlsäußerungen motivieren
- Mit dem Patienten gemeinsam Bewältigungsstrategien erarbeiten
- Positive Erinnerungen und Tätigkeiten aktivieren (positive Aktivierungsliste)
- Interesse für mögliche Beschäftigungen/Aktivitäten ermitteln
- Zur körperlichen Aktivität motivieren, z. B. Außenaktivitäten (Spaziergänge), Bewegungsübungen, sportliche Ablenkung (Joggen, Kegeln)
- Verbindliche Tages- und Wochenstruktur planen, z. B. Morgen-/Stationsrunde, Bezugspflegegespräch
- In Gemeinschaftsaktivitäten einbinden
- Schlafverhalten des Patienten beobachten und dokumentieren – bei Bedarf Maßnahmen zur Schlafhygiene (Ruhezeiten, Gewohnheiten, schlaffördernde Maßnahmen)
- Bei körperlichen Begleitsymptomen unterstützen, z. B. Obstipationsprophylaxe
- Entspannungstechniken empfehlen und anleiten, z. B. progressive Muskelentspannung, autogenes Training, Yoga, Fantasiereisen, Ohr-Akupunktur nach NADA und Arztrücksprache
- Auf Überforderungsreaktionen achten, Ruhepausen einplanen
- Psychoedukative Gruppen anbieten (Genussgruppe, Achtsamkeit, Information, Aktivitätsaufbau)
- Lichttherapie/Wachtherapie nach Arztanordnung vorbereiten und begleiten
- Vor- und Nachbereitung bei der Elektrokonvulsionstherapie
- Vor- und Nachbesprechung von Belastungserprobungen, z. B. Freizeitgestaltung, Bewältigung von Aufgaben
- Zur Kontaktaufnahme mit ambulanten Hilfen motivieren, z. B. Selbsthilfegruppe (Suche über NAKOS) und/oder Onlineportale (z. B. FIDEO)
- Bei Bedarf Einfuhr überwachen
- Bei suizidalen Äußerungen/Gedanken: regelmäßige Kontrollen, gefährliche Gegenstände (z. B. Gürtel, Schere, Messer) unter Verschluss nehmen, Mitteilung an alle anderen in die Behandlung eingebundenen Akteure, Beziehungsaufbau und ggf. Anti-Suizid-Pakt abschließen
- Bedarfsmedikation auf Arztanordnung
- Bei Bedarf freiheitsbeschränkende Maßnahmen zum Eigenschutz (Arztanordnung, Gefahr in Verzug)

Ergebnisse prüfen

- Anzahl der Therapieteilnahmen (Leistungsdokumentation, Therapiepass)
- Stimmung, geklärte soziale Belastungen/Konflikte (Rückmeldung aus Gesprächskontakten)
- Angewandte Strategien (Beobachtung)
- Soziale Interaktionsfähigkeit (Beobachtung)
- Körperliche Aktivität (Beobachtung, Gespräch)
- Einhaltung der Tagesstruktur (Tagesplan)
- Schlafdauer/-qualität (Beobachtung, Rückfrage)

➢ Teil 4, Fallbeispiel 1: Depression

Dissoziative Störungen

Dissoziative Störungen bezeichnen Erkrankungen, bei denen sich unbewusste (psychische) Probleme körperlich Ausdruck verschaffen. Im engeren Sinn werden Konversionsstörungen (Beeinträchtigung von Motorik oder Sensorik) von dissoziativen Symptomen im eigentlichen Sinn (kognitiv-perzeptive Störungen) unterschieden. Typische Beispiele für Konversionsstörungen sind die Schreiblähmung, psychogene Gehstörungen und dissoziative Empfindungsstörungen. Beispiele für dissoziative Störungen im eigentlichen Sinn sind die multiple Identitätsstörung, dissoziative Krampfanfälle und der dissoziative Stupor.

Diagnostik

Anamnese einschließlich biografischer Anamnese und Erhebung des psychopathologischen Befunds nach AMDP

Entsprechend der anamnestischen Angaben des Patienten werden folgende dissoziative Störungen unterschieden. Allen gemeinsam ist, dass sie durch keine körperlichen Ursachen erklärt werden können (Ausschlussdiagnostik):

- **Dissoziative Amnesie:** Erinnerungslücke (meist für belastende Ereignisse), die über das normale Vergessen hinausgeht.
  - **Mit oder ohne dissoziative Fugue:** zielgerichtete Ortsveränderung, wobei eine Amnesie für diese Zeit besteht.
- **Trance** und **Besessenheitszustände:** vorübergehender Verlust der persönlichen Identität und Wahrnehmung der Umgebung, verbunden mit qualitativen Bewusstseinsveränderungen.
- **Dissoziative Störungen mit neurologischen Symptomen:**
  - **Dissoziative Bewegungsstörungen:** (vorübergehender) Verlust der Bewegungsfähigkeit bestimmter Körperteile.
  - **Dissoziative Krampfanfälle:** Sehen aus wie epileptische Anfälle, jedoch fehlen meist typische Zeichen eines epileptischen Anfalls wie Zungenbiss, Einnässen, Einkoten, lange Reorientierungsphase, Erholungsschlaf oder Verletzungen durch einen Sturz.
  - **Dissoziative Sensibilitäts- und Empfindungsstörungen:** Störungen der Sensibilität und Empfindung, die weniger neuroanatomisch erklärbaren Arealen entsprechen, dafür aber häufig Symbolcharakter für die unbewussten Konflikte des Patienten haben
- **Dissoziative Identitätsstörung** *(Multiple Persönlichkeit)*: Betroffene spalten unterschiedliche Teile der eigenen Persönlichkeit in eigene getrennte Identitäten ab. Der Patient wechselt zwischen den Identitäten, die alle über eine eigene Erinnerung, Sprechweise, Gestik und Mimik verfügen. Die unterschiedlichen Identitäten wissen oft nichts voneinander.
- **Depersonalisations- oder Derealisationsstörung:** wiederholtes Erleben der eigenen Person oder der Umgebung als fremd und unwirklich.

Ausschluss einer körperlichen Ursache

- Körperliche und neurologische Untersuchung
- Laboruntersuchungen: Blutbild, Schilddrüsenhormone, Elektrolyte, Blutzucker

- Zerebrale Bildgebung
- Weitere Diagnostik wie EKG, Nervenleitgeschwindigkeit, neuropsychologische Untersuchung je nach Störungsbild
- Bereits erfolgte ärztliche Konsultationen und Diagnostik?

Medizinische Therapie

Psychotherapeutisch

- Psychodynamische Psychotherapie
- Psychoanalyse
- Kognitive Verhaltenstherapie
- Skillstraining
- Psychoedukation

Sonstige Therapien

- Bewegungstherapie
- Ergotherapie
- Entspannungsverfahren
- Nonverbale Therapien, z. B. Kunst-, Musik-, konzentrative Bewegungstherapie
- Soziotherapie

Informationen sammeln

- Belastende Ereignisse/Traumata in der Vergangenheit?
- Veränderungen der Wahrnehmung, seit wann?
- Bewegungsstörungen?
- Schmerzen, Missempfindungen, Taubheitsgefühle?
- Bewusstseinsstörungen?
- Gedächtnisstörungen?
- Verhaltensauffälligkeiten?
- Krampfanfälle?
- Auswirkungen auf den Alltag?
- Sozialer Rückhalt/Betreuung?

Ursachen/Risikofaktoren

- Genetische Disposition?
- Störungen in der frühkindlichen Entwicklung?
- Innerpsychischer Konflikt, z. B. inakzeptable aggressive oder sexuelle Impulse?
- Traumata in der Vergangenheit, z. B. Missbrauch, Krieg, Naturkatastrophe?
- Reizüberflutung/Stresssituationen?
- Wiederkehrende belastende Ereignisse/Stresssituationen/psychische Konflikte?
- Bereits vorbestehende psychische Erkrankungen?
- Primärer oder sekundärer Krankheitsgewinn durch die Symptomatik?
- Fehlende Unterstützung durch das soziale Umfeld?
- Schlafstörungen, Flüssigkeits- und Bewegungsmangel als beeinflussende Faktoren?

Symptome

Körperliche Auswirkungen (meist ohne körperlichen Befund)

- Bewegungs-/Gehstörungen?
- Sprachstörungen, z. B. Ganser-Syndrom (u. a. Vorbeireden, falsche Antworten)?
- Blick-/Schreikrampf?
- Lähmungserscheinungen?
- Blind-/Taubheit?
- Schmerzen?
- Hyperventilation?

Psychische Anzeichen

- Amnesie (Teile der eigenen Lebensgeschichte)?
- Multiple Persönlichkeit/Identitätswechsel (mit Auswirkungen, z. B. auf Sprache, Verhalten, Erinnerungen)?
- Absencen/tranceartige Zustände?
- Psychogene Anfälle?
- Stupor?
- Reizbarkeit/aggressives Verhalten?
- Wahrnehmungsstörungen?

Sonstige Anzeichen/Auswirkungen

- Selbstschädigendes Verhalten, um sich in die Realität zurückzuholen?
- Verlassen der gewohnten Umgebung in Verbindung mit einer Amnesie?
- Probleme bei sozialen Kontakten?
- Mangelnde Alltagsbewältigung (gewohnte Tätigkeit kann nicht ausgeführt werden)?

Ressourcen

- Kann über reaktives Verhalten reden
- Kann Empfehlungen/therapeutische Gespräche annehmen
- Fähigkeit zur Selbstkritik
- Fähigkeit, Gefühle auszudrücken
- Interesse an Bewältigungsstrategien (Coping)
- Verfügt über ein stützendes soziales Netzwerk
- Kann Alltag selbstständig bewältigen

Pflegediagnose/Pflegephänomen

NANDA (00121) Gestörte persönliche Identität; (00225) Risiko einer gestörten persönlichen Identität; (00141) posttraumatisches Syndrom

POP (80282) Posttraumatische Reaktion; (80281) Risiko einer posttraumatischen Reaktion

NANDA/POP Je nach Alltagseinschränkung (Selbstorganisation) sind weitere Pflegediagnosen möglich.

Ziele festlegen

- Sicherheit des Patienten ist gewährleistet.
- Patient zeigt angemessene Reaktion in belastenden Situationen.
- Patient kann seine Gefühle zum Ausdruck bringen.
- Patient benennt ursächliche Faktoren der Störungen.
- Patient kennt Situationen, in denen es zu Dissoziationen kommt.
- Patient spürt den drohenden Beginn einer Dissoziation.
- Patient kann eine Dissoziation verhindern (z. B. durch Bewältigungsstrategien, Skills).
- Patient erlernt Entspannungsmethoden und wendet diese an.
- Patient kann Anforderungen des täglichen Lebens bewältigen.
- Patient nimmt angemessen am gesellschaftlichen Leben teil.

Maßnahmen planen

- Ursachen/Auslöser der dissoziativen Störung ermitteln
- Vertrauensvolle Beziehung aufbauen (Bezugspflege)
- Patient beobachten, um Auslöser, Dauer und Art der Störungen zu beschreiben
- Regelmäßige Gespräche unabhängig vom Auftreten der Symptomatik anbieten – Bezugspflegegespräche nach Vereinbarung
- Übermäßige Aufmerksamkeit – insbesondere während der Dissoziation – vermeiden (sekundärer Krankheitsgewinn)
- Emotionale Introspektion (Selbstbeobachtung) fördern
- Unterstützen, das eigene Verhalten zu reflektieren
- Mit dem Patienten gemeinsam Bewältigungsstrategien erarbeiten (Skillstraining)
- Patient bei der Anwendung von Skills unterstützen, um Dissoziationen zu verhindern
- Entspannungstechniken empfehlen und anleiten, z. B. progressive Muskelentspannung, autogenes Training, Yoga, Fantasiereisen, Ohr-Akupunktur nach NADA und Arztrücksprache

- Interesse für mögliche Beschäftigungen/Aktivitäten ermitteln
- Zur körperlichen Aktivität motivieren, z. B. Außenaktivitäten (Spaziergänge), Bewegungsübungen, sportliche Ablenkung (Joggen, Kegeln)
- Zur Kontaktaufnahme von ambulanten Hilfen motivieren, z. B. sozialpsychiatrische Dienste oder Selbsthilfegruppen (Suche über NAKOS)
- Im Fall einer dissoziativen Störung vor Verletzungen und Schaulustigen schützen (z. B. Selbstgefährdung, Sturz, Aggression), Vitalzeichen kontrollieren, bei Bedarf weitere Überwachungsmaßnahmen (insbesondere beim dissoziativen Krampfanfall und beim Stupor) nach Arztanordnung, symptombezogene Pflege, Anwendung von Skills (z. B. Ammoniak, Pfefferminzöl, kalter Waschlappen)

Ergebnisse prüfen

- Anzahl der dissoziativen Ereignisse, z. B. Art, Dauer (Beobachtung)
- Ausdruck von Gefühlen/Selbstbeobachtung (Rückmeldung aus Gesprächskontakten)
- Ungestörte Bewegung und Sensibilität (Beobachtung)
- Anzahl regelmäßig angewandter antidissoziativer Strategien/Skills (Beobachtung)
- Fähigkeit, den Alltag zu bewältigen (Belastungserprobung)
- Angemessene soziale Kontakte/Beziehungsgestaltung (Beobachtung, Gespräche)

Essstörungen

Unterschieden werden die Essstörungen Anorexia nervosa, Bulimia nervosa und die Binge-Eating-Störung. Während das reduzierte Gewicht (BMI < 18,5) sowie ein restriktives Essverhalten die Anorexie kennzeichnen, fallen Patienten mit Bulimie durch Essanfälle auf, wobei sie anschließend versuchen, dem dick machenden Effekt der verzehrten Lebensmittel entgegenzusteuern. Bei der Binge-Eating-Störung kommt es zu regelmäßigen „Fressanfällen", jedoch keinen gegensteuernden Maßnahmen, mit der Folge, dass die Betroffenen übergewichtig sind. Allen Essstörungen gemeinsam ist die ständige gedankliche Beschäftigung mit Nahrungsmitteln sowie eine gestörte Wahrnehmung des eigenen Körpers.

Diagnostik

Anamnese und Erhebung des psychopathologischen Befunds nach AMDP

- Exploration des Essverhaltens
- Verhaltensbeobachtung beim Essen
- Bestimmung von Körpergröße und Gewicht (BMI)
- Zyklusanamnese

Folgende Essstörungen werden unterschieden:

- **Anorexia nervosa:** BMI < 18,5, selbst herbeigeführter Gewichtsverlust durch Vermeidung (hochkalorischer) Nahrungsmittel und Durchführung gewichtsreduzierender Maßnahmen (selbst induziertes Erbrechen, übermäßiger Sport oder Missbrauch von Diuretika, Schilddrüsenhormonen oder Laxanzien); Körperschemastörung; Angst vor Gewichtszunahme; endokrine Störungen (Amenorrhö)
- **Bulimia nervosa:** andauernde Beschäftigung mit Essen; Gier nach Nahrungsmitteln; Essattacken; Versuche, dem dickmachenden Effekt der Nahrungsmittel durch verschiedene Maßnahmen (Erbrechen, Laxanziengebrauch, Hungern, Sport) entgegenzuwirken; Angst vor Gewichtszunahme
- **Binge-Eating-Störung:** Fressanfälle; Leidensdruck aufgrund der Fressanfälle; Schuld-, Scham- und Ekelgefühle; kein Gebrauch kompensatorischer gewichtsreduzierender Maßnahmen

Ausschluss organischer Ursachen und Erkennen körperlicher Komplikationen

- Körperliche und neurologische Untersuchung
- Laboruntersuchungen: Blutbild, Elektrolyte (Natrium, Kalium, Chlorid, Phosphat, Magnesium) Eiweiß, Leberwerte, Kreatinin, Lipase, Amylase, thyroidstimulierendes Hormon (TSH), Thiamin, Blutzucker
- EKG
- Zerebrale Bildgebung (MRT)
- Ggf. weitere Ausschlussdiagnostik je nach Symptomatik

Medizinische Therapie

Psychotherapeutisch

- Therapieverträge (Gewichtszunahme- bzw. -halteverträge usw.)

- Kognitive Verhaltenstherapie
- Systemische Therapie
- Familientherapie (bei Kindern/ Jugendlichen)
- Psychodynamische Therapien
- Psychoedukation (Ernährungsberatung)

Sonstige Therapien

- Magensonde oder parenterale Ernährung (bei lebensbedrohlichem Untergewicht)
- Ausgleich von Elektrolytentgleisungen
- Entspannungsverfahren
- Ernährungsmanagement, Esstraining
- Angemessene sportliche Betätigung
- Ergotherapie
- Soziotherapie (z. B. essstörungsspezifische Wohngruppen)

Medikamentös

- Fluoxetin und andere SSRI (bei Bulimia nervosa)
- SSRI (bei Binge-Eating-Störung)

Informationen sammeln

- Essverhalten (Tageszeit, Häufigkeit, Menge/ Portion, seit wann)?
- Art der Nahrung (Kalorien, Nährstoffe usw.)?
- Gewicht (Minimal-, Maximalgewicht, Zu-/ Abnahme), Größe, BMI?
- Ernährungszustand (adipös, übergewichtig, gut, reduziert, kachektisch)?
- Eigene Einschätzung des Körpergewichts (Körperschema)?
- Appetit?
- Missbrauch von Schilddrüsenhormonen und Appetitzüglern?
- Laxanziengebrauch?
- Selbst herbeigeführtes Erbrechen?
- Besondere, auf die Ernährung bezogene Verhaltensweisen?
- Zyklusstörungen?
- Selbstwertgefühl?

> **Adipositas**
>
> Bei psychiatrischen Erkrankungen liegt nicht selten eine ausgeprägte Adipositas mit einem BMI-Wert > 40 vor. Dabei sind begleitende Maßnahmen wie Beratung, Psychoedukation oder körperliche Trainings sinnvoll und auch diagnosebegleitend relevant. Im Folgenden bleiben spezielle Maßnahmen bei Adipositas unberücksichtigt.

Ursachen/Risikofaktoren

- Genetische Prädisposition?
- Identitätskrise?
- Belastende Lebensereignisse?
- Soziokulturelles Schönheitsideal?
- Kompensation psychischer Belastungen?
- Mangelnde Fertigkeiten der Emotionsregulation?
- Mangelndes Wissen/Kompetenz, z. B. gesunde Ernährung, Zubereitung?
- Weibliches Geschlecht?
- Leistungsorientiertheit?
- Geringer Selbstwert?
- Ängstlichkeit?
- Körperliche Ursachen: hormonelle Veränderungen, Nebenwirkungen von Medikamenten, Nikotinentwöhnung

Symptome

Körperliche Auswirkungen

- Gewichtsveränderungen im Verhältnis zur Körpergröße (BMI < 18,5 bei Anorexia nervosa oder BMI > 30 bei der Binge-Eating-Störung)?
- Appetitstörungen?
- Obstipation?

- Endokrine Störungen, z. B. Amenorrhö?
- Elektrolytentgleisungen, z. B. Kalium, Phosphat?
- Mangelerscheinungen, z. B. feine und lange Körperbehaarung bis zum Haarausfall, Entzündungen der Mundschleimhaut, brüchige Nägel und trockener, brüchiger, blasser Hautzustand?
- Folgen von häufigem Erbrechen, z. B. Schwellung der Ohrspeicheldrüse, angegriffener Zahnschmelz, Mundwinkelrhagaden?
- Kopfschmerzen/Schwindel?
- Schlaflosigkeit/Unruhe?
- Müdigkeit/Erschöpfung/mangelnde Aktivität?
- Bradykardie/Hypotonie/Hypothermie?
- Ständiges Frieren?

Psychische Anzeichen
- Depressive Symptomatik?
- Niedrig angesetzte Grenze für das Idealgewicht (Körperschemastörung)?
- Ständige Beschäftigung mit den Themen Ernährung, Gewicht und Essen, z. B. Kalorien berechnen, hochfrequentiertes Wiegen, Auslassen von hochkalorischen Speisen, hohe Flüssigkeitszunahme vor dem Essen?
- Angst vor Gewichtszunahme?

Sonstige Anzeichen/Auswirkungen
- Hungern (Anorexia nervosa)?
- Heißhunger/Fressattacken (Bulimia nervosa, Binge-Eating-Störung)?
- Abneigung gegen Essen, z. B. Ekelkonditionierung?
- Erbrechen/Missbrauch von Abführmitteln und ähnliche Maßnahmen?
- Verwendung von Appetitzüglern, u. a. Nikotin?
- Ungesundes Essverhalten, z. B. Fastfood?
- Übermäßiger Sport mit Exposition gegenüber Kälte/Hitze?
- Sozialer Rückzug?
- Vernachlässigung der Selbstpflege, z. B. Intertrigo?
- Verstecken des Körpers in mehreren Kleidungsschichten/übergroße Kleidung?
- Libidoverlust?

Ressourcen
- Kognitive Fähigkeiten
- Krankheitseinsicht und Motivation zur Änderung der Essgewohnheiten
- Körperliche Aktivität
- Hunger- und Sättigungsgefühl
- Keine körperlichen Komplikationen
- Stützendes soziales Umfeld

Pflegediagnose/Pflegephänomen
NANDA (00002) Unausgeglichene Ernährung: weniger als der Körper benötigt; (00195) Risiko eines unausgeglichenen Elektrolythaushalts; (00118) gestörtes Körperbild; (00139) Risiko einer Selbstverstümmelung

POP (80102) Beeinträchtigtes Körperbild; (30022) Mangelernährung; (20041) Risiko eines defizitären Flüssigkeitshaushalts

NANDA/POP Je nach Risikopriorisierung oder Einschränkung im Alltag bzw. in der Selbstpflege sind weitere Pflegediagnosen möglich.

Ziele festlegen
- Sicherheit des Patienten ist gewährleistet.
- Patient hält Therapievertrag ein.
- Patient nimmt ohne Aufforderung an den gemeinsamen Mahlzeiten teil.
- Patient nimmt vereinbarte Nahrungs-/Flüssigkeitsmenge zu sich.
- Patient nimmt sich ausreichend Zeit für die Mahlzeiten.
- Patient kann Gefühle und Bedürfnisse angemessen äußern und regulieren.

- Patient benennt Maßnahmen zur Änderung von Verhaltens-/Essgewohnheiten.
- Patient unterlässt den Gebrauch gewichtsreduzierender Maßnahmen.
- Patient erreicht Zielgewicht.
- Patient spricht über realistische Selbstwahrnehmung.
- Patient spricht mit Bezugsperson über Gefühle zum eigenen Körper.
- Patient äußert Verbesserung des Selbstwertgefühls.

Maßnahmen planen

- Ursachen für gestörtes Essverhalten/bestehende Essgewohnheiten ermitteln – ggf. Risikoassessment, z. B. Nutritional Risk Screening (NRS)
- Vertrauensvolle Beziehung aufbauen (Bezugspflege)
- Bezugspflegegespräch nach Vereinbarung
- Regelmäßig Gewicht kontrollieren (BMI) – Wiegeintervalle festlegen
- Über eine ausgewogene und gesunde Ernährung informieren – bei Bedarf Essensplan aufstellen, Liste geeigneter und verbotener Lebensmittel
- Aufklärung/Information über Körperempfindungen im Rahmen der wiederaufgenommenen Ernährung (v. a. bei Anorexie, z. B. Völlegefühl, Übelkeit, Blähungen, „dicker Bauch")
- Essverhalten beobachten, z. B. Zeit, Häufigkeit, getrenntes Essen, „Stochern", „Minibissen", Übriglassen von Resten
- Verhalten vor und nach der Nahrungsaufnahme beobachten, z. B. Bewegungsdrang, Toilettengänge, Zutrinken von Wasser, Anspannung
- Liegezeiten nach dem Essen oder ggf. Sportverbot überwachen
- Essen gemeinsam zubereiten und beim Essen begleiten
- Für entsprechende Flüssigkeitszufuhr/Nahrungsaufnahme sorgen, ggf. Einfuhr kontrollieren, Essprotokoll
- Gemeinsames Zielgewicht und entsprechende Kalorienzufuhr vereinbaren (Orientierung am Grundumsatz)
- Maßnahmen zur Verhaltensänderung gemeinsam besprechen und festlegen (Selbstwertgefühl, Emotionsregulation, Körperwahrnehmung, Essverhalten usw.), z. B. Spiegelexposition, Ernährungstagebuch
- Zur körperlichen Aktivität motivieren, z. B. Außenaktivitäten (Spaziergänge), Bewegungsübungen, sportliche Ablenkung (Joggen, Kegeln)
- Verbindliche Tagesstruktur planen, z. B. Morgenrunde, feste Therapie-, Essens- und Ruhezeiten, Tischgesellschaft
- Teilnahme am alltagspraktischen Training, z. B. Einkaufstraining, Kochgruppe, Lehrküche
- Psychoedukative Gruppen anbieten, z. B. BELA (= Bewegung, Ernährung, Lernen, Akzeptieren), Genussgruppe, Skillsgruppe
- Bei der Selbstpflege/äußeren Erscheinung unterstützen
- Maßnahmen bei Mundtrockenheit, z. B. Kaugummi, Lutschbonbons
- Zwangsernährung nach Arztanordnung und ggf. richterlicher Anordnung durchführen, z. B. per Magensonde
- Zur Kontaktaufnahme ambulanter Hilfen motivieren, z. B. Selbsthilfegruppen (Suche über NAKOS)
- Über Beratungs- und Hilfsangebote informieren – Informationsmaterial ausgeben (Flyer, u. a. BZgA [Bundeszentrale für ge-

sundheitliche Aufklärung]; Adressen von Beratungsstellen und/oder Online-Portalen; weitere internetbasierte Möglichkeiten wie Videos, Chats oder Podcasts)

Ergebnisse prüfen

- BMI (Gewichtskontrolle)
- Essverhalten/Verhalten nach dem Essen (Beobachtung)
- Körperwahrnehmung (Rückmeldung aus Gesprächskontakten, Spiegelkonfrontation)
- Therapieteilnahme (Leistungsdokumentation, Therapiepass)
- Einhalten des Therapievertrags (Beobachtung)
- Flüssigkeitszufuhr/Nahrungsaufnahme (Einfuhrprotokoll/Essprotokoll)

➢ Teil 4, Fallbeispiel 10: Anorexie

Intelligenzminderungen

Intelligenzminderungen fallen in der Regel bereits während der frühen Kindheit aufgrund von Entwicklungsverzögerungen auf. Während alle Betroffenen einen globalen IQ unter 70 sowie Störungen alltagspraktischer Fähigkeiten aufweisen, kann die Symptomatik individuell stark variieren. Auch Teilleistungsstärken können vorliegen. Psychiatrische Komorbiditäten wie affektive Störungen, Angsterkrankungen und Abhängigkeiten sind häufig.

Diagnostik

Anamnese und Erhebung des psychopathologischen Befunds nach AMDP

- Testpsychologische Untersuchungen, z. B. Hamburg-Wechsler-Intelligenztest (HAWI)

Diagnostik der Ursache der Intelligenzminderung

- Familienanamnese
- Körperliche und neurologische Untersuchung
- Laborchemische Untersuchungen
- Humangenetische Untersuchung

Medizinische Therapie

Psychotherapeutisch

- Kognitive Verhaltenstherapie (Response-Kontingenz-Verfahren)
- Psychoedukation

Sonstige Therapien

- Ergotherapie
- Soziotherapie (Betreuung, Integrationshelfer, Schulung von Angehörigen)
- Angehörigenberatung

Eine **medikamentöse Therapie** erfolgt nur symptomatisch bei Komorbiditäten oder Verhaltensauffälligkeiten wie Aggression (s. u. „Symptome").

Informationen sammeln

- Körperliche Einschränkungen?
- Kognitive Fähigkeiten/schulische Entwicklung?
- Verhaltensauffälligkeiten?
- Bewegungsauffälligkeiten/Stereotypien?
- Interaktion/Kommunikation?
- Aggression/Autoaggression?
- Auswirkungen auf den Alltag?
- Fähigkeiten?
- Selbstpflege?
- Soziale Integration?

Ursachen/Risikofaktoren

- Genetische Prädisposition?
- Genetische Syndrome, z. B. Trisomie 21, Fragiles-X-Syndrom, Prader-Willi-Syndrome, Lesch-Nyhan-Syndrom?
- Genetisch bedingte Enzymdefekte?
- Hirn- und Schädelfehlbildungen (Hydrozephalus)?
- Schäden vor der Geburt (fetal), z. B. Infektionen wie Röteln oder Toxoplasmose, Phenylketonurie, Jodmangel, Alkoholkonsum oder anderer Substanzmissbrauch der Mutter während der Schwangerschaft?
- Schäden während der Geburt (perinatal), z. B. Infektionen wie Herpes-simplex-

Enzephalitis, Sauerstoffmangel (Asphyxie), Schlaganfall, extremes Untergewicht bei Frühgeburt?
- Schäden nach der Geburt (postnatal), z. B. Infektionen mit Haemophilus influenzae Typ B, Trauma, Schlaganfall?
- Zustand nach einem Unfall, z. B. Sauerstoffmangel nach Reanimation, Schädel-Hirn-Trauma?
- Nachteilig wirkende Faktoren sind u. a. Hospitalisierung (z. B. Psychiatrie), erzwungene Abhängigkeit, fehlende Bezugsperson, mangelnde Zuwendung/Aufmerksamkeit.

Symptome

Körperliche Auswirkungen
- Kommunikations-/Sprachstörungen?
- Komorbiditäten, z. B. körperliche Behinderung, Körperdeformitäten, Wachstumsstörungen, fehlende altersentsprechende Entwicklung?
- Störungen der Motorik?

Psychische Anzeichen
- Affektstörungen, z. B. Labilität?
- Autoaggression/Selbstverletzung?
- Fremdaggression?
- Denkstörungen, z. B. verlangsamt?
- Orientierungsstörungen (v. a. situativ und personell)?
- Gedächtnisstörungen?
- Aufmerksamkeits- und Konzentrationsstörungen?
- Reduziertes Vorstellungsvermögen (Fantasie)?
- Störungen der emotionalen oder sozialen Kompetenz?
- Apraxie (Störung der Ausführung willkürlicher zielgerichteter und geordneter Bewegungen, z. B. Mimik, Gestik, Sprache)?
- Essstörungen/gestörtes Essverhalten?

Sonstige Anzeichen/Auswirkungen
- Stereotype Verhaltensweisen/Rituale?
- Nichtsprachliche Kommunikation, z. B. Gestik, Mimik, Gebärden?
- Bindung zu gewohnten Gegenständen, z. B. Stofftier (Abgrenzung zur Autismus-Spektrum-Störung)?
- Störungen im Nähe-Distanz-Verhältnis?
- Geringe Frustrationstoleranz?
- Vernachlässigung der Selbstpflege?
- Mangelnde Alltagsbewältigung?
- Aber: mögliche Geschicklichkeit in einem Spezialgebiet, z. B. Musikalität?
- Auffälliges Sexualverhalten, z. B. ständiges Ausziehen, Selbstbefriedigung?

Ressourcen
- Bestehende Fähigkeiten, z. B. Verstehen, Denken
- Körperliche Mobilität
- Bezugsperson
- Günstige Umgebungsfaktoren, z. B. Familie, Einrichtung, Werkstatt
- Soziale Kompetenz
- Emotionale Kompetenz
- Teilleistungsstärken
- Gutwilliger Grundcharakter
- Kann Alltag/Selbstpflege bewältigen
- Gewohnte Tagestruktur

Pflegediagnose/Pflegephänomen
Im rehabilitativen Behandlungsprozess (SGB IX) wird häufig die **ICF-Klassifikation der WHO** eingesetzt (Internationale Klassifikation der Funktionsfähigkeit, Behinderung und Gesundheit).

NANDA (00138) Risiko einer gegen andere Personen gerichteten Gewalttätigkeit; (00151) Selbstverstümmelung; (00131) beeinträchtigte

Gedächtnisleistung; (00154) ruheloses Umhergehen; (00051) beeinträchtigte verbale Kommunikation

POP (60082) Aggression; (60081) Aggression, Risiko; (60102) Selbstschädigung; (80262) beeinträchtigtes Gedächtnis; (50172) beeinträchtigte Beschäftigung/Arbeit; (60012) beeinträchtigte Kommunikation

NANDA/POP Je nach funktioneller Einschränkung oder Verhaltensauffälligkeiten ist eine Vielzahl von Pflegediagnosen möglich.

Ziele festlegen

- Patient akzeptiert Pflegemaßnahmen, z. B. Körperpflege, Ankleiden, Nahrungsaufnahme.
- Patient verwendet alternative Kommunikationsformen/Hilfsmittel.
- Patient kann Bedürfnisse und Gefühle verständlich mitteilen.
- Patient hält nötige Distanz ein.
- Patient kann Vereinbarungen einhalten.
- Sicherheit des Patienten und seines Umfelds ist gewährleistet (Eigen-/Fremdgefährdung).
- Patient zeigt aggressionsfreies Verhalten bei pflegerischen Handlungen.
- Patient wendet Maßnahmen an, ohne sich oder anderen Schaden zuzufügen.
- Patient kann Anforderungen des täglichen Lebens bewältigen (z. B. Einrichtung, Werkstätte).

Maßnahmen planen

- Sozialverhalten in der Einrichtung oder Familie ermitteln – Kenntnis der Anforderungen in der Einrichtung, z. B. Arbeit in einer Werkstätte
- Reizarme und freundliche Umgebung schaffen, z. B. Farben, Bilder, Snoezelen
- Vertrauensvolle Beziehung aufbauen (Bezugspflege)
- Im Gespräch/Kontakt: Kommunikationsebene berücksichtigen, verständlich kommunizieren (langsam, deutlich usw.), geschlossene Fragen stellen, aktives Zuhören, Wertschätzung, nonverbale Kommunikation (Block, Stift, Tafel, Computer usw.)
- Bei Bedarf Hilfsmittel, Gestik oder Körperkontakt zur Kommunikation einsetzen, z. B. Bilder, klare Handzeichen, an die Hand nehmen
- Verhalten beobachten und angemessene Verhaltensänderungen planen
- Gewohnheiten/Rituale einbeziehen, z. B. Gegenstände, Reihenfolge beim Ankleiden
- Unterstützung/Anleitung/Motivation bei der Selbstpflege, Zimmerordnung und/oder Tagesstruktur
- Angemessene Zeit für Selbstpflege geben
- Beschäftigungen/Aktivitäten/Interessen ermitteln
- Lebenspraktisches Training oder gewohnte Beschäftigungen anbieten (z. B. Waschen, Backen, Kochen, Garten-/Holzarbeiten), evtl. mit Unterstützung des Ergotherapeuten, notwendige Kompetenzen berücksichtigen (z. B. Werk-/Förderstätten)
- Zur körperlichen Aktivität motivieren, z. B. Außenaktivitäten (Spaziergänge, Gartengang, Freizeitaktivitäten), Bewegungsübungen
- Reizüberflutung/Überforderung meiden
- Beobachtung der Essgewohnheiten – bei Bedarf bei der Nahrungsaufnahme unterstützen
- Klare (einfache) Regeln und Absprachen

- Angehörige/Bezugspersonen/Betreuer oder sozialtherapeutische Einrichtung einbeziehen
- Maßnahmen bei Autoaggression oder Erregungszuständen, z. B. verbale Deeskalation; Aggressionsprävention im Rahmen eines umfassenden Modells (z. B. Safewards), Rückzugsmöglichkeit bieten; Maßnahmen zum Eigenschutz, z. B. spezieller Helm, Zwangsmaßnahmen

Ergebnisse prüfen

- Einhaltung von Regeln/Vereinbarungen (Beobachtung)
- Umfang von inadäquatem Verhalten, z. B. Autoaggression (Beobachtung)
- Verhaltensänderungen je nach Beschwerdebild (Beobachtung)
- Kommunikation verbal/nonverbal – Interaktion (Rückmeldung/Reaktion bei Kontakten)
- Selbstpflege im Alltag (Beobachtung, Einschätzung, z. B. nach der Jones-Klassifikation)

Körperstressstörung

Die Körperstressstörung wurde im ICD-10 in die (undifferenzierte) Somatisierungsstörung, die somatoforme autonome Funktionsstörung sowie die anhaltende somatoforme Schmerzstörung unterteilt. Die Körperstressstörung neigt zur Chronifizierung. Den Kern der Symptomatik stellen körperliche Beschwerden dar, für die sich kein bzw. ein die körperliche Symptomausprägung nicht hinreichend erklärbares organisches Korrelat finden lässt. Aus psychoanalytischer Sicht stellen die körperlichen Beschwerden eine Abwehr von inakzeptablen Triebimpulsen oder Gefühlen dar. Häufig haben die Patienten bereits viele unterschiedliche Ärzte konsultiert, da sie an eine organische Ursache der Beschwerden glauben.

Diagnostik

Anamnese und Erhebung des psychopathologischen Befunds nach AMDP, zusätzlich:

- Biografische Anamnese
- Erhebung der körperlichen Symptome (Art, Dauer, symptomfreie Intervalle)
- Bisherige Behandlungen/Eigenbehandlungsversuche; Vorbefunde einholen
- Exploration von Störungen im sozialen Umfeld des Patienten

> **Ausschluss organischer Ursachen** durch eine gründliche Diagnostik der vom Patienten beklagten Beschwerden. Anschließend sollte die Diagnostik, auch auf Drängen des Patienten hin, nicht wiederholt werden.

Die Körperstressstörung ist charakterisiert durch:

- Klagen über körperliche/vegetative Beschwerden oder Schmerzen bzw. Angst, an einer schweren körperlichen Erkrankung zu leiden, ohne ausreichendes organisches Korrelat
- Leidensdruck durch ständige Beschäftigung mit den Beschwerden und anhaltende Forderungen nach medizinischer Diagnostik
- Fehlende Erleichterung durch unauffällige Diagnostik und fehlende Bereitschaft anzunehmen, dass keine körperliche Erkrankung vorliegt
- Ausschluss einer wahnhaften Störung, Panikstörung oder affektiven Störung

Medizinische Therapie

Psychotherapeutisch

- Kognitive Verhaltenstherapie
- Tiefenpsychologisch fundierte Psychotherapie
- Psychoanalyse
- Psychoedukation

Sonstige Therapien

- Entspannungsverfahren
- Achtsamkeitsbasierte Stressreduktion (MBSR = Mindfulness-Based Stress Reduction)
- Hypnose
- Aerober Ausdauersport
- Förderung der sozialen Interaktion
- Ergotherapie

- Nonverbale Therapien wie Musik-, Kunst- oder konzentrative Bewegungstherapie

Informationen sammeln

- Aktuelles Wohlbefinden/Gefühle/Stimmung?
- Körperliche Beschwerden?
- Vegetative Beschwerden?
- Schmerzen?
- Ängste?
- Aktuelle Belastungen/Anspannung?
- Stressbewältigung?
- Medikamentenverhalten, z. B. Schmerzmittel?
- Schwere körperliche Erkrankungen im familiären Umfeld (früher, aktuell)?
- Auswirkungen auf den Alltag?

Ursachen/Risikofaktoren

- Genetische Prädisposition?
- Ungünstige Entwicklungsbedingungen?
- Unbewusste Konflikte?
- Ängste?
- Lernerfahrungen, z. B. gesteigerte Aufmerksamkeit auf eine bestimmte Körperfunktion?
- Belastende Lebensereignisse als Auslöser?
- Mangelnde Bewältigungsstrategien?
- Mangelndes Selbstwertgefühl?
- Soziale Isolation?
- Zwischenmenschliche Konflikte?
- Fehlende emotionale Bewältigungsmechanismen?

Symptome

Körperliche Auswirkungen (ohne ausreichend erklärende organische Befunde)

- Körperliche Beschwerden jeglicher Art, meist konzentriert auf ein Organsystem, z. B. kardiovaskulär, gastrointestinal, urogenital, Haut?
- Vegetative Symptome, z. B. Atemnot, Herzrasen, Blähungen, erhöhte Miktionsfrequenz?
- Diffuse Beschwerden, z. B. Müdigkeit, Erschöpfung, Unwohlsein, Druck?
- Schmerzen?

Psychische Anzeichen

- Gefühle wie Misstrauen, Unverständnis?
- Ausgeprägte Selbstbeobachtung?
- Ständige Beschäftigung mit den Themen Krankheit/Gesundheit?
- Angst vor Krankheiten?
- Gestörte Körperwahrnehmung?
- Ablehnung einer psychischen Ursache?
- Nachlassende Leistungsfähigkeit/Überforderung?
- Ständiges Rückversichern?

Sonstige Anzeichen/Auswirkungen

- Sozialer Rückzug?
- Störungen in sozialen Beziehungen, z. B. Partnerschaft, Arbeitsplatz?
- Vermeidungsverhalten aufgrund der Beschwerden, z. B. sportliche Aktivitäten?
- Häufiger Arztwechsel, z. B. zahlreiche Ergebnisse ohne Befund?
- Missbrauch von Alkohol oder Schmerzmitteln?

Ressourcen

- Kognitive Fähigkeiten
- Motivation zur Behandlung
- Krankheitseinsicht
- Kompetenzen wie Lernbereitschaft, Differenzierung, Konzentration, Aufmerksamkeit
- Kenntnis von Bewältigungsstrategien
- Vertrauen
- Vorhandene Bezugspersonen
- Erhaltene Alltagskompetenz

Pflegediagnose/Pflegephänomen

NANDA (00214) Beeinträchtigter Comfort; (00126) defizitäres Wissen; (00214) ineffektives Coping; (00255) chronisches Schmerzsyndrom

POP (80132) Beeinträchtigtes Wohlbefinden; (80222) beeinträchtigtes Wissen; (80012) beeinträchtigtes Coping des Betroffenen; (70132) Schmerzen

NANDA/POP Je nach Einschränkung bei den Alltagsaktivitäten sind auch gesundheitsfördernde Pflegediagnosen möglich, z. B. im Bereich körperlicher Fitness oder bezüglich der Ernährung.

Ziele festlegen

- Patient kann seine Gefühle wahrnehmen und angemessen beschreiben.
- Patient kann eigene Bedürfnisse ausdrücken und sich um deren Erfüllung bemühen.
- Patient nimmt an Aktivitäten/Therapien teil.
- Patient spricht über Veränderungen der Sichtweise zu den subjektiv empfundenen Beschwerden.
- Patient hört auf, Gespräche über seine körperlichen Beschwerden zu führen.
- Patient kann Bewältigungsstrategien annehmen oder einsetzen.
- Patient nennt Faktoren zur Steigerung des Wohlbefindens.
- Patient berichtet über einen Rückgang der körperlichen Beschwerden.
- Patient wendet Entspannungstechniken an.
- Patient kann Anforderungen des täglichen Lebens bewältigen.
- Patient nimmt am gesellschaftlichen Leben teil.

Maßnahmen planen

- Ursachen für somatoforme Störungen ermitteln – u. a. Gefühlsäußerungen des Patienten
- Vertrauensvolle Beziehung aufbauen (Bezugspflege) – Empathie und Wertschätzung mit der notwendigen Distanz, ggf. von der körperlichen Symptomatik unabhängige Pflegekontakte
- Ruhige und reizarme Umgebung schaffen (u. a. Aromapflege)
- Im Gespräch auf sachliche Themen konzentrieren – vom „Krankheitsthema" ablenken und Geduld bewahren (nicht in Vermutungen/Befürchtungen bestärken) –, Bezugspflegegespräche nach Vereinbarung
- Im Gespräch den möglichen Zusammenhang der körperlichen Beschwerden und einer psychischen Ursache erklären
- Patient beim Erkennen eigener Gefühle und Bedürfnisse hinter den vorgetragenen Beschwerden unterstützen
- Mit dem Patienten gemeinsam Bewältigungsstrategien erarbeiten, z. B. Abwechslung von sozialen/körperlichen Aktivitäten und Ruhepausen
- Patient bei der Umsetzung der Therapieziele begleiten und unterstützen
- Nach Möglichkeit keine Unterstützung für weitere Untersuchungen oder Bedarfsmedikamente bieten
- Bei körperlichen Beschwerden Alternativen anbieten, z. B. Wärmflasche, Badewanne, schmerzlindernde Einreibung, beruhigenden Tee (Häufigkeit einschränken)
- Bei der Schlafhygiene unterstützen, u. a. schlaffördernde Hilfsmittel
- Bei Bedarf den Patienten zu Schmerz-/Stimmungsprotokollen anleiten (Analyse)

- Entspannungstechniken empfehlen und anleiten, z. B. progressive Muskelentspannung, autogenes Training, Yoga, Fantasiereisen, Ohr-Akupunktur nach NADA und Arztrücksprache, Qigong
- Interesse für mögliche Beschäftigungen/Aktivitäten ermitteln
- Zur körperlichen Aktivität motivieren, z. B. Außenaktivitäten (Spaziergänge), Bewegungsübungen, Pilates-basierte Bewegungstherapie, sportliche Ablenkung (Joggen, Kegeln, Nordic Walking, Gymnastik)
- Auf Überforderungsreaktionen achten/Ruhepausen einplanen
- Psychoedukative Gruppen anbieten (Genussgruppe, Achtsamkeit)
- In Gemeinschaftsaktivitäten einbinden
- Maßnahmen zur Rückfallprophylaxe erarbeiten, u. a. Schmerztagebuch, Reaktivierung von Hobbies, Freizeitplanung
- Zur Kontaktaufnahme mit externen, ambulanten Diensten motivieren, u. a. Selbsthilfegruppen (nur mit somatoformen Störungen, Suche über NAKOS), Informationsmaterial, Präventionsangebote der Krankenkassen (z. B. Gesundheitskurse)

Ergebnisse prüfen

- Anzahl der Therapieteilnahmen (Leistungsdokumentation, Therapiepass)
- Angewandte Bewältigungsstrategien (Beobachtung)
- Soziale Interaktionsfähigkeit (Beobachtung)
- Eigene Sichtweise und Bedürfnisse (Rückmeldung aus Gesprächskontakten)
- Gefühlswahrnehmung (Stimmungsprotokoll)
- Schmerzen/körperliche Beschwerden (Schmerzprotokoll, numerisch-visuelle Rating-Skala zur Selbsteinschätzung oder Skala zur Fremdeinschätzung [z. B. ZOPA, Zurich Observation Pain Assessment], Symptomtagebuch)

Persönlichkeitsstörungen

Persönlichkeitsstörungen zeichnen sich durch starre unflexible Erlebens-, Denk- und Verhaltensweisen aus, die deutlich von der Norm abweichen. Diese Veränderungen gehen mit einem erheblichen subjektiven Leidensdruck einher, haben ihren Beginn in der Kindheit oder Jugend und halten – in unterschiedlichen Ausprägungen – bis ins Erwachsenenalter (manchmal lebenslang) an.

Diagnostik

Anamnese und Erhebung des psychopathologischen Befunds nach AMDP, zusätzlich:
- Testpsychologische Untersuchungen (z. B. SKID-5-PD, FPI, PSSI)
- Biografische Anamnese
- Fremdanamnese
- Verhaltensbeobachtung

Nach ICD-11 wird eine Persönlichkeitsstörung diagnostiziert, wenn Betroffene über einen längeren Zeitraum (> 2 Jahre) in mehreren Lebensbereichen und Kontexten einen erheblichen Leidensdruck im Umgang mit sich selbst und/oder anderen erleben. Ihre Verhaltensweisen, Kognitionen und Emotionen sind dabei dysfunktional, starr und unflexibel.

Neben der Möglichkeit, die Erkrankung nach Schweregrad einzuteilen, können zusätzlich die Ausprägung von fünf Persönlichkeitseigenschaften sowie das Vorliegen eines „Borderline-Musters" festgestellt werden:
- Negative Affektivität
- Distanziertheit
- Dissozialität
- Enthemmung
- Anankasmus
- Borderline-Muster (entspricht Borderline-Persönlichkeitsstörung im ICD-10)

Die kategoriale Einteilung der Persönlichkeitsstörungen wurde im ICD-11 aufgegeben. Im **ICD-10** wurden noch folgende Persönlichkeitsstörungen anhand klinischer Symptome unterschieden:
- **Paranoide Persönlichkeitsstörung:** streitsüchtig, misstrauisch/ständig in Erwartung, von anderen ausgenutzt, benachteiligt oder getäuscht zu werden; Zweifel an der Loyalität/Vertrauenswürdigkeit anderer; Schwierigkeiten, Hilfe anzunehmen/sich anzuvertrauen; überempfindlich gegen Zurückweisung, nachtragend, eifersüchtig; selbstbezogen
- **Schizoide Persönlichkeitsstörung:** einzelgängerisch, freudlos, emotional kühl, gleichgültig gegenüber Lob und Kritik, uninteressiert an sexuellen Kontakten mit anderen, wenig Gespür für soziale Normen
- **Ängstlich-vermeidende Persönlichkeitsstörung:** angespannt; besorgt; kann sich nur auf Beziehungen einlassen, wenn Sicherheit besteht, gemocht zu werden; fühlt sich sozial unbeholfen oder minderwertig; befürchtet Ablehnung; eingeschränkte Lebensführung durch übertriebenes Bedürfnis nach Sicherheit; vermeidet Aktivitäten, die intensiven zwischenmenschlichen Kontakt bedingen

- **Dependente (abhängige) Persönlichkeitsstörung:** überlässt wesentliche Entscheidungen über das eigene Leben anderen; ordnet eigene Bedürfnisse unter; verschlossen bezüglich eigener Bedürfnisse; Angst davor, nicht für sich sorgen zu können und Angst vor dem Verlassenwerden; benötigt übermäßigen Rat von anderen, um Alltagsentscheidungen zu treffen
- **Anankastische (zwanghafte) Persönlichkeitsstörung:** zweifelnd; ständig beschäftigt mit Details, Ordnung, Listen und Regeln; übertrieben perfektionistisch; gewissenhaft und leistungsbezogen; pedantisch; eigensinnig; verlangt von anderen die Unterordnung unter die eigenen Systeme
- **Emotional instabile Persönlichkeitsstörung (allgemein):** häufige, schnelle Stimmungswechsel sowie Unsicherheit im Selbstbild; instabile Beziehungen sowie Schwierigkeiten in der Nähe-Distanz-Regulation; eingeschränkte Fähigkeit im Umgang mit (insbesondere negativen) Affekten; Misstrauen; folgende Subtypen werden unterschieden:
  - **Impulsiver Typ:** handelt impulsiv, teils mit Gefährdung von sich und anderen (z. B. rasantes Autofahren, Beleidigungen, Schlagen, Alkohol-/Drogenkonsum, Essanfälle); neigt zu Streitereien und Wutausbrüchen; launisch; kann Handlungen, die nicht belohnt werden, schwer beibehalten
  - **Borderline-Typ** (zusätzlich zu den Kennzeichen des impulsiven Typs): droht mit Selbstschädigung; fühlt anhaltende innere Leere; unsicher bezüglich eigener Ziele und Präferenzen; neigt zu intensiven, aber unbeständigen Beziehungen; übertrieben bemüht, das Verlassenwerden zu vermeiden
- **Histrionische Persönlichkeitsstörung:** dramatisiert die eigene Person, affektlabil, übersteigerte Affekte, leicht suggestibel, strebt andauernd nach Anerkennung durch andere, unangemessen verführerisch, übermäßig interessiert an körperlicher Attraktivität
- **Dissoziale Persönlichkeitsstörung:** soziale Regeln verachtend; ohne Reue oder Schuldgefühle; geringe Schwelle für aggressives Verhalten; verantwortungslos; unfähig, Beziehungen aufrechtzuhalten; geringe Frustrationstoleranz; unbeteiligt gegenüber Gefühlen anderer; beschuldigt andere für eigene Probleme; nicht selten delinquentes Verhalten und Vorstrafen in der Vorgeschichte
- Andere Persönlichkeitsstörungen, z. B. **narzisstische oder antisoziale Persönlichkeitsstörung**

Die Häufigkeit von **Komorbiditäten** bei Persönlichkeitsstörungen ist sehr hoch. Es müssen daher immer Depressionen, Abhängigkeitserkrankungen, Angsterkrankungen, Zwangsstörungen, posttraumatische Belastungsstörungen und Essstörungen ausgeschlossen werden.

Ausschluss körperlicher Ursachen durch
- Körperliche und neurologische Untersuchung
- Laboruntersuchungen
- EKG

Medizinische Therapie

Psychotherapeutisch
- Therapievertrag
- Kognitive Verhaltenstherapie
- Schematherapie
- Psychodynamische Psychotherapie
- Psychoanalyse
- Dialektisch-behaviorale Therapie (emotional instabile Persönlichkeitsstörung), inkl. Skillstraining

- Systemische Therapie
- Mindfulness-Based Therapy
- Übertragungsfokussierte Psychotherapie
- Psychoedukation

Medikamentös
- SSRI (bei Ängstlichkeit, Dysphorie und Zwangssymptomen)
- Atypische und sedierende Antipsychotika (bei Anspannung, Impulsivität)
- Benzodiazepine (Krisenintervention)

Sonstige Therapien
- Aerobes Ausdauertraining
- Entspannungsverfahren
- Soziotherapie
- Nonverbale Therapien wie Musik- oder Kunsttherapie
- Selbsthilfegruppen

Informationen sammeln

- Aktuelle Wahrnehmung, z. B. eigene Person, Umfeld?
- Angstzustände?
- Aktuelles Empfinden, z. B. Gereiztheit, gedrückte Stimmung?
- Leidensdruck (Auslöser, Ursprung)?
- Körperliche Beschwerden?
- Verhaltensauffälligkeiten (Beobachtung)?
- Motivation zur Behandlung?
- Soziale Kompetenz/Interaktion?
- Konflikte?
- Selbstverletzungen?
- Suizidversuche?
- Bereits erfolgte Behandlungen (auch: Kinder- und Jugendpsychiatrie)?
- Wohnsituation, soziales Umfeld?

Ursachen/Risikofaktoren
- Genetische Faktoren?
- Ungünstige familiäre Bedingungen für die (früh-)kindliche Entwicklung?
- Ungünstige, erlernte Verhaltensmuster?
- (Früh-)kindliche Traumatisierungen?
- Fehlende Unterstützung durch das soziale Umfeld?
- Aktuelle Belastungen?
- Begleitende psychiatrische Erkrankung?
- Fehlende Anpassungsfähigkeit?

Symptome
Körperliche Auswirkungen
- Zeichen von Angst oder Anspannung (Kopf-/Rückenschmerzen, Verspannungen)?
- Narben von Selbstverletzungen oder Unfällen?

Psychische Anzeichen
- Eigene Fehleinschätzung, z. B. Größenideen, Macht?
- Bedürfnis nach Kontrolle/Sorgfalt?
- Ausgeprägte Stimmungsschwankungen?
- Misstrauen?
- Aggression (Gegenstände und/oder Mitmenschen), Feindseligkeit?
- Unsicherheit/Angst?
- Entscheidungsunfähigkeit?
- Fehlende Kritikfähigkeit?
- Kühle, distanzierte Emotionen?
- Mangelnde Empathie?
- Selbstschädigung/selbstverletzendes Verhalten?
- Suizidgedanken/-versuche?
- Fehlende Motivation/Antriebsstörungen?
- Mangelnde Adhärenz/Verweigerungshaltung, z. B. Medikamente, Krankheitseinsicht?

Sonstige Anzeichen/Auswirkungen
- Neigung zu Alkohol/Drogen oder Medikamenten?
- Mangelnde Leistungsbereitschaft/-fähigkeit?

- Verhaltensauffälligkeiten, z. B. Pedanterie, Querulanz, Eifersucht, Manipulation, Rivalitätskampf?
- Missachtung sozialer Regeln und Normen?
- Sozialer Rückzug?
- Veränderte Sexualität?
- Konflikte, z. B. Partnerschaft, Beruf, Justiz?
- Eingeschränkter Lebensstil?

Ressourcen

- Kognitive Fähigkeiten
- Emotionale Kompetenz
- Bindungsfähigkeit
- Veränderungsbereitschaft
- Krankheitseinsicht
- Kann Empfehlungen/therapeutische Gespräche annehmen
- Funktionierendes soziales Netzwerk
- Gefühl der Sicherheit

Pflegediagnose/Pflegephänomen

NANDA (00121) Gestörte persönliche Identität; (00069, 00071) ineffektives oder defensives Coping; (00151) Selbstverstümmelung; (00139) Risiko einer Selbstverstümmelung

POP (80012) Beeinträchtigtes Coping des Betroffenen; (80252) veränderter Denkprozess; (60102) Selbstschädigung; (60101) Selbstschädigung, Risiko

NANDA/POP Aufgrund der Vielfalt von Persönlichkeitsstörungen und der damit verbundenen unterschiedlichen Verhaltensweisen sind weitere Pflegediagnosen möglich.

Ziele festlegen

- Patient drückt wesentliche Gefühle aus, z. B. Bedürfnisse, Ängste, Spannungszustände.
- Patient hält sich an die vereinbarten Maßnahmen, z. B. Therapievertrag, Tagesstruktur, Medikamenteneinnahme, Regeln.
- Patient zeigt kein aggressives Verhalten (Eigen-/Fremdgefährdung).
- Patient nimmt an Therapien teil.
- Patient nützt Skills/alternative Methoden zum Spannungsabbau.
- Patient entwickelt ein Störungsbewusstsein.
- Patient äußert Bereitschaft an einer Verhaltensänderung (spezifizieren!).
- Patient beschreibt mögliche Bewältigungsstrategien.
- Patient äußert Gefühle der Sicherheit.
- Patient nimmt Kontakt zu Mitmenschen/Bezugspersonen auf.
- Patient kann Anforderungen des täglichen Lebens bewältigen.

Maßnahmen planen

- Mögliche Ursachen und Ausprägung der Persönlichkeitsstörung ermitteln
- Vertrauensvolle Beziehung aufbauen (Bezugspflege evtl. auf mehrere Personen verteilen)
- Im Gespräch zu Gefühlsäußerungen motivieren – Bezugspflegegespräche nach Vereinbarung
- Individuelle Bewältigungsstrategien entwickeln (Skills)
- Unterstützen, das eigene Verhalten zu reflektieren (Verhaltensanalyse)
- Gesprächsbereitschaft/Kontaktaufnahme bei Spannungsgefühlen anbieten
- Verhalten auf der Station/in der Gruppe beobachten
- Im Üben sozialer Kompetenzen und neuer Verhaltensweisen unterstützen

- Interesse für mögliche Beschäftigungen/Aktivitäten ermitteln
- Zur körperlichen Aktivität motivieren, z. B. Außenaktivitäten (Spaziergänge), Bewegungsübungen, sportliche Ablenkung (Joggen, Kegeln)
- Unterstützung/Anleitung/Motivation bei der Selbstpflege, Zimmerordnung und/oder Tagesstruktur
- Verbindliche Tagesstruktur planen, z. B. Morgenrunde, feste Therapie-, Essens- und Ruhezeiten
- Mitarbeit bei der Erstellung eines Therapievertrags
- Einhaltung des Therapievertrags überwachen
- Entspannungstechniken empfehlen und anleiten, z. B. progressive Muskelentspannung, autogenes Training, Yoga, Ohr-Akupunktur nach NADA und Arztrücksprache
- Teilnahme an psychoedukativen Gruppen (verschiedene Themen wie Achtsamkeit, Genussgruppe)
- Zu Maßnahmen im Rahmen der dialektisch-behavioralen Therapie anleiten, z. B. Spannungskurve, Stimmungsprotokoll oder Verhaltensanalyse
- Sicherheitskontrollen bei Selbstverletzungstendenzen – ggf. Eins-zu-eins-Betreuung oder kurzzeitige freiheitsbeschränkende Maßnahme
- Fallbesprechungen, z. B. Supervision, Balint-Gruppe, strukturierte Maßnahmenplanung, klare Absprachen im Team (auf eigene Gefühle und Stimmung im Team achten)
- Entlassung gemeinsam planen (Umgang mit Frühwarnzeichen, Skills usw.); Motivation, eine Behandlungsvereinbarung oder einen Krisenpass zu erstellen; Kontaktaufnahme zu ambulanten Diensten fördern

Ergebnisse prüfen

- Gruppenteilnahme und Therapieleistungen (Leistungsdokumentation, Therapiepass, Beobachtung)
- Einhaltung des Therapievertrags (Beobachtung)
- Anwendung von Skills (Spannungsprotokoll)
- Ausdruck von Gefühlen und Gefühlsregulation (Rückmeldungen aus Gesprächskontakten)
- Verhaltensauffälligkeiten, z. B. Selbstverletzung, Konflikte (Beobachtung, Verhaltensanalyse)
- Einhalten von sozialen Regeln, angemessene Kontaktaufnahme bzw. Nähe-Distanz-Regulation (Beobachtung, Rückmeldung aus Gesprächskontakten)

➤ Teil 4, Fallbeispiel 9: Persönlichkeitsstörung vom Borderline-Typ

Posttraumatische Belastungsstörung

Eine posttraumatische Belastungsstörung (PTBS) ist eine mögliche Folgeerkrankung nach Erleben eines extrem bedrohlichen oder entsetzlichen Ereignisses (Trauma). Die PTBS ist charakterisiert durch Nachhallerinnerungen (Flashbacks, Intrusionen), Albträume, Schreckhaftigkeit, Vermeidungsverhalten und ggf. einer Amnesie für das Trauma.

Diagnostik

Anamnese und Erhebung des psychopathologischen Befunds nach AMDP, zusätzlich:

- Biografische Anamnese
- Fremdanamnese
- Verhaltensbeobachtung

Folgende Symptome sprechen für das Vorliegen einer PTBS:

- Erleben eines Traumas (einmalig versus chronisch und zufällig [akzidentiell] versus absichtlich [man-made])
- Flashbacks, sich aufdrängendes unfreiwilliges Erinnern (Intrusionen)
- Vermeidungsverhalten
- Schreckhaftigkeit
- Ggf. (Teil-)Amnesie für das Trauma

Von einer **komplexen PTBS** spricht man, wenn zusätzlich folgende Symptome vorliegen:

- Störungen der Affektregulation
- Minderwertigkeits-, Schuld-, oder Versagensgefühle in Verbindung mit dem Trauma
- Beziehungsstörungen

Ausschluss organischer Ursachen und Folgen

- Körperliche und neurologische Untersuchung (insbesondere frische Verletzungen, Wunddokumentation)
- Laboruntersuchungen
- EKG

> Insbesondere posttraumatische Belastungsstörungen, die durch **frühkindliche Traumatisierungen** entstehen, gehen häufig mit Persönlichkeitsstörungen, affektiven Störungen und anderen psychiatrischen Komorbiditäten einher.

Medizinische Therapie

Psychotherapeutisch

- Supportive Therapiegespräche
- Skillstraining
- Kognitive Verhaltenstherapie
- Expositionstherapien (u. a.):
  - Eye Movement Desensitization and Reprocessing (EMDR)
  - Imagery Rescripting and Reprocessing Therapy (IRRT)
  - Narrative Expositionstherapie (NET)
  - Prolonged Exposure Therapy (PE)
- Psychodynamische Psychotherapie
- Psychoedukation

Medikamentös

- Antidepressiva (SSRI)
- Prazosin (gegen Albträume)
- Naltrexon (gegen Flashbacks)
- Benzodiazepine (zur Krisenintervention und bei Schlafstörungen)
- Niederpotente Antipsychotika (gegen Anspannung und bei Schlafstörungen)

Sonstige Therapien
- Entspannungsverfahren
- Aerobes Ausdauertraining
- Ergotherapie
- Nonverbale Therapien wie Musik- und Kunsttherapie
- Selbsthilfegruppen

Informationen sammeln

- Aktuelles Wohlbefinden, Gefühle, Stimmung?
- Belastende Ereignisse/größere Veränderungen in der Vergangenheit?
- Bisherige Bewältigungsstrategien?
- „Trigger“ (Auslöser von Flashbacks und Intrusionen oder Anspannungszuständen)?
- Ängste?
- Schlafprobleme?
- Dissoziationen?
- Soziales Netzwerk, Beziehungsstörungen?
- Auswirkungen auf den Alltag?
- Weitere psychische Erkrankungen?

Ursachen/Risikofaktoren
- Auslösende Ereignisse:
  - Außergewöhnlich belastendes/traumatisches Ereignis, z. B. Missbrauch, Misshandlung, Vergewaltigung, Kriegserlebnis, Naturkatastrophe, Unfall, kriminelles Erlebnis, Terror, Entführung?
  - Eingriff, z. B. OP, Fixierung, körperliche Verletzung?
  - Augenzeuge einer Extremsituation?
- Zusätzliche Risikofaktoren:
  - Genetische Prädisposition?
  - Vorbestehende psychische Erkrankung?
  - Junges Lebensalter?
  - Weibliches Geschlecht?
  - Beeinträchtigte kognitive Fähigkeiten?
  - Mangelndes Wissen zur Bewältigung?
  - Eigene Schuldzuschreibung?
  - Suchtmittelkonsum?
  - Sich wiederholende Extrembelastungen?
  - Fehlende Unterstützung durch das soziale Umfeld?

Symptome
Körperliche Auswirkungen
- Schlafstörungen, z. B. Albträume?
- Erschöpfung?
- Störungen des Körpergefühls, z. B. Enge, Herzklopfen?
- Magen-Darm-Beschwerden?

Psychische Anzeichen
- Gefühle wie Erstarrung oder Betäubung?
- Emotionale „Abstumpfung“?
- Übermäßige Wachheit/Schreckhaftigkeit?
- Angstzustände/Panik?
- Denk-/Konzentrationsstörungen?
- Reizbarkeit/Aggression (v. a. Selbstverletzung)?
- Suizidgedanken und/oder -versuche?
- Flashbacks/Erinnerungen durch bestimmte Trigger, z. B. Geruch, Geräusch?
- Dissoziationen?
- Scham-/Schuldgefühle?

Sonstige Anzeichen/Auswirkungen
- Beeinträchtigungen im sozialen/beruflichen Alltag?
- Sozialer Rückzug?
- Vermeidungsverhalten?

Ressourcen
- Kognitive Fähigkeiten
- Emotionale Kompetenz
- Beziehungsfähigkeit
- Offenheit
- Positives Selbstwertgefühl
- Kann Empfehlungen/therapeutische Gespräche annehmen

- Funktionierendes soziales Netzwerk
- Zeitliche und/oder räumliche Distanz zum traumatischen Ereignis/Täter
- Vorhandene Alltagsbewältigung

Pflegediagnose/Pflegephänomen

NANDA (00141) Posttraumatisches Syndrom; (00142) Vergewaltigungssyndrom; (00145) Risiko eines posttraumatischen Syndroms

POP (80282) Posttraumatische Reaktion; (80281) posttraumatische Reaktion, Risiko

NANDA/POP Je nach Problempriorisierung, z. B. Angst, Selbstverletzendes Verhalten, Schlafstörungen, sind weitere Pflegediagnosen möglich

Ziele festlegen

- Patient distanziert sich von Selbstschädigung und/oder Suizidgedanken.
- Patient wendet sich bei verstärkter Symptomatik (z. B. Angst) an das Pflegepersonal.
- Patient hält sich an Vereinbarungen.
- Patient kann seine Gefühle angemessen beschreiben.
- Patient kann traumaassoziierte Gefühle ausdrücken.
- Patient distanziert sich von Schuldgefühlen.
- Patient beschreibt Verhaltensweisen, die die innere Stabilität fördern.
- Patient kann Bewältigungsstrategien (Skills) annehmen und einsetzen.
- Patient wendet Entspannungstechniken an.
- Patient kann Anforderungen des täglichen Lebens bewältigen.
- Patient nimmt am gesellschaftlichen Leben teil.
- Patient äußert die Bereitschaft, externe Unterstützungsangebote in Anspruch zu nehmen.

Maßnahmen planen

- Ursachen der posttraumatischen Belastungsstörung ermitteln
- Vertrauensvolle Beziehung aufbauen (Bezugspflege), trotzdem angemessene Distanz wahren
- Eine sichere und ruhige Umgebung schaffen
- Regelmäßige Gespräche anbieten (klare Grenzen setzen und einhalten) – Bezugspflegegespräche nach Vereinbarung
- Bei Migrationshintergrund transkulturelle Pflegeaspekte berücksichtigen, u. a. Kenntnis der Patientenperspektive (Kriegsgeschehen, Gründe der Flucht, religiöse Rituale usw.) – bei Sprachbarrieren Dolmetscher hinzuziehen
- Beim Ausdruck von Emotionen unterstützen (Gefühle wie Ärger oder Wut akzeptieren)
- Mit dem Patienten gemeinsam Bewältigungsstrategien erarbeiten und Selbstwirksamkeitserleben fördern
- Schlafverhalten des Patienten beobachten und dokumentieren
- Maßnahmen zur Schlafhygiene (Ruhezeiten, Gewohnheiten, schlaffördernde Maßnahmen, > Teil 2, Schlafstörungen)
- Aktivitäten/Verhalten, die retraumatisierend wirken können, vermeiden (z. B. bestimmte Orte, Geräusche), Vermeidungsverhalten jedoch nicht fördern
- Entspannungstechniken empfehlen und anleiten, z. B. progressive Muskelentspannung, autogenes Training, Yoga, Fantasiereisen, Ohr-Akupunktur nach NADA und Arztrücksprache

Vorsicht bei Entspannung: mögliches Auftreten von Nachhallerinnerungen (ggf. vorbesprechen, erst einmal zuschauen dürfen usw.)

- Interesse an möglichen Beschäftigungen/Aktivitäten ermitteln
- Zur körperlichen Aktivität motivieren, z. B. Außenaktivitäten (Spaziergänge), Bewegungsübungen, sportliche Ablenkung (Joggen, Kegeln)
- In Gemeinschaftsaktivitäten einbinden
- Verbindliche Tagesstruktur planen, z. B. Morgenrunde, feste Therapie-, Essens- und Ruhezeiten
- Auf Überforderungsreaktionen achten, Ruhepausen einplanen
- Psychoedukative Gruppen anbieten (Genussgruppe, Achtsamkeit)
- Bezugspersonen/Angehörigen einbeziehen und anleiten
- Bei suizidalen Gedanken/Tendenz zur Selbstschädigung: regelmäßige Kontrollen, gefährliche Gegenstände (z. B. Gürtel, Schere, Messer) unter Verschluss nehmen, Anti-Suizid-Pakt abschließen oder Regeln vereinbaren
- Bedarfsmedikation auf Arztanordnung
- Bei Bedarf freiheitsbeschränkende Maßnahmen zum Eigenschutz (Arztanordnung, Gefahr in Verzug)
- Zur Kontaktaufnahme externer Unterstützungsangebote motivieren, z. B. Fachberatungsstellen, Selbsthilfegruppen (u. a. Weisser Ring), ambulante psychiatrische Anbindung
- Entlassung gemeinsam planen (Umgang mit Frühwarnzeichen), Kontaktstellen für den Notfall vermitteln („Opfertelefon“, psychiatrischer Krisendienst)

Ergebnisse prüfen

- Anzahl der Therapieteilnahmen (Leistungsdokumentation, Therapiepass)
- Ausdruck von Gefühlen/Traumaassoziation (Rückmeldung aus Gesprächskontakten)
- Angewandte Strategien/Skills (Beobachtung, Skilltagebuch)
- Soziale Interaktionsfähigkeit (Beobachtung)
- Verhalten in belastenden Situationen, z. B. Selbstverletzung (Beobachtung)
- Schlafdauer/-qualität (Beobachtung, Rückfrage)
- Anspannung (Anspannungstagebuch)
- Selbstwirksamkeitserleben (Rückmeldung aus Gespräch)

➤ Teil 4, Fallbeispiel 4: Posttraumatische Belastungsstörung

Schizophrene Störungen/Psychosen (akut)

Bei der Schizophrenie kommt es immer wieder zu Phasen mit produktiv-psychotischer Symptomatik (Wahn, Halluzinationen, Ich-Störungen). Zwischen den Phasen können viele Patienten ein normales Leben führen. Ein großes Problem bei der Behandlung der Schizophrenie stellt die oft fehlende Krankheitseinsicht dar. Viele Patienten setzen daher ihre dringend benötigte Medikation selbstständig ab und erleiden dann einen Rückfall.

Diagnostik

Anamnese und Erhebung des psychopathologischen Befunds nach AMDP, zusätzlich:

- Fremdanamnese
- Verhaltensbeobachtung

Klinische Diagnosekriterien:

- (Vor allem akustische) Halluzinationen
- Wahnerleben
- Ich-Störungen (Gedankeneingebung, Gedankenausbreitung, Fremdbeeinflussungserleben)
- Störungen des logischen Gedankengangs
- Bewegungsstörungen

Die Unterscheidung zwischen paranoid-halluzinatorischer, hebephrener und katatoner Schizophrenie wurde mit dem Wechsel auf das ICD-11 aufgegeben. Bei Vorliegen ausgeprägter psychomotorischer Symptome kann jetzt eine Katatonie zusätzlich diagnostiziert werden (Stereotypien, Manierismen, Katalepsie [Beibehalten von Körperhaltungen, in die der Patient passiv gebracht wurde], Flexibilitas cerea [wächserne Biegsamkeit]).

> Im Rahmen der psychotischen Symptomatik kann es sowohl zu **Suizidalität** als auch zu **Aggression** kommen.

Ausschluss körperlicher Ursachen durch

- Körperliche und neurologische Untersuchung
- Laboruntersuchungen: Blutbild, Leber-/Nierenwerte, Elektrolyte, TSH, Blutzucker, CRP
- Liquoruntersuchung
- Drogenscreening
- EKG
- Zerebrale Bildgebung (MRT)

Medizinische Therapie

Medikamentös

- Klassische Antipsychotika (z. B. Haloperidol, Flupentixol, Perazin)
- Atypische Antipsychotika (z. B. Risperidon, Olanzapin, Quetiapin, Clozapin)
- Beruhigende Antipsychotika (z. B. Chlorprothixen, Pipamperon)
- Benzodiazepine (Krisenintervention)

Psychotherapeutisch

- Kognitive Verhaltenstherapie
- Metakognitives Training
- Familieninterventionen
- Psychoedukation

Sonstige Therapien

- Entspannungsverfahren
- Soziotherapie
- Aerober Ausdauersport
- Ergotherapie

- Soziales Kompetenztraining
- Angehörigenberatung
- Elektrokonvulsionstherapie

Informationen sammeln

- Veränderungen der Wahrnehmung (Halluzinationen), seit wann?
- Veränderungen im inhaltlichen Denken, z. B. Wahngedanken?
- Veränderungen im logischen Denkprozess, z. B. Gedankenabreißen, fehlende Logik?
- Beeinflussungserleben, z. B. befehlende Stimmen/Personen?
- Aktuelles Empfinden, z. B. Gereiztheit, gedrückte Stimmung, Angst, Misstrauen?
- Verhaltensauffälligkeiten, z. B. Gestik, Mimik, Körpersprache?
- Krankheitseinsicht?
- Motivation zur Behandlung?
- Veränderung im Umgang mit anderen Menschen?

Ursachen/Risikofaktoren

- Genetische Prädisposition (erklärt ca. 80 % des Erkrankungsrisikos)?
- Störungen der fetalen Hirnreifung:
  - Infektionen?
  - Drogenkonsum/Medikamenteneinnahme der Mutter?
- Störungen der Hirnreifung während der Pubertät:
  - Drogenkonsum (v. a. Cannabis, Amphetamine)?
  - Mangelnde Sinnesreize oder Reizüberflutung?
  - Stress?
  - Überforderung?
- Soziale Isolation?
- Schlafmangel?

Symptome

Körperliche Auswirkungen

- Bewegungsstörungen, z. B. Stupor, Rigidität, Haltungsstereotypien, Katatonie?
- Körpermissempfindungen (Zönästhesien), z. B. Taubheit, Schmerzen, Elektrisierungsgefühl, Hitzewallungen, Gleichgewichtsstörungen, Schwere/Leichtigkeit?
- Verletzungen?

Psychische Anzeichen

- Positivsymptomatik:
  - Halluzinationen, z. B. akustisch (➤ Teil 2, Sinnestäuschungen/Wahrnehmungsstörungen)?
  - Wahnerleben, z. B. Verfolgungswahn (➤ Teil 2, Denkstörungen, inhaltliche)?
  - Ich-Störungen, z. B. Gedankeneingebung (➤ Teil 2, Ich-Störungen)?
  - Denkstörungen, z. B. Weitschweifigkeit (➤ Teil 2, Denkstörungen, formale)?
  - Erregung/Anspannung?
- Negativsymptomatik:
  - Niedergeschlagenheit/Verzweiflung?
  - Apathie?
  - Antriebsverminderung?
  - Sozialer Rückzug?
  - Reduzierter Selbstwert?
  - Mangelnde Empathie/verarmtes Gefühlsleben?
  - Reduzierte Leistungsfähigkeit?

Sonstige Anzeichen/Auswirkungen

- Nicht angepasste Verhaltensweisen, z. B. Grimassen, unpassende Gefühlsreaktionen?
- Verhaltensauffälligkeiten?
- Missachtung sozialer Regeln und Normen?
- Fehlende Krankheitseinsicht?

Ressourcen

- Bestehende Krankheitseinsicht
- Gesicherte Medikamenteneinnahme
- Adhärenz
- Distanzierung von psychotischer Symptomatik
- Stützendes soziales Umfeld
- Anpassungsfähigkeit
- Bestehende Alltagskompetenz

Pflegediagnose/Pflegephänomen

NANDA (00279) Gestörter Denkprozess; (00121) gestörte persönliche Identität; (00193) Selbstvernachlässigung; (00071) defensives Coping
POP (80142) Veränderte Realitätswahrnehmung; (80252) veränderter Denkprozess; (80251) Risiko eines veränderten Denkprozesses; (50182) beeinträchtigte Selbstorganisation
NANDA/POP Abhängig von der Alltagseinschränkung und Symptomatik sind weitere Pflegediagnosen möglich.

Ziele festlegen

- Patient beschreibt detailliert seine Wahrnehmungen/Gefühle.
- Patient hält sich an die vereinbarten Maßnahmen, z. B. Tagesstruktur, Medikamenteneinnahme, Regeln.
- Patient zeigt kein selbstschädigendes Verhalten.
- Patient interagiert mit anderen Personen aggressionsfrei.
- Patient berichtet von einem Rückgang der Sinnestäuschungen.
- Patient kann psychotische Symptomatik als solche erkennen.
- Patient meldet sich rechtzeitig bei einer Verstärkung der Symptomatik.
- Patient kann Realitätsbezug herstellen.
- Patient zeigt Zeichen der Ruhe und Entspannung.
- Patient nimmt an Gruppenaktivitäten teil.
- Patient kann Anforderungen des täglichen Lebens bewältigen.
- Patient nimmt Kontakt zu Mitmenschen/Bezugspersonen auf.

Maßnahmen planen

- Art und Umfang der psychotischen Symptomatik ermitteln – u. a. Äußerungen des Patienten und Beobachtung des Verhaltens
- Vertrauensvolle Beziehung aufbauen (Bezugspflege)
- Im Gespräch auf sachliche Themen konzentrieren (vom „Wahnthema“ ablenken) – Bezugspflegegespräche nach Vereinbarung

> Da ein **Wahngedanke** entsprechend seiner Definition **nicht korrigierbar** ist, ist eine Diskussion über dessen Wahrheitsgehalt für den Patienten meist nicht möglich. Im schlimmsten Fall gefährdet man damit die vertrauensvolle Beziehung zum Patienten.

- Unterstützen, das eigene Verhalten zu reflektieren
- Verhalten auf der Station/in der Gruppe beobachten
- Auf Nebenwirkungen der Medikamente achten, z. B. extrapyramidalmotorische Störungen wie Blickkrampf, Rigor, Tremor, stereotype Bewegungsabläufe
- Interesse an möglichen Beschäftigungen/Aktivitäten ermitteln
- Zur körperlichen Aktivität motivieren, z. B. Außenaktivitäten (Spaziergänge), Bewegungsübungen, sportliche Ablenkung (Joggen, Kegeln)

- Unterstützung/Anleitung/Motivation bei der Selbstpflege, Zimmerordnung und/oder Tagesstruktur
- Verbindliche Tagesstruktur planen, z. B. Morgenrunde, feste Therapie-, Essens- und Ruhezeiten (Tages-/Wochenplan) – strukturiertes und vertrauensvolles Umfeld ohne Reizüberflutung (im Sinne einer Milieutherapie)
- Zur Therapieteilnahme motivieren
- Lebenspraktisches Training oder gewohnte Beschäftigungen anbieten, z. B. Waschen, Backen, Kochen, Garten-/Holzarbeiten, Spiele
- Entspannungstechniken empfehlen und anleiten, z. B. progressive Muskelentspannung, autogenes Training, Yoga, Ohr-Akupunktur nach NADA und Arztrücksprache, abhängig von der Positivsymptomatik!
- Bei starkem Bewegungsdrang für Ablenkung oder Bewegungsmöglichkeiten sorgen
- Maßnahmen im Rahmen des integrierten psychologischen Therapieprogramms (IPT) oder des metakognitiven Trainings (MKT) anbieten, z. B. soziale Fertigkeiten, Problemlösen, Wahrnehmung, Kommunikation
- Sicherheitskontrollen bei Selbstverletzungstendenzen – u. a. Überwachung, Eins-zu-eins-Betreuung
- Sicherung von Nahrungsaufnahme, Medikamenteneinnahme und körperlichen Funktionen (Prophylaxen)
- Bedarfsmedikation auf Arztanordnung (Einnahme überwachen)
- Im Erregungszustand bei Bedarf freiheitsbeschränkende Maßnahmen zum Eigen- und/oder Fremdschutz (Arztanordnung, Gefahr in Verzug) – Vorgehen nach den Grundlagen des Deeskalationsmanagements
- Ggf. Einbeziehung von Angehörigen – Information und Beratung
- Motivation, ambulante Dienste in Anspruch zu nehmen, z. B. sozialpsychiatrischer Dienst, Anbindung an die psychiatrische Institutsambulanz (u. a. zur Gewährleistung der weiteren Medikamenteneinnahme, Früherkennung einer Zunahme der Symptomatik)

Ergebnisse prüfen

- Gruppenteilnahme und Therapieleistungen (Leistungsdokumentation, Therapiepass, Beobachtung)
- Psychotische Symptomatik (Rückmeldungen aus Gesprächskontakten)
- Verhaltensauffälligkeiten (Beobachtung)
- Einhaltung der Tagesstruktur (Tagesplan)
- Selbstpflege (Beobachtung, Einschätzung, z. B. nach der Jones-Klassifikation)
- Aufnahme sozialer Kontakte (Beobachtung)
- Unerwünschte Medikamentenwirkung (Beobachtung)
- Regelhafte Einnahme der Medikation/Adhärenz (kontrollierte Medikamenteneinnahme)

➤ Teil 4, Fallbeispiel 2: Schizophrenie (akut)

Schizophrene Störungen/Psychosen (anhaltend, chronisch)

Häufig nimmt im Krankheitsverlauf einer Schizophrenie eine anhaltende und behindernde Negativsymptomatik zu, bestehend aus Antriebsarmut, sozialem Rückzug, Sprachverarmung, Apathie und Affektlosigkeit (im ICD-10 noch schizophrenes Residuum genannt). Seltener sind Schizophrenien mit anhaltender Positivsymptomatik. Auch gibt es Schizophrenien mit primär chronischem Verlauf. Immer ist ein wichtiges Therapieziel, die Adhärenz des Patienten zu sichern. Rehabilitative oder sozialpsychiatrische Maßnahmen stehen im Mittelpunkt der Behandlung.

Diagnostik

Anamnese und Erhebung des psychopathologischen Befunds nach AMDP, zusätzlich:
- Fremdanamnese
- Verhaltensbeobachtung

Klinische Diagnosekriterien (s. o. Schizophrene Störungen/Psychosen, akut), zusätzlich wird zunehmend die Negativsymptomatik bedeutend für die Behandlung:
- Störungen des formalen Gedankengangs (➢ Teil 2, Denkstörungen, formale)
- Negativsymptome:
  - Antriebslosigkeit
  - Apathie
  - Sprachverarmung
  - Affektstarre
  - Sozialer Rückzug
  - Interessenverlust

Ausschluss körperlicher Ursachen durch
- Körperliche und neurologische Untersuchung
- Laboruntersuchungen: Blutbild, Leber-/Nierenwerte, Elektrolyte, TSH, Blutzucker, CRP
- Drogenscreening
- EKG

Medizinische Therapie

Medikamentös
- Atypische Antipsychotika (z. B. Olanzapin, Amisulprid, Aripiprazol, Clozapin)
- Antriebssteigernde Antidepressiva (SSRI, SNRI)

Psychotherapeutisch
- Kognitive Verhaltenstherapie
- Metakognitives Training
- Training sozialer Fertigkeiten
- Psychoedukation (Einbinden der Angehörigen)

Sonstige Therapien
- Ergotherapie
- Nonverbale Therapien
- Soziotherapie
- Aerober Ausdauersport

Informationen sammeln

- Veränderungen der Wahrnehmung, z. B. Halluzinationen?

- Veränderungen im inhaltlichen Denken, z. B. Wahngedanken?
- Veränderungen im logischen Denkprozess, z. B. Gedankenabreißen, fehlende Logik?
- Verschlechterung der gesamten Symptomatik, seit wann?
- Verhaltensauffälligkeiten/Aggressionen?
- Antriebsmangel?
- Krankheitseinsicht?
- Medikamenteneinnahme?
- Motivation zur Behandlung?
- Selbstpflege?
- Alltagsbewältigung?
- Soziales Umfeld?
- Bisher genutzte Unterstützungssysteme (Betreuung, therapeutisches Wohnen, ambulante Dienste usw.)?

Ursachen/Risikofaktoren

- Grundsätzliche Ursachen: s. o. Schizophrene Störungen/Psychosen (akut)
- Ungünstige Formen der Schizophrenie, z. B. Hebephrenie, Schizophrenia simplex?
- Anzahl an Krankheitsschüben der Schizophrenie?
- Dauer des Prodroms (Phase geringer Symptomatik vor dem Ausbrechen der Psychose) und Dauer der unbehandelten Positivsymptomatik?
- Beeinträchtigte kognitive Fähigkeiten?
- Suchtmittelkonsum (insbesondere Cannabis, Amphetamine, Halluzinogene)?
- Mangelnde Motivation/Adhärenz?
- Nachteilig wirkende Faktoren: Hospitalisierung (z. B. sozialtherapeutische Einrichtungen, geschlossenes Setting, Psychiatrie), fehlende Unterstützung durch das soziale Umfeld?

Symptome

Körperliche Auswirkungen

- Psychomotorische Verlangsamung?
- Sprachveränderungen, z. B. verwaschene, verarmte Sprache?
- Veränderungen von Mimik, Gestik, Körperhaltung usw.?
- Schlafstörungen?

Psychische Anzeichen

- Positivsymptomatik: meist im Hintergrund als Residualzustand, z. B. Wahn, Denkstörungen, katatone Symptomatik?
- Negativsymptomatik als Residuum:
  - Erschöpfung?
  - Stressintoleranz/erhöhte Erregbarkeit?
  - Sozialer Rückzug?
  - Sprachverarmung?
  - Verlust von Selbstvertrauen?
  - Mangelnde Empathie, verarmtes Gefühlsleben, Affektstarre/Affektarmut?
  - Freudlosigkeit?
  - Geringe Leistungsfähigkeit?
  - Körperliche Missempfindungen?
  - Interessenverlust?

Sonstige Anzeichen/Auswirkungen

- Vernachlässigung der Selbstpflege und äußeren Erscheinung?
- Beeinträchtigte Alltagsbewältigung?
- Für das Umfeld unverträgliche Verhaltensweisen, z. B. Essverhalten, Kommunikation, Nikotinabusus, Rituale?
- Missachtung sozialer Regeln und Normen?
- Fehlende Adhärenz/Verweigerungshaltung, z. B. Medikamente, Krankheitseinsicht?

Ressourcen

- Kognitive Fähigkeiten
- Motivation

- Vertrauen
- Krankheitseinsicht
- Gesicherte Medikamenteneinnahme
- Ablenkung von den Krankheitssymptomen möglich
- Stützendes soziales Netzwerk
- Positive Gefühle, z. B. Sicherheit, Lebensfreude, Selbstwert

Pflegediagnose/Pflegephänomen

NANDA (00193) Selbstvernachlässigung; (00052) beeinträchtigte soziale Interaktion; (00214) beeinträchtigter Comfort; (00138) gegen andere Personen gerichtete Gewalttätigkeit; (00279) gestörter Denkprozess; (00121) gestörte persönliche Identität

POP (50182) Beeinträchtigte Selbstorganisation; (50132) Selbstpflege Waschen/Pflegen der äußeren Erscheinung; (50172) beeinträchtigte Beschäftigung/Arbeit; (80142) veränderte Realitätswahrnehmung; (80252) veränderter Denkprozess; (60082) Aggression; (60081) Aggression, Risiko

NANDA/POP Im Vordergrund stehen Pflegediagnosen in Bezug auf das Ausmaß der Alltagseinschränkung.

Ziele festlegen

- Patient beschreibt detailliert seine Wahrnehmungen/Gefühle.
- Patient hält sich an die vereinbarten Maßnahmen, z. B. Tagesstruktur, Medikamenteneinnahme, Regeln.
- Patient kann Unterstützungsangebote annehmen.
- Patient nimmt an Gruppenaktivitäten teil.
- Patient kann sich verständlich ausdrücken.
- Patient fügt sich angemessen in sein soziales Umfeld ein.
- Patient kann sich ausreichend selbst pflegen und achtet auf seine äußere Erscheinung.
- Patient kann Anforderungen des täglichen Lebens bewältigen.
- Patient kann seine Fähigkeiten/Ressourcen entsprechend in den Alltag einbringen.
- Patient äußert Interesse, mit Betreuer oder Bezugsperson in Kontakt zu treten bzw. nimmt soziale Kontakte auf.

Maßnahmen planen

- Umstände zur Verschlechterung der psychotischen Symptomatik ermitteln – u. a. Medikamentenverweigerung
- Vertrauensvolle Beziehung aufbauen (Bezugspflege)
- Im Gespräch auf gleichmäßig freundliches Verhalten achten (keine Provokationen), evtl. auf feste Gesprächszeiten verweisen – Bezugspflegegespräche nach Vereinbarung
- Klare Regeln für das Zusammenleben gemeinsam vereinbaren, z. B. Besuchsregelung, Umgang mit Geld und Zigaretten, Nachtruhe, Einkaufstraining
- Verhalten auf der Station/in der Gruppe beobachten
- Interesse für mögliche Beschäftigungen/Aktivitäten ermitteln
- Zur körperlichen Aktivität und Freizeitbeschäftigung motivieren, z. B. Außenaktivitäten (Spaziergänge), Ausflüge, Bewegungsübungen, sportliche Ablenkung (Joggen, Kegeln)
- Lebenspraktisches Training oder gewohnte Beschäftigungen anbieten, z. B. Waschen, Backen, Kochen, Garten-/Holzarbeiten, Spiele
- Unterstützung/Anleitung/Motivation bei der Selbstpflege, Zimmerordnung und/oder Tagesstruktur

- Verbindliche Tagesstruktur planen, z. B. Morgenrunde, feste Therapie-, Essens- und Ruhezeiten
- Zur Therapieteilnahme motivieren, aber nicht überfordern
- Entspannungstechniken empfehlen und anleiten, z. B. progressive Muskelentspannung, autogenes Training, Yoga, Ohr-Akupunktur nach NADA und Arztrücksprache, abhängig von der Positivsymptomatik!
- Bei starkem Bewegungsdrang für Ablenkung oder Bewegungsmöglichkeiten sorgen
- Maßnahmen im Rahmen des integrierten psychologischen Therapieprogramms oder des metakognitiven Trainings anbieten, z. B. soziale Fertigkeiten, Problemlösen, Wahrnehmung, Kommunikation
- Bedarfsmedikation auf Arztanordnung (Einnahme überwachen)
- Im Erregungszustand bei Bedarf freiheitsbeschränkende Maßnahmen zum Eigen- und/oder Fremdschutz (Arztanordnung, Gefahr in Verzug) – Vorgehen nach den Grundlagen des Deeskalationsmanagements
- Aggressionsprävention durch verschiedene Konzepte und Hilfsmittel, z. B. Interventionen aus dem Safewards-Modell, Aggressionsskala (u. a. OAS [Overt Aggression Scale])
- Einbeziehung von Angehörigen/Bezugspersonen, Betreuer, ambulanter Dienste oder sozialtherapeutischer Einrichtung

Ergebnisse prüfen

- Teilnahme an Gruppenaktivitäten (Leistungsdokumentation, Therapiepass)
- Psychotische Symptomatik/Wohlbefinden (Rückmeldungen aus Gesprächskontakten)
- Verhalten in der Gruppe (Beobachtung)
- Erregungszustände (Beobachtung)
- Einhaltung der Tagesstruktur (Tagesplan)
- Regelhafte Einnahme der Medikation/Adhärenz (kontrollierte Medikamenteneinnahme)
- Alltagsbewältigung/Selbstpflege (Beobachtung, Einschätzung, z. B. nach der Jones-Klassifikation)

Störungen durch Verhaltenssüchte und Störungen der Impulskontrolle

Während die Verhaltenssüchte (pathologisches Glücksspiel, Internetabhängigkeit) durch die Trias aus Kontrollverlust, Interesseneinengung und fortgesetztem Konsum trotz negativer Folgen charakterisiert sind, stehen bei den Störungen der Impulskontrolle (Pyromanie, Kleptomanie, Sexsucht) die Unfähigkeit, entsprechende Impulse zu kontrollieren, im Vordergrund. Den Handlungen geht eine gespannte Vorfreude voraus, und sie führen anschließend zu Erleichterung und Entspannung. Entscheidend dabei ist, dass mit der Handlung selbst kein Vorteil verbunden ist.

Diagnostik

Anamnese und Erhebung des psychopathologischen Befunds nach AMDP

Allgemeine klinische Kriterien für Störungen der Impulskontrolle:
- Wiederholte Handlungen
- Die Handlungen sind nicht zielorientiert, z. B. möchte sich ein Patient mit Kleptomanie nicht bereichern
- Die Handlungen können nur schwer oder gar nicht kontrolliert werden
- Durch die Handlungen entsteht ein Leidensdruck (beim Patienten und/oder in dessen Umfeld)

Allgemeine klinische Kriterien für Störungen durch Verhaltenssüchte:
- Beeinträchtigung der Kontrolle über das Spielen
- Zunehmende Priorisierung des Spielens vor anderen Lebensinteressen
- Fortsetzen des Spielens trotz einsetzender negativer Folgen

Diagnostik zum Ausschluss einer körperlichen Ursache (z. B. Demenz, Delir)
- Körperliche und neurologische Untersuchung
- Blutentnahme: Gerinnung, Elektrolyte, Blutbild, Leberenzyme, Kreatinin, CRP
- Zerebrale Bildgebung (MRT)
- Drogenscreening

Impulskontrollstörungen treten sehr häufig gemeinsam mit anderen psychischen Störungen wie substanzbezogenen Abhängigkeiten, ADHS, Persönlichkeitsstörungen und affektiven Störungen auf, können durch diese Störungen aber nicht erklärt werden.

Medizinische Therapie

Medikamentös
- Serotonerg wirkende Antidepressiva (z. B. SSRI)
- Lithium (bei pathologischem Spielen)

Psychotherapeutisch
- Motivational Interviewing (Steigerung der Abstinenzmotivation)

- Kognitive Verhaltenstherapie
- Psychoedukation

Sonstige Therapien
- Entspannungstechniken
- Soziotherapie
- Kunst- und Musiktherapie sowie weitere nonverbale Therapien
- Selbsthilfegruppen

Informationen sammeln

- Art der Störung?
- Aktuelle Gewohnheiten (Häufigkeit, zeitliches Ausmaß)?
- Zeitliche Entwicklung der abnormen Gewohnheit?
- Entzugssymptome?
- Ursachen für Abhängigkeitsverhalten?
- Bisherige Konsequenzen/Folgen durch die Störung (z. B. Schulden, strafrechtliche Konsequenzen)?
- Zusätzliche Abhängigkeiten (z. B. Nikotin, Alkohol)?
- Berufliche und soziale Sicherheit?
- Bereits eingetretene soziale oder gesundheitliche Schäden?
- Bekannte Komorbiditäten?

Ursachen/Risikofaktoren
- Soziale Kontaktstörungen?
- Entwicklungsstörungen?
- Negative Rollenvorbilder?
- ADHS im Kindesalter?
- Mangelndes Bewusstsein für die eigene Gesundheit?
- Verhalten als ungünstiger Bewältigungsmechanismus im Rahmen einer anderen psychischen Erkrankung?
- Veränderungen des sozialen/beruflichen/finanziellen Status?
- Mangelndes Selbstwertgefühl?
- Genetische Veranlagung (Familienanamnese)?
- Kritikloser Konsum der Medien?
- Beeinflussbarkeit durch soziales Umfeld?
- Weitere psychische Erkrankungen (affektive Störungen, Persönlichkeitsstörungen usw.)?
- Mangelhafte Coping-Strategien?

Symptome
Körperliche Auswirkungen
- Über-/Untergewicht?
- Schlafstörungen?
- Haltungsschäden (Internetsucht)?
- Vernachlässigung der Grundbedürfnisse wie Essen, Trinken, Körperpflege (Internetabhängigkeit/Spielsucht)?
- Fehlende Behaarung/gereizte Haut bei Trichotillomanie?

Psychische Anzeichen
- Unruhe?
- Gereiztheit?
- Schuldgefühle?
- Euphorie/Erregung kurz vor und während des Verhaltens?
- Zunehmendes Abhängigkeitsverhalten/Entzugserscheinungen bei Abstinenz?
- Kontrollverlust und Fortführung der Gewohnheit trotz unangenehmer Konsequenzen?

Sonstige Anzeichen/Auswirkungen
- Soziale Isolation?
- Störungen im persönlichen Umfeld (Beruf, Partnerschaft), u. a. Belügen über das Ausmaß des Suchtverhaltens?
- Nachlässigkeit bei der Pflege des Erscheinungsbilds?
- Schulden?
- Gerichtliche Verfahren?

- Zusätzliche stoffgebundene Abhängigkeit bei Spiel- und Internetsucht (z. B. Alkohol, Nikotin, Koffein)?

Ressourcen

- Soziale und berufliche Sicherheit (auch Schule)
- Veränderungsmotivation
- Kognitive Fähigkeiten
- Krankheitseinsicht
- Alternative Coping-Mechanismen
- Fähigkeit zur Reflexion des eigenen Verhaltens
- Kann Empfehlungen/therapeutische Gespräche annehmen
- Stützendes soziales Umfeld

Pflegediagnose/Pflegephänomen

NANDA (00222) Ineffektive Impulskontrolle; (00188) risikobehaftetes Gesundheitsverhalten; (00052) beeinträchtigte soziale Interaktion

POP (60022) Beeinträchtigte soziale Interaktion; (80322) beeinträchtigtes Gesundheitsverhalten (beide auch als Risikodiagnose möglich); (50162) beeinträchtigte Haushaltsführung

NANDA/POP Oder weitere Pflegediagnosen je nach Art der Impulsstörung und Auswirkung auf den Alltag

Ziele festlegen

- Patient hält Therapievereinbarungen (Therapievertrag) ein.
- Patient kann Ursachen/Risikofaktoren seiner abnormen Gewohnheit beschreiben.
- Patient äußert eine Reduktion des abnormen Verhaltens bis hin zur Abstinenz.
- Patient nennt Maßnahmen zur Selbstkontrolle seines Verhaltens.
- Patient nimmt Beratungs-/Hilfsangebote an.
- Patient setzt Maßnahmen zu einem verbesserten Gesundheitsverhalten um, z. B. Sport, gesunde Ernährung, ausgewogener Schlaf.
- Patient nimmt Kontakt zu hilfreichen Personen oder Beratungsstellen auf.
- Patient erlernt Strategien, um mit den negativen Konsequenzen aus der abnormen Gewohnheit umzugehen.
- Patient erkennt die abnorme Gewohnheit als Impulsstörung und akzeptiert diese als Erkrankung.

Maßnahmen planen

- Ursachen der abnormen Gewohnheit ermitteln
- Vertrauensvolle Beziehung aufbauen
- Über Beratungs- und Hilfsangebote informieren, Informationsmaterial ausgeben (Flyer, Adressen von Beratungsstellen, Fachkliniken und/oder Online-Portalen, z. B. OASIS [Onlinesucht-Ambulanz], Gamblers Anonymous [anonyme Spieler])
- Entwicklung von individuellen Strategien zur Selbstkontrolle unterstützen
- Verhalten auf der Station/in der Gruppe beobachten
- Auf Einhaltung der Stationsregeln achten (TV-Zeiten, Verwendung von Spielkonsolen, Smartphone usw.)
- Interesse für mögliche Beschäftigungen/Aktivitäten ermitteln
- Zur körperlichen Aktivität motivieren, z. B. Außenaktivitäten (Spaziergänge), Bewegungsübungen, sportliche Ablenkung (Joggen, Kegeln)
- Verbindliche Tagesstruktur planen, z. B. Morgenrunde, feste Therapie-, Essens- und Ruhezeiten

- Bei Expositionen begleiten, z. B. Einkaufstraining
- Lebenspraktisches Training, z. B. Kochgruppe, Haushaltstraining
- Motivation zu Arbeits-/Ergo- und Kreativtherapie
- Entspannungstechniken empfehlen und anleiten, z. B. progressive Muskelentspannung, autogenes Training, Yoga, Ohr-Akupunktur nach NADA und Arztrücksprache
- Teilnahme an psychoedukativen Gruppen (verschiedene Themen wie Rückfallprophylaxe, Achtsamkeit)
- Zur Kontaktaufnahme mit einer Selbsthilfegruppe und/oder einem Online-Portal motivieren

Ergebnisse prüfen

- Umfang des abnormen Verhaltens/der Abstinenz (Beobachtung)
- Impulskontrolle/Bewältigungsstrategien (Beobachtung)
- Reduktion des Suchtdrucks (Rückmeldung aus Gesprächskontakten)
- Therapieteilnahme (Leistungsdokumentation, Therapiepass)
- Einhaltung des Therapievertrags (Beobachtung)
- Konstruktive soziale Interaktionen (Beobachtung)
- Angenommene Beratungs-/Hilfsangebote (Rückmeldung aus Gesprächskontakten)
- Feste Tagesstruktur (Tages- und Wochenpläne)

Zwangsstörungen

Zwangsstörungen sind relativ häufige Erkrankungen (Prävalenz 1–2 %), die jedoch leicht übersehen werden. Aufgrund von Schamgefühlen berichten Patienten meist nicht spontan über ihre Beschwerden. In der Folge liegt häufig bereits eine Chronifizierung vor, wenn sich die Patienten in Behandlung begeben. Zwangssymptome wiederholen sich stereotyp, obwohl Patienten sie als sinnlos und überflüssig erkennen und versuchen, gegen die Gedanken und Handlungen Widerstand zu leisten. Die Folge ist eine oft erhebliche Störung des beruflichen und sozialen Funktionsniveaus. Eng verwandt mit der Zwangsstörung sind die körperdysmorphe Störung, die Eigengeruchsparanoia, die Hypochondrie, das pathologische Horten sowie körperbezogene repetitive Verhaltensstörungen (Trichotillomanie, Skin-Picking).

Diagnostik

Anamnese und Erhebung des psychopathologischen Befunds nach AMDP, zusätzlich:

- Biografische Anamnese
- Neuropsychologische Testverfahren (Y-BOCS)

Klinische Diagnosekriterien:

- Zwangshandlungen (➢ Teil 2, Zwangssymptome)
- Zwangsgedanken (➢ Teil 2, Zwangssymptome)

Ausschluss körperlicher Ursachen durch

- Körperliche und neurologische Untersuchung
- Laboruntersuchungen: Blutbild, Leber-/Nierenwerte, Elektrolyte
- Liquoruntersuchung
- Zerebrale Bildgebung (MRT)

Bei 90 Prozent der Patienten mit einer Zwangsstörung liegen **zusätzliche psychische Erkrankungen** vor.

Medizinische Therapie

Medikamentös

- Serotonerge Antidepressiva (SSRI, Clomipramin)
- Atypische Antipsychotika (z. B. Risperidon)

Psychotherapeutisch

- Kognitive Verhaltenstherapie (Exposition mit Reaktionsverhinderung)
- Tiefenpsychologisch fundierte Psychotherapie
- Psychoedukation

Sonstige Therapien

- Entspannungsverfahren
- Ergotherapie
- Aerober Ausdauersport
- Soziotherapie
- Nonverbale Therapien
- Tiefe Hirnstimulation (bei Therapieresistenz)

Informationen sammeln

- Aktuelle Zwangshandlungen/-gedanken, seit wann?

- Zeitaufwand für die Zwangsrituale?
- Leidensdruck?
- Aktuelle Stimmungslage?
- Ängste?
- Entscheidungsfähigkeit?
- Vermeidungsverhalten?
- Auswirkungen auf den Alltag/das Familiensystem?
- Sozialer Rückhalt?

Ursachen/Risikofaktoren

- Genetische Prädisposition?
- Ungünstige Entwicklungsbedingungen, z. B. strenger Erziehungsstil der Eltern, Ängste der Eltern?
- Familiäre Häufung?
- Ängste?
- Chronische Stresssituationen?
- Belastende Lebensereignisse, z. B. Umzug, Beginn des Studiums, Trennung vom Partner?

Symptome

Körperliche Auswirkungen

- Erschöpfung?
- Reizungserscheinungen der Haut (bei Waschzwang)?

Psychische Anzeichen

- Zwangsimpulse, z. B. Gedanken, sich oder jemanden zu verletzen?
- Zwangsgedanken, z. B. Gedanken an Verunreinigung, Keime, Ansteckung; Grübelzwang; Zweifel; sich ständig wiederholende Gedanken; erfolglose Unterdrückung der Gedanken?
- Leidensdruck/Unbehagen, z. B. durch Unterdrücken der Zwangsgedanken/-handlungen?
- Ängste?

Sonstige Anzeichen/Auswirkungen

- Zwangshandlungen/-rituale, z. B. Waschzwang, Ordnungszwang, Zählzwang, Kontrollzwang; stereotype, sich wiederholende Handlungen?
- Eingeschränkte Alltagsbewältigung, z. B. im Tagesablauf?
- Sozialer Rückzug/eingeschränkte soziale Interaktion, z. B. reduzierte Freizeitaktivitäten?
- Konflikte aufgrund der Zwangssymptomatik, z. B. im Familiensystem?
- Handlungsunfähigkeit/Überforderung?
- Vermeidungsverhalten?

Ressourcen

- Ausreichend Wissen über die Erkrankung und Fähigkeit, dieses anzuwenden
- Kann Empfehlungen/therapeutische Gespräche annehmen
- Veränderungsmotivation
- Kann über Gefühle sprechen bzw. diese ausdrücken
- Interesse an Strategien zur Angstreduktion
- Ausreichend Energie und Kraft
- Kann Alltag selbstständig bewältigen
- Unterstützung durch das soziale Umfeld/eine Bezugsperson

Pflegediagnose/Pflegephänomen

NANDA (00052) Beeinträchtigte soziale Interaktion; (00300) ineffektive Verhaltensweisen bei der Haushaltsführung; (00193) Selbstvernachlässigung; (00177) Stressüberlastung

POP (60022) Beeinträchtigte soziale Interaktion; (60072) beeinträchtigte soziale Teilhabe; (50182) beeinträchtigte Selbstorganisation; (50162) beeinträchtigte Haushaltsführung

NANDA/POP Je nach Alltagseinschränkung sind weitere Pflegediagnosen möglich, z. B. im Bereich der Selbstpflege.

Ziele festlegen

- Patient kann über seine Gefühle/Ängste sprechen.
- Patient kann über seine Zwangsgedanken sprechen.
- Patient berichtet über Reduktion der Zwangsgedanken/-handlungen.
- Patient berichtet von einer Kontrolle seiner Zwangssymptome.
- Patient kann vereinbarte Maßnahmen einhalten.
- Patient kann die Tagesstruktur einhalten, z. B. Essenzeiten, Medikamentenausgabe.
- Kann Anforderungen des täglichen Lebens bewältigen.
- Patient kann sich ausreichend selbst pflegen und achtet auf seine äußere Erscheinung.
- Nimmt am gesellschaftlichen Leben teil.

Maßnahmen planen

- Auslöser der Zwangsstörungen ermitteln
- Zwangshandlungen/Zwangsgedanken beobachten und dokumentieren (Häufigkeit, Inhalt und Umfang)
- Vertrauensvolle Beziehung aufbauen (Bezugspflege)
- Gespräche anbieten – Bezugspflegegespräche nach Vereinbarung
- Regelmäßig über Tagesablauf und Therapieangebot informieren
- Mit dem Patienten eine verbindliche Tagesstruktur planen, z. B. Reduktion der Zwangshandlungen
- Im Fall einer Zwangshandlung: zur Unterbrechung motivieren, aber nicht verbieten – Abgrenzung zu gewöhnlichen Ritualen
- Patient im Rahmen von Expositionen begleiten und unterstützen, z. B. reale und/ oder technikbasierte Situationen
- Zwangsfreie Verhaltensweisen wahrnehmen und positiv verstärken
- Interesse für mögliche Beschäftigungen/ Aktivitäten ermitteln
- Zur körperlichen Aktivität und Freizeitbeschäftigung motivieren, z. B. Außenaktivitäten (Spaziergänge), Ausflüge, Bewegungsübungen, sportliche Ablenkung (Joggen, Kegeln)
- Entspannungstechniken empfehlen und anleiten, z. B. progressive Muskelentspannung, autogenes Training, Yoga, Fantasiereisen, Ohr-Akupunktur nach NADA und Arztrücksprache
- Bewältigungsstrategien erarbeiten und einüben, z. B. Hinauszögern der Zwangshandlung, Übungen
- Psychoedukative Gruppen anbieten (Information, Achtsamkeit)
- Anleitung bei der Selbstpflege
- Wochenend-/Freizeitgestaltung gemeinsam planen (Belastungserprobung)
- Patient mit Anregungen zur selbstständigen Alltagsbewältigung motivieren
- Ggf. Angehörige/Bezugspersonen miteinbeziehen
- Motivation zur Kontaktaufnahme von externen Beratungsstellen, z. B. Selbsthilfegruppen (Deutsche Gesellschaft für Zwangserkrankungen [DGZ])

Ergebnisse prüfen

- Anzahl und Ausmaß von Zwangshandlungen/Zwangsgedanken (Beobachtung, Rückmeldung aus Gesprächskontakten, Einschätzung des Schweregrads, z. B. Y-BOCS)
- Teilnahme an Aktivitäten (Leistungsdokumentation, Therapiepass)

- Soziale Interaktionsfähigkeit (Beobachtung)
- Einhaltung der Tagesstruktur (Tagesplan)
- Selbstpflege und Alltagsbewältigung (Beobachtung, Einschätzung, z. B. nach der Jones-Klassifikation)
- Affekttoleranz und Reduktion von Angst und Anspannung (Rückmeldung aus Gesprächskontakten)

➤ Teil 4, Fallbeispiel 7: Zwangsstörung

2 Phänomene und Probleme

Affektstörungen

Störungen der Affektivität treten bei nahezu allen psychischen Erkrankungen in unterschiedlichen Formen auf.

Diagnostik

Anamnese und psychopathologische Befunderhebung nach AMDP
- Störungen der Stimmungslage (deprimiert, euphorisch, dysphorisch, gereizt, ängstlich)
- Veränderungen der Affekte (affektarm, affektstarr, affektlabil, affektinkontinent, Parathymie [der gezeigte Affekt passt nicht zur Situation], Freudlosigkeit, klagsam/jammrig, hoffnungslos, ambivalent, ratlos)
- Veränderungen der Gefühlswahrnehmung (Gefühl der Gefühllosigkeit, Störung der Vitalgefühle, gesteigertes oder reduziertes Selbstwertgefühl, Schuldgefühle, Verarmungsgefühle, innerliche Unruhe)

Ausschluss organischer Ursachen
- Körperlich-neurologische Untersuchung, Labor, EKG, ggf. Bildgebung
- Weitere Diagnostik je nach Verdachtsdiagnose

Medizinische Therapie

Nicht medikamentös
- Psychotherapie
- Psychoedukation
- Wach-Therapie
- Symptomatische Maßnahmen, z. B.:
  - Bei Freudlosigkeit Liste positiver Aktivitäten erstellen
  - Bei Niedergeschlagenheit Stimmungstagebuch führen
  - Bei Dysphorie Sport
  - Bei innerer Unruhe Entspannungsverfahren

Medikamentös
- Bei depressivem Syndrom Antidepressiva
- Bei manischem Syndrom Antipsychotika oder Lithium
- Bei hohem Leidensdruck zur Entlastung Benzodiazepine (für einen begrenzten Zeitraum)
- Behandlung der Grunderkrankung

Informationen sammeln

- Aktuelle Stimmungslage?
- Veränderungen der Stimmungslage, seit wann und in welcher Form?
- Spontane Gefühlsausbrüche (Affekte)?
- Auslöser/Ursachen für den veränderten Gefühlszustand?
- Selbstwahrnehmung?
- Auswirkungen auf den Alltag?
- Auswirkungen auf zwischenmenschliche Beziehungen?

Ursachen

Erkrankungen, die mit Störungen der Affektivität einhergehen
- Depressive Episode? (➤ Teil 1, Depression)
- Manische Episode? (➤ Teil 1, Bipolare Störungen)
- Bipolare Störung? (➤ Teil 1, Bipolare Störungen)

- Anpassungsstörung? (➤ Teil 1, Anpassungsstörungen)
- Posttraumatische Belastungsstörung? (➤ Teil 1, Posttraumatische Belastungsstörung)
- Schizophrenie? (➤ Teil 1, Schizophrene Störungen, akut und chronisch)
- Demenz? (➤ Teil 1, Demenz)
- Delir? (➤ Teil 1, Delir)
- Persönlichkeitsstörung? (➤ Teil 1, Persönlichkeitsstörungen)

Beeinflussende Faktoren
- Aktuelles Stressempfinden?
- Überforderung oder Unterforderung?
- Belastendes Ereignis?
- Mangelnder oder erhöhter Selbstwert?
- Ängste?
- Soziale Isolation oder Abhängigkeit?
- Konflikte?
- Schlafstörungen?

Symptome

Körperliche Begleitsymptome
- Veränderungen in Gestik, Mimik, Haltung oder Gangbild?
- Schlafbeeinträchtigungen?
- Vegetative Symptome wie Herzrasen, Atemnot, Kopfschmerzen oder Schwindel in der Situation eines Gefühlsausbruchs?

Psychische Anzeichen
- Ängstlichkeit?
- Gereiztheit?
- Euphorie/Dysphorie?
- Niedergeschlagenheit, Freudlosigkeit, Hoffnungslosigkeit?
- Teilnahmslosigkeit, Desinteresse, z. B. im Gespräch unbeteiligt?
- Verharren in einer Stimmungslage trotz veränderter äußerer Einflüsse?
- Schnelle Schwankungen der Grundstimmung, z. B. auf gute Laune folgt gereizte Stimmung ohne erkennbaren Grund?
- Schnelle Schwankungen der Grundstimmung durch äußeren Reiz (Trigger), z. B. auf Weinen folgt durch einen kleinen Witz übermäßiges Lachen?
- Inadäquate Reaktion auf bestimmte Situation, z. B. Lachen in einer ernsten Situation?
- Fehlende Entscheidungsfähigkeit/Ratlosigkeit?
- Gefühlslosigkeit (Äußerungen, nichts zu empfinden)?
- Gesteigertes oder reduziertes Selbstwertgefühl?
- Schuldgefühle, Verarmungsgefühle?
- Innere Unruhe?
- Gefühlsausbrüche, kurz dauernd, spontan, dramatisch?

Sonstige Anzeichen/Auswirkungen
- Sozialer Rückzug/gesteigerte Aufmerksamkeit?
- Störung im persönlichen und/oder beruflichen Umfeld (Missverstehen, Unverständnis, Konflikte)?
- Eingeschränkte Alltagsbewältigung?

- **Suizidgefahr:** insbesondere bei Hoffnungslosigkeit, deprimierter Stimmung und Gefühl der Gefühllosigkeit
- **Fremdgefährdung:** bei Dysphorie und Reizbarkeit

Ressourcen
- Kognitive Fähigkeiten
- Emotionale Kompetenz
- Kann Empfehlungen/therapeutische Gespräche annehmen
- Fähigkeit, Gefühle zu bewältigen (Skills)

- Stützendes soziales Netzwerk
- Selbstständige Alltagsbewältigung

Pflegediagnose/Pflegephänomen

NANDA (00241) Beeinträchtigte Stimmungsregulation; (00251) labile emotionale Kontrolle; (00120) situationsbedingt geringes Selbstwertgefühl; (00214) beeinträchtigter Comfort; (00292) ineffektive Verhaltensweisen zur Erhaltung der Gesundheit

POP (80192) Beeinträchtigte Ruhe innerlich; (80012) beeinträchtigtes Coping des Betroffenen; (80322) beeinträchtigtes Gesundheitsverhalten; (80132) beeinträchtigtes Wohlbefinden; (80112) geringe Selbstwertschätzung

NANDA/POP Je nach Auswirkung der Affektstörung und Problempriorisierung sind weitere Pflegediagnosen möglich.

Ziele festlegen

- Patient kennt Auslöser/Ursachen der Stimmungsschwankungen/Gefühlsausbrüche.
- Patient kann Gefühle als solche erkennen/wahrnehmen und darüber sprechen.
- Patient kann Gefühlsausbrüche/-schwankungen beschreiben.
- Patient zeigt angemessene Gefühlsreaktionen (Affekte).
- Patient beschreibt ausgeglichene Stimmung.
- Patient nimmt Strategien zur Kontrolle seines Gefühlslebens an.
- Patient nimmt am gesellschaftlichen Leben teil.
- Patient kann Gefühle im zwischenmenschlichen Kontakt regulieren.
- Patient kann Anforderungen des täglichen Lebens bewältigen.

Maßnahmen planen

- Auslöser/Ursachen der Stimmungsschwankungen/Gefühlsausbrüche ermitteln
- Vertrauensvolle Beziehung aufbauen (Bezugspflege)
- Gesprächsbereitschaft vermitteln – Bezugspflegegespräch nach Vereinbarung
- Im Gespräch zum Gefühlsausdruck ermutigen und ggf. dabei unterstützen
- Ruhige und reizarme Umgebung schaffen, z. B. Aromapflege
- Bei unkontrollierten Gefühlsausbrüchen wertfrei und akzeptierend begleiten
- Gefühle akzeptieren, ernst nehmen und inadäquates Verhalten dem Patienten rückmelden
- Zur Selbstbeobachtung anleiten (Stimmungstagebuch, Verhaltensanalyse)
- Klare Grenzen vermitteln (bei Reizbarkeit oder Dysphorie)
- Mit dem Patienten Strategien zur Kontrolle von unangenehmen Emotionen erarbeiten (Skills)
- Angenehme Emotionen ermitteln und nach Möglichkeit bestärken
- Bei adäquaten/positiven Gefühlsreaktionen oder Verhaltensweisen loben
- Anleiten, Liste positiver Aktivitäten/Interessen zu erstellen
- Körperliche Aktivität fördern, z. B. Außenaktivitäten (Spaziergänge), Bewegungsübungen, sportliche Ablenkung (Joggen, Kegeln)
- Entspannungstechniken empfehlen und anleiten, z. B. progressive Muskelentspannung, autogenes Training, Yoga, Fantasiereisen, Ohr-Akupunktur nach NADA und Arztrücksprache

- Zur Teilnahme an psychoedukativen Gruppen motivieren (Achtsamkeit, Genussgruppe, Gesprächsgruppe)
- Für ausreichend Ruhepausen sorgen, nicht überfordern
- Bedarfsmedikation nach Arztanordnung

Ergebnisse prüfen

- Gefühle des Patienten gemeinsam reflektieren (Selbstbeobachtung, Gesprächskontakt)
- Selbstkontrolle bei Gefühlsregungen (angewandte Skills, Entspannungstechniken, Verhaltensanalyse)
- Stimmungslage (Stimmungstagebuch, Rückmeldungen aus Gesprächskontakten)
- Teilnahme an Therapien/Aktivitäten (Leistungsdokumentation, Therapiepass)
- Kenntnis der eigenen Interessen (Liste positiver Aktivitäten)
- Soziale Interaktionsfähigkeit (Beobachtung)

Angst/Furcht

Angst ist eine überlebenswichtige Emotion, da sie vor Gefahren warnt. Zu einer Störung kommt es immer dann, wenn sich die Angst verselbstständigt und den Bezug zu ihrer zugehörigen, realen Bedrohung und damit ihre (Schutz-)Funktion verliert. Die Folge ist häufig ein ausgeprägtes Vermeidungsverhalten mit eingeschränkten Möglichkeiten in der Lebensgestaltung. Letzteres ist meist ursächlich für die Entstehung des Leidensdrucks und damit Veränderungsinitiator. Psychovegetative Begleitsymptome wie Zittern, Herzrasen, Schwindel, Atemnot, Schweißausbrüche usw. sind häufig und verstärken oft die Angst (Teufelskreislauf), was nicht selten zu Notarztkontakten führt (Panik).

Diagnostik

Anamnese und psychopathologische Befunderhebung nach AMDP

- Ängste (Gefühl von Bedrohung)
- Misstrauen (Gefühl, von Mitmenschen hintergangen zu werden)
- Hypochondrie (übersteigerte Angst vor Krankheiten bzw. anhaltende Befürchtung, erkrankt zu sein)
- Phobie (Angst gegenüber spezifischen Objekten oder Situationen)
- Angstattacken (plötzlich einsetzende Angst mit starker vegetativer Symptomatik)

Körperliche Untersuchung

Auf körperliche Symptome der Angst achten (z. B. Herzrasen, Zittern, Schwitzen, Atemnot und Übelkeit)

Ausschluss organischer Ursachen

- Körperlich-neurologische Untersuchung, Labor, EKG, ggf. Bildgebung

Medizinische Therapie

Nicht medikamentös

- Psychotherapie (insbesondere kognitive Verhaltenstherapie)
- Psychoedukation
- Entspannungsverfahren (autogenes Training, progressive Muskelentspannung, Achtsamkeitstraining)
- Bei schweren Angstanfällen: Tütenrückatmung
- Ablenkung
- Akzeptanz
- Sport (insbesondere aerober Ausdauersport)

Medikamentös (nur im Notfall)

- 1. Wahl: kurz wirksame Benzodiazepine (z. B. Lorazepam, **Achtung:** Abhängigkeitsrisiko)
- 2. Wahl: niederpotente Antipsychotika (z. B. Melperon, Pipamperon)
- Behandlung der Grunderkrankung

Informationen sammeln

- Aktuelle Angstzustände, seit wann?
- Auslöser/Ursachen der Angst?
- In welchen Situationen tritt die Angst auf?
- Erwartungsangst (vor der nächsten Angstattacke)?
- Vermeidungsverhalten?
- Auswirkungen auf den Alltag?

Ursachen

Erkrankungen, die mit Angst einhergehen

- Generalisierte Angststörung? (➤ Teil 1, Angststörungen)
- Panikstörung? (➤ Teil 1, Angststörungen)
- Spezifische Phobie? (➤ Teil 1, Angststörungen)
- Traumafolgestörungen? (➤ Teil 1, Dissoziative Störungen; Persönlichkeitsstörungen; Posttraumatische Belastungsstörung)
- Depression? (➤ Teil 1, Depression)
- Psychotische Symptomatik (Schizophrenie)? (➤ Teil 1, Schizophrene Störungen, akut und chronisch)
- Hypochondrie und andere Körperstressstörungen? (➤ Teil 1, Körperstressstörungen)
- Zwangsstörung? (s. u. Zwangssymptome)
- Delir? (➤ Teil 1, Delir)

Beeinflussende Faktoren

- Reale Angst (Patient befindet sich tatsächlich in einer bedrohlichen Situation)?
- Aktuelles Stressempfinden?
- Außergewöhnlich belastendes Ereignis?
- Sorgen (sozialer/finanzieller Status)?
- Mangelndes Selbstwertgefühl?
- Angstverstärkendes Umfeld (überfürsorglich, wenig zutrauend, streng, bestrafend)?

Symptome

Motorische Anzeichen

- Muskelanspannung?
- Schmerzen, z. B. Thorax, Rücken, Kopf?

Vegetative Anzeichen

- Veränderte Herzfrequenz (Herzrasen)?
- Zittern?
- Schwindel?
- Atemnot, Beklemmungsgefühl oder Hyperventilation?
- Übelkeit/Erbrechen?
- Durchfall?
- Harndrang?
- Mundtrockenheit?
- Hitzewallungen/Schweißausbrüche, z. B. feuchte Hände?
- Schlafbeeinträchtigungen?

Kognitive Anzeichen

- Sorgen/Grübeln?
- Gesteigerte Wachsamkeit?
- Konzentrationsschwierigkeiten?
- Gedanken an Gefahr?
- Katastrophisierungsneigung?

Emotionale Anzeichen

- Ruhelosigkeit?
- Todesangst?
- Bedrohungsgefühl?
- Übermäßige Schreckhaftigkeit?
- Anspannung/keine Fähigkeit zu entspannen?

Sonstige Anzeichen/Auswirkungen

- Vermeidungsverhalten?
- Eingeschränkte Alltagsbewältigung?
- Eingeschränkte soziale Kontakte (Misstrauen)?

Suizidgefahr, z. B. nach häufigen Panikattacken!

Ressourcen

- Ausreichend Wissen und Fähigkeit, dieses anzuwenden
- Kann Empfehlungen/therapeutische Gespräche annehmen
- Kann über Gefühle sprechen bzw. diese ausdrücken
- Interesse an Strategien zur Angstbewältigung (Coping)
- Hohe Angsttoleranz
- Verfügt über gesicherte Grundbedürfnisse

- Kann sich auf Beziehungen einlassen
- Kann Alltag selbstständig bewältigen

Pflegediagnose/Pflegephänomen

NANDA Angst (00146); Furcht (00148); unausgeglichenes Energiefeld (00273); beeinträchtigter Comfort (00214)

POP Angst (80292); beeinträchtigter Gesundungsprozess (80052); (80132) beeinträchtigtes Wohlbefinden

NANDA/POP Angst als bestimmendes Merkmal/beeinflussender Faktor bzw. Ätiologie kann weitere Pflegediagnosen begründen, z. B. Hoffnungslosigkeit, Schlafstörung, Schmerzen.

Ziele festlegen

- Kennt Auslöser/Ursachen der Angst.
- Spricht über seine Gefühle in Angstsituationen.
- Berichtet über Reduzierung der körperlichen Symptome.
- Kann Maßnahmen/Skills zur Angstbewältigung annehmen oder einsetzen.
- Kann in Angstsituationen oder bei Panikattacken kontrolliert reagieren.
- Wendet Entspannungstechniken an.
- Kann Anforderungen des täglichen Lebens bewältigen.
- Patient reduziert Vermeidungsverhalten.
- Nimmt am gesellschaftlichen Leben teil.

Maßnahmen planen

- Auslöser/Ursachen der Angst ermitteln
- Vertrauensvolle Beziehung aufbauen (Bezugspflege)
- Bezugspflegegespräch nach Vereinbarung
- Patient ermutigen, Gefühle zuzulassen
- Ruhige und reizarme Umgebung schaffen, z. B. Aromapflege
- Mit dem Patienten verbindliche Expositionen planen und begleiten
- Patient in Angstsituationen unterstützen (ohne ihn von der Exposition abzulenken)
- Patient bei Panikattacken begleiten, engmaschig beobachten und bei Bedarf Vitalzeichen kontrollieren (Atemtechniken bei beginnender Attacke, Tütenrückatmung im Notfall)
- Zum Führen eines Angsttagebuchs motivieren
- Entspannungstechniken empfehlen und anleiten, z. B. progressive Muskelentspannung, autogenes Training, Yoga, Fantasiereisen, Ohr-Akupunktur nach NADA und Arztrücksprache
- Frühere oder neue Bewältigungsstrategien ermitteln und einüben, Selbstwirksamkeitserleben fördern (machbare Ziele)
- Psychoedukative Gruppen anbieten (Information, Achtsamkeit, Fertigkeitengruppe, soziales Kompetenztraining)
- Zu Atemübungen anleiten
- Bedarfsmedikation nach Arztanordnung

Ergebnisse prüfen

- Anzahl und Ausmaß von Angstsituationen und/oder Panikattacken (Angsttagebuch)
- Gefühle/körperliche Symptomatik in Angstsituationen (Rückmeldung aus Gesprächskontakten)
- Angewandte Strategien/Skills (Beobachtung, Angsttagebuch)
- Soziale Interaktionsfähigkeit (Beobachtung)
- Vermeidungsverhalten (Beobachtung)

Antriebsstörungen

Antriebsstörungen sind mit vielen psychischen Erkrankungen assoziiert. Charakteristisch sind sie für affektive Störungen.

Diagnostik

Anamnese und psychopathologische Befunderhebung nach AMDP

- Antriebsarmut (Mangel an Energie und Eigeninitiative)
- Antriebshemmung (erlebt sich in seiner Eigeninitiative blockiert)
- Stupor (Maximalvariante der Antriebshemmung, bei der der Patient regungs- und sprachlos verharrt)
- Antriebssteigerung (gesteigerter Tatendrang und Umtriebigkeit)
- Logorrhö (übertriebener Rededrang)

Ausschluss organischer Ursachen

- Körperlich-neurologische Untersuchung, Labor, EKG, ggf. Bildgebung

> Im AMDP-System werden Antriebs- und psychomotorische Störungen in einem Kapitel zusammengefasst. In diesem Buch werden Störungen der Psychomotorik in einem gesonderten Kapitel besprochen (s. u. Psychomotorische Störungen).

Medizinische Therapie

Nicht medikamentös

- Psychotherapie
- Psychoedukation
- Wach-Therapie (antriebssteigernd)
- Symptomatische Maßnahmen, z. B.:
  - Bei Antriebsarmut Tagespläne anlegen
  - Bei Antriebsarmut feste Ziele vereinbaren
  - Bei gesteigertem Antrieb dem Patienten Raum/Ausgang geben
  - Bei motorischer Unruhe Sport

Medikamentös

- Bei Antriebsarmut/Antriebshemmung aktivierende Antidepressiva
- Bei gesteigertem Antrieb sedierende (niederpotente) Antipsychotika
- Bei stark gesteigertem oder gehemmtem Antrieb Benzodiazepine
- Behandlung der Grunderkrankung

Informationen sammeln

- Aktuelle Antriebsveränderungen, seit wann?
- Auslöser/Ursachen der Antriebsstörungen?
- Psychische und/oder motorische Auswirkungen?
- Schlafverhalten, Ruhe- und Aktivitätsphasen?
- Auswirkungen auf den Alltag, u. a. Tagesstruktur, Beruf?

Ursachen

Erkrankungen, die mit Antriebsstörungen einhergehen

- Depressive Episode? (➤ Teil 1, Depression)

- Manische Episode? (➤ Teil 1, Bipolare Störungen)
- Bipolare Störung? (➤ Teil 1, Bipolare Störungen)
- Anpassungsstörung? (➤ Teil 1, Anpassungsstörungen)
- Schizophrenie? (➤ Teil 1, Schizophrene Störungen, akut und chronisch)
- Demenz? (➤ Teil 1, Demenz)
- Delir? (➤ Teil 1, Delir)
- Persönlichkeitsstörung? (➤ Teil 1, Persönlichkeitsstörungen)
- Angsterkrankung? (➤ Teil 1, Angststörungen)
- Schlafstörung? (➤ Teil 1, Schlafstörungen)
- Organische Erkrankungen, z. B. Diabetes, Hirntumor, Schilddrüsenfunktionsstörung, Anämie, Adipositas, virale Infektionen (z. B. Post-Covid)?

Beeinflussende Faktoren

- Körperliche Erkrankung/fehlende Kraft (Inaktivität, Immobilität)?
- Bewegungsmangel?
- Mangelnde Nahrungs-/Flüssigkeitszufuhr?
- Fehlernährung/Vitaminmangel (Vitamin B_{12}, Vitamin D, Folsäure, Eisen)?
- Aktuelles Stressempfinden?
- Überforderung?
- Gehobene oder gedrückte Stimmung?
- Interessenlosigkeit?

Symptome

> Symptome psychomotorischer Störungen, z. B. körperliche Unruhe, finden sich weiter unten im Kapitel „Psychomotorische Störungen“.

Psychische Anzeichen

- Mangel an Energie und Eigeninitiative, verlangsamte Bewegungsabläufe, Müdigkeit, Interessenlosigkeit oder Gefühl der übermäßigen Kraft/Energie?
- Erlebte Blockade der Eigeninitiative bis zur totalen Handlungsunfähigkeit, z. B. Stupor?
- Gesteigerter Tatendrang und Umtriebigkeit?
- Unruhe wie Wippen, Herumzappeln, Klettern, Umhergehen, Bewegungsdrang, Ratlosigkeit?
- Konzentrationsstörungen?
- Spontanes Innehalten bei einer Tätigkeit, die plötzlich auch wieder aufgenommen werden kann?
- Sprachblockade oder übertriebener Rededrang?

Sonstige Anzeichen/Auswirkungen

- Eingeschränkte Alltagsbewältigung (Körperpflege, Haushalt, Arbeit, Tagesstruktur)?
- Hinauszögern von Tätigkeiten/fehlende Prioritätensetzung?
- Schwierigkeiten zuzuhören?
- Rückzug ins Bett/Schlafbedürfnis am Tag?
- Mangelnde Erholungsphasen?
- Umherirren/Weglauftendenz?
- Krankheitsgefühl/geschwächtes Immunsystem?

Ressourcen

- Kann Empfehlungen/therapeutische Gespräche annehmen
- Fähigkeit, sich auf Beziehungen einzulassen
- Verfügt über gesicherte Grundbedürfnisse
- Kenntnis der eigenen Interessen
- Erhaltene Mobilität
- Kognitive Fähigkeiten
- Kann Alltag selbstständig bewältigen
- Stützendes soziales Umfeld

Pflegediagnose/Pflegephänomen

NANDA (00273) Unausgeglichenes Energiefeld; (00093) Fatigue; (00097) vermindertes Engagement in ablenkenden Tätigkeiten; (00199)

ineffektive Aktivitätsplanung; (00083) Entscheidungskonflikt (bei gehemmtem Antrieb); (00222) ineffektive Impulskontrolle; (00177) Stressüberlastung (bei gesteigertem Antrieb)
POP (50022) Beeinträchtigte Energie/Kraft; (50032) Erschöpfung; (50172) beeinträchtigte Beschäftigung/Arbeit; (80062) Entscheidung, Konflikt (bei gehemmtem Antrieb); (80192) beeinträchtigte Ruhe innerlich; (70062) beeinträchtigter Selbstschutz (bei gesteigertem Antrieb)
NANDA/POP Je nach Ursache und Einschränkung im Alltag, z. B. in der Selbstpflege, können weitere Pflegediagnosen formuliert werden.

Ziele festlegen

- Patient kennt Auslöser/Ursachen der Antriebsstörungen.
- Patient zeigt Bereitschaft, eigene Energien einzusetzen.
- Patient benennt Strategien zur Förderung oder Hemmung der Aktivität.
- Patient nimmt Strategien zur Kontrolle seiner Verhaltensweisen an.
- Patient zeigt Verhaltensweisen zur Reduzierung der gesteigerten Aktivität (Redefluss, Unruhe) bzw. zeigt körperliche Zeichen der Entspannung.
- Patient nimmt von sich aus Kontakt auf.
- Patient nimmt an Therapien/Aktivitäten teil.
- Patient kann seinen Tag sinnvoll strukturieren.
- Patient kann Anforderungen des täglichen Lebens bewältigen.

Maßnahmen planen

- Auslöser/Ursachen der Antriebsstörungen ermitteln
- Vertrauensvolle Beziehung aufbauen
- Gesprächsbereitschaft vermitteln
- Beim Treffen von Entscheidungen unterstützen (Auswahlmöglichkeiten, To-do-Liste, Prioritätenliste)
- Über den Zusammenhang von Antriebsstörung und Grunderkrankung informieren
- Bei Körperpflege, Zimmerordnung und Tagesstruktur anleiten/unterstützen
- Verhalten in Phasen der Antriebssteigerung dem Patienten rückmelden
- Patient mit Antriebssteigerung genügend Raum gewähren, aber auch klare Grenzen setzen
- Mit dem Patienten Strategien zur Kontrolle eines gesteigerten Antriebs erarbeiten
- Bei übertriebenem Redefluss (Logorrhö) klare Gesprächszeiten vereinbaren (nach Möglichkeit Bezugspflege)
- Interesse für mögliche Beschäftigungen/Aktivitäten ermitteln (zur Erstellung einer Liste positiver Aktivitäten motivieren)
- Zu Möglichkeiten der Reduktion von Unruhe/Entspannung beraten
- Körperliche Aktivität fördern, z. B. Außenaktivitäten (Spaziergänge), Bewegungsübungen, sportliche Ablenkung (Joggen, Kegeln)
- Verbindliche Tages- und/oder Wochenstruktur planen
- Entspannungstechniken empfehlen und anleiten, z. B. progressive Muskelentspannung, autogenes Training, Yoga, Fantasiereisen, Ohr-Akupunktur nach NADA und Arztrücksprache
- Raum für den Abbau überschüssiger Energie bieten (Spaziergang, Ausgang, Sport)

- Teilnahme an psychoedukativen Gruppen (Achtsamkeit, Genussgruppe)
- Für ausreichend Ruhepausen sorgen, nicht überfordern
- Für erholsamen Schlaf sorgen, z. B. schlaffördernder Tee
- Bedarfsmedikation nach Arztanordnung

Ergebnisse prüfen

- Kenntnis über Ursachen/Auslöser der Antriebsstörung (Rückmeldungen aus Gesprächskontakten)
- Kontaktaufnahme (Beobachtung)
- Zeiten/Anzahl der gesteigerten/reduzierten Antriebsphasen (Beobachtung)
- Selbstkontrolle bei Unruhezuständen, Anwendung von Entspannungstechniken (Beobachtung)
- Teilnahme an Therapien/Aktivitäten (Leistungsdokumentation, Therapiepass)
- Kenntnis der eigenen Interessen (Liste positiver Aktivitäten)
- Fähigkeit, freie Tage (Wochenende) selbstständig zu strukturieren (Tagesplan)
- Selbstpflege im Alltag (Beobachtung, Einschätzung, z. B. nach der Jones-Klassifikation)

Appetenzstörungen

Appetenzstörungen beschreiben Störungen im Streben nach Triebbefriedigung. Die naturgegeben stärksten Triebe sind die nach Nahrungsaufnahme und Sexualität. Appetenzstörungen finden sich als Symptom bei vielen psychischen Erkrankungen und werden daher immer erfasst.

Diagnostik

Anamnese und psychopathologische Befunderhebung nach AMDP

- Reduzierter/gesteigerter Appetit
- Gesteigerter Durst (Polydipsie)
- Reduziertes/gesteigertes Bedürfnis nach Sexualität

Ausschluss organischer Ursachen

- Körperlich-neurologische Untersuchung, Labor, EKG, ggf. Gastroskopie, urologische/gynäkologische Untersuchung, Bildgebung

Medizinische Therapie

Nicht medikamentös

- Psychotherapie (ggf. Sexualtherapie)
- Psychoedukation
- Ernährungsberatung (insbesondere bei Patienten mit einer Essstörung)
- Ggf. Sondenernährung/intravenöse Flüssigkeitsgabe

Medikamentös

- Steigerung des Appetits durch Nebenwirkung mancher Medikamente (Mirtazapin, Olanzapin)
- Unterdrückung des männlichen Sexualtriebs durch Testosteron-Antagonisten
- Zur Steigerung der Potenz (z. B. Sildenafil, Tadalafil)
- Medikamente zur Steigerung der Lust bei Frauen (z. B. Flibanserin)
- Behandlung der Grunderkrankung

Informationen sammeln

- Reduzierter/gesteigerter Appetit?
- Flüssigkeitszufuhr/Durstgefühl?
- Gewicht (Zu-/Abnahme, in welchem Zeitraum; Minimal-/Maximalgewicht), Größe, BMI?
- Reduziertes/gesteigertes Bedürfnis nach Sexualität?
- Veränderungen der Sexualität?
- Masturbationsverhalten?
- Sexuelles Fehlverhalten in der Vergangenheit (ggf. Vorstrafen)?
- Therapiebedingte Störungen von Appetit oder Sexualität?
- Schmerzen?
- Seit wann bestehen die Störungen?
- Auslöser der Appetenzstörung?
- Bekannte psychische Erkrankung?

Ursachen

Erkrankungen, die mit Appetenzstörungen einhergehen

- Depressive Episode? (➤ Teil 1, Depression)
- Manische Episode? (➤ Teil 1, Bipolare Störungen)
- Bipolare Störung? (➤ Teil 1, Bipolare Störungen)

- Schizophrenie? (➢ Teil 1, Schizophrene Störungen, akut und chronisch)
- Demenz? (➢ Teil 1, Demenz)
- Abhängigkeit? (➢ Teil 1, Abhängigkeit von Alkohol; Abhängigkeit von Benzodiazepinen, Barbituraten, Z-Substanzen und anderen Medikamenten; Abhängigkeit von illegalen Drogen)
- Persönlichkeitsstörung? (➢ Teil 1, Persönlichkeitsstörungen)
- Traumafolgestörung? (➢ Teil 1, Dissoziative Störungen; Persönlichkeitsstörungen; Posttraumatische Belastungsstörung)
- Essstörung? (➢ Teil 1, Essstörungen)
- Sexuelle Funktionsstörung?
- Intelligenzminderung (➢ Teil 1, Intelligenzminderung)?
- Organisch bedingte Veränderung der Körperfunktion (z. B. Verletzung, Operation, hormonelle Veränderungen, Schmerzen)?
- Medikamente (z. B. Antidepressiva, Antipsychotika)

Beeinflussende Faktoren
- Gestörtes Essverhalten/mangelnder Appetit?
- Lange Entbehrungsphase/abnehmende Befriedigung?
- Dauerhafte Belastungen wie Stress?
- Aktuelle Belastung oder Konflikte?
- Verdrängung von Konflikten?
- Negative Grundstimmung (Selbstbild, Gefühle, Sexualität)?
- Gestörte Empathie?
- Unklarheiten bei der sexuellen Orientierung/Identität?
- In der Partnerschaft unterdrückte Konflikte, z. B. unterschiedliche sexuelle Wünsche, nachlassende Attraktivität?

Symptome

Körperliche Auswirkungen
- Reduzierte Nahrungs-/Flüssigkeitsaufnahme bis hin zur Verweigerung?
- Übermäßig gesteigerte Nahrungsaufnahme (Hyperphagie)/Flüssigkeitsaufnahme (Triebbefriedigung/Emotionsregulation)?
- Mangel-/Überernährung (BMI)?
- Beeinträchtigung körperlicher Funktionen (teilweise anhand von Laborwerten messbar)?
- Mangelerscheinungen, z. B. Haarausfall, Hautveränderungen?
- Körperliche Beeinträchtigungen durch Fettleibigkeit?
- Störungen bei Erektion, Lubrikation oder Orgasmus?
- Sexuell übertragbare Infektionen?

Psychische Anzeichen
- Subjektiver Leidensdruck?
- Starke innere Beschäftigung mit Essen?
- Reduziertes/gesteigertes Selbstwertgefühl?
- Paraphilien, z. B. Pädophilie, Masochismus, sexueller Fetischismus, Nekrophilie?
- Reduziertes oder gesteigertes sexuelles Verlangen?
- Verhaltensauffälligkeiten, z. B. Voyeurismus, Exhibitionismus, öffentliches Masturbieren?

Sonstige Anzeichen/Auswirkungen
- Sozialer Rückzug?
- Zwischenmenschliche Konflikte/Beziehungsprobleme?
- Essensklau/alle Gegenstände in den Mund nehmen, z. B. bei Intelligenzminderung?
- Sexuelles Fehlverhalten (verbale Belästigung, sexueller Übergriff)?

Ressourcen

- Ausreichend Wissen und Fähigkeit, dieses anzuwenden

- Kann Empfehlungen/therapeutische Gespräche annehmen
- Kann über Gefühle sprechen bzw. diese ausdrücken
- Offenheit
- Gutes Körperbewusstsein
- Interesse an Strategien zur Auslenkung (Skills, Coping)
- Verfügt über gesicherte Grundbedürfnisse
- Angemessene Nahrungsaufnahme/Flüssigkeitszufuhr
- Körperliche Gesundheit
- Stützendes soziales Umfeld

Pflegediagnose/Pflegephänomen

NANDA (00002) Unausgeglichene Ernährung: weniger als der Körper benötigt; (00234) Risiko eines Übergewichts; (00283) übermäßiges Flüssigkeitsvolumen; (00059) sexuelle Dysfunktion; (00065) ineffektives Sexualverhalten

POP (30021) Risiko einer Mangelernährung; (30011) Risiko einer Überernährung; (60122) veränderte Sexualität

NANDA/POP Je nach Ausprägung der Störung bzw. je nach Symptom ist eine Vielzahl weiterer Pflegediagnosen möglich.

Ziele festlegen

- Sicherheit des Patienten und seines Umfelds ist gewährleistet (bei Eigen-/Fremdgefährdung).
- Patient hält Therapievereinbarungen ein.
- Patient kennt Auslöser/Ursachen der Appetenzstörungen.
- Patient zeigt Bereitschaft, inadäquate Verhaltensweisen zu verändern.
- Patient nimmt regelmäßig in adäquater Menge Flüssigkeit und/oder Nahrung zu sich.
- Patient nimmt an gemeinsamen Mahlzeiten teil.
- Patient äußert ausreichend Wissen über Sexualität, z. B. Bedürfnisse.
- Patient erlernt Bewältigungsstrategien im Umgang mit der Triebbefriedigung und wendet diese an.

Maßnahmen planen

- Auslöser/Ursachen der Appetenzstörungen ermitteln
- Vertrauensvolle Beziehung aufbauen (Bezugspflege)
- Gesprächsbereitschaft vermitteln (Themen aktiv ansprechen) – Bezugspflegegespräche nach Vereinbarung
- Über den Zusammenhang von Verhalten und Erkrankung informieren
- Klare Therapievereinbarung bezüglich inadäquaten Verhaltens, z. B. Hausordnung, Tischregeln, Besuchszeiten, sexuelle Kontakte, Ausgang, ggf. Therapievertrag
- Verhalten beobachten, z. B. in der Gruppe, beim Essen oder Trinkverhalten
- Körperliche Aktivität fördern, z. B. Außenaktivitäten (Spaziergänge), Bewegungsübungen, sportliche Ablenkung (Joggen, Kegeln)
- Entspannungstechniken empfehlen und anleiten, z. B. progressive Muskelentspannung, autogenes Training, Yoga, Fantasiereisen, Ohr-Akupunktur nach NADA und Arztrücksprache
- Psychoedukative Gruppen anbieten, z. B. BELA (Bewegung, Ernährung, Lernen, Akzeptieren), Genussgruppe
- Zu einer angemessenen Ernährung und Flüssigkeitszufuhr anleiten, ggf. begleitetes

Essen („Esstisch“, Ess-Protokoll bei Patienten mit einer Essstörung), auf Konsum aufputschender Lebensmittel achten (Energydrinks, Kaffeekonsum, Schwarztee usw.)
- Bei Bedarf Einfuhr bilanzieren
- Bei Bedarf Essens- und Flüssigkeitszufuhr, Magensonde nach Arztanordnung
- Regelmäßig Gewicht kontrollieren
- Geschlechtsbezogene Bezugsperson (auf Intimsphäre achten), bei sexueller Enthemmung entsprechende Distanz schaffen und/oder Wechsel der Pflegeperson
- Individuelle Maßnahmen, um die Reize für den Patienten zu minimieren (z. B. kein herumstehendes Essen), spezielle Kleidung bei der Neigung, sich ständig auszuziehen
- Bei Bedarf räumliche Trennung zum Eigen- und Fremdschutz (Arztanordnung, Gefahr in Verzug) sowie entsprechende Überwachung/Pflege

Ergebnisse prüfen

- Libido/Sexualleben (Rückmeldungen aus Gesprächskontakten, ggf. Fremdbeurteilung)
- Einhaltung von Vereinbarungen (Beobachtung, Therapievertrag)
- Selbstkontrolle bei Hypersexualität/Essanfällen/Hyperphagie/Polydipsie (Beobachtung)
- Teilnahme an gemeinsamen Mahlzeiten (Beobachtung)
- Ess-/Trinkverhalten (Einfuhrbilanz)
- Gewicht (Wiegen, BMI)

Aufmerksamkeits- und Gedächtnisstörungen

Während Aufmerksamkeits- und Gedächtnisstörungen im Rahmen depressiver Erkrankungen häufig schwerwiegender erlebt werden, als sie tatsächlich sind (Pseudodemenz), werden sie im Rahmen von Demenzen eher bagatellisiert und versteckt. In beiden Fällen ist eine gründliche (auch testpsychologische) Untersuchung der kognitiven Störungen wichtig, um das tatsächliche Ausmaß zu erfassen.

Diagnostik

Anamnese und psychopathologische Befunderhebung nach AMDP

- Auffassungsstörungen (der Patient kann den [übertragenen] Sinn des Gesprochenen nicht erfassen)
- Konzentrationsstörungen (es fällt dem Patienten schwer, seine Aufmerksamkeit über längere Zeit einer Sache zuzuwenden)
- Merkfähigkeitsstörungen (das neue Erlernen von Fakten ist beeinträchtigt)
- Gedächtnisstörungen (das Abrufen von Vergangenem ist beeinträchtigt)
- Konfabulationen (Erinnerungslücken werden unbewusst ausfantasiert)
- Paramnesien, z. B. Déjà-vu- oder Jamais-vu-Erlebnisse, Flashbacks, Zeitgitter-Störungen

Ausschluss organischer Ursachen

- Körperlich-neurologische Untersuchung, Labor, Liquoruntersuchung, EKG, ggf. Bildgebung

Medizinische Therapie

Nicht medikamentös

- Psychoedukation
- Ergotherapie
- Symptomatische Maßnahmen
- Gedächtnistraining
- Sport

Medikamentös

- Anticholinergika (Donepezil, Galantamin, Rivastigmin) bei Demenzen
- Memantin bei Alzheimer-Demenz
- Behandlung der Grunderkrankung

Informationen sammeln

- Konzentrationsschwierigkeiten, seit wann?
- Vergesslichkeit (Lang- und/oder Kurzzeitgedächtnis), seit wann?
- Amnesie (Alt-/Neugedächtnis)?
- Verhaltensauffälligkeiten, z. B. wiederholte Fragen, Selbstgespräche?
- Defizite in Ausdauer und/oder Leistung, z. B. im Beruf?
- Veränderungen der Sprache?
- Veränderung der Persönlichkeit?
- Auswirkungen auf den Alltag/Arbeitsfähigkeit?
- Auswirkungen auf soziale Beziehungen (ggf. Fremdanamnese)?

Ursachen

Erkrankungen, die mit Aufmerksamkeits- und Gedächtnisstörungen einhergehen

- Demenz? (➤ Teil 1, Demenz)
- Delir? (➤ Teil 1, Delir)
- Depressive Episode? (➤ Teil 1, Depression)
- Manische Episode? (➤ Teil 1, Bipolare Störungen)
- Bipolare Störung? (➤ Teil 1, Bipolare Störungen)
- Psychotische Störung (Schizophrenie)? (➤ Teil 1, Schizophrene Störungen, akut und chronisch)
- Dissoziative Störung? (➤ Teil 1, Dissoziative Störungen)
- Abhängigkeitserkrankung und Drogenintoxikation? (➤ Teil 1, Abhängigkeit von Alkohol; Abhängigkeit von Benzodiazepinen, Barbituraten, Z-Substanzen und anderen Medikamenten; Abhängigkeit von illegalen Drogen)
- Intelligenzminderung? (➤ Teil 1, Intelligenzminderungen)
- AD(H)S?
- Neurologische Erkrankungen, z. B. Epilepsie, Multiple Sklerose, Enzephalitis, Schädel-Hirn-Trauma?
- Organische Grunderkrankungen, z. B. Arteriosklerose, Hirntumoren, Diabetes?

Beeinflussende Faktoren

- Flüssigkeitsdefizit (Dehydratation)?
- Blutzucker-/Blutdruckwerte außerhalb des Normbereichs?
- Besondere Belastungen, z. B. Überanstrengung, Stress, Reizüberflutung, Ortswechsel?
- Depressive Stimmung?
- Mangelernährung?
- Beeinträchtigungen im Schlaf-wach-Rhythmus?

Symptome

Psychische Anzeichen

- Verlangsamte Auffassung, z. B. Ratlosigkeit, unpassende Reaktion?
- Reduzierte Ausdauer/Konzentration, z. B. bei der Erledigung einer Aufgabe, Überforderung, fluchtartiges Verlassen der Situation?
- Verminderte Fähigkeit, sich neue Informationen/neu Erlerntes zu merken?
- Nachlassendes Gedächtnis (Lang-/Kurzzeitgedächtnis), z. B. beginnend mit vergangenen Ereignissen wie letzte Mahlzeit, letzte Kontakte?
- Beginnende Beeinträchtigungen der Orientierung (Person, Zeit, Ort, Situation)?
- Konfabulationen, unbewusstes Füllen von Erinnerungslücken?
- Erinnerungslücken, z. B. Zeitraum, Ereignis?
- Wiederholte Erzählungen oder Fragestellungen?
- Veränderte Reaktionen, z. B. gereizte Stimmung?
- Veränderte sprachliche Fähigkeiten, z. B. beim Erzählen können wichtige Wörter nicht abgerufen werden?
- Schwierigkeiten bei der Bedienung von (elektronischen) Geräten?
- Unfähigkeit, (komplexe) Handlungsabläufe zu planen?
- Ausbleibendes Selbstwirksamkeitserleben, Selbstzweifel, Insuffizienzerleben?
- Suizidgedanken?

Sonstige Anzeichen/Auswirkungen

- Sozialer Rückzug?
- Vernachlässigung der Selbstpflege?
- Tragen von unpassender Kleidung?
- Interaktionsprobleme, zunehmende Missverständnisse?
- Berufliche Probleme?

Ressourcen

- Zeigt Interesse für Übungen/Hilfsmittel
- Angemessene Flüssigkeitszufuhr
- Verfügt über gesicherte Grundbedürfnisse
- Erhaltene Mobilität
- Kann Alltag selbstständig bewältigen
- Erhält Unterstützung durch Bezugspersonen
- Verfügt über Kompensationsmöglichkeiten
- Hohes Bildungsniveau

Pflegediagnose/Pflegephänomen

NANDA (00131) Beeinträchtigte Gedächtnisleistung

POP (80262) Beeinträchtigtes Gedächtnis; (80132) beeinträchtigtes Wohlbefinden

NANDA/POP Je nach Auswirkung auf den Alltag können weitere Pflegephänomene im Vordergrund stehen, z. B. im Bereich der Selbstpflege oder -organisation.

Ziele festlegen

- Patient kann Aufmerksamkeits-/Gedächtnisstörungen wahrnehmen und darüber sprechen.
- Patient kann sich auf eine bestimmte Aufgabe konzentrieren.
- Patient nutzt angebotene Merk-/Orientierungshilfen.
- Patient kann sich an einem geregelten Tagesablauf orientieren.
- Patient nimmt an Therapien/Aktivitäten, insbesondere Gedächtnisübungen, teil.
- Patient kann mit Erinnerungslücken umgehen.
- Patient hat Interessen, für die er entsprechende Bereitschaft zeigt.
- Patient äußert Bereitschaft zur Verbesserung von Ausdauer und/oder Konzentration.
- Patient kann Anforderungen des täglichen Lebens und ggf. berufliche Aufgaben wieder bewältigen.

Maßnahmen planen

- Ursachen der Aufmerksamkeits-/Gedächtnisstörungen ermitteln
- Fähigkeiten/Unterstützungsbedarf, ggf. unter Einbeziehung von Angehörigen/Bezugspersonen, ermitteln
- Vertrauensvolle Beziehung aufbauen (Bezugspflege)
- Interesse für mögliche Beschäftigungen/Aktivitäten ermitteln (Liste positiver Aktivitäten)
- Körperliche Aktivität fördern, z. B. Außenaktivitäten (Spaziergänge, „Brainwalk" – Spaziergang mit Gedächtnisübungen, z. B. Bestimmung von Bäumen, Gräsern, Blüten), Bewegungsübungen, sportliche Ablenkung (Joggen, Kegeln)
- Bei der Selbstpflege, Zimmerordnung und/oder Tagesstruktur unterstützen/anleiten
- Verbindliche Tagesstruktur planen, z. B. Morgenrunde, feste Therapie-, Essens- und Ruhezeiten
- Merk-/Orientierungshilfen anbieten, z. B. Zettel, Türschilder, farbliche Markierungen, Smartphone-Kalender
- Über notwendige Abläufe in verständlicher Form informieren, ggf. wiederholen
- Im Gespräch mögliche Erinnerungslücken unterstützend „überbrücken"
- Validationstechniken anwenden, z. B. mit Hilfe der Biografie; Validation nach Naomi Feil; Integrative Validation nach Nicole Richard
- Konzentrationsübungen anbieten, z. B. Merkspiele wie Memory, „Ich packe meinen Koffer"

- Gedächtnistraining anbieten, z. B. Zeitungsgruppe, Spiele wie Stadt-Land-Fluss, Übungen am PC, Sudoku, Wortspiele
- Bei Gedächtnis-/Konzentrationsübungen auf für den Patienten zeitgemäße Methoden achten (klassisches Puzzle – Onlinespiele/Apps)
- Lebenspraktisches Training anbieten, z. B. Waschen, Backen, Kochen
- Bezugspersonen/Angehörige in Planung der Maßnahmen integrieren
- Zur Flüssigkeitsaufnahme motivieren/anleiten
- Vertraute, sichere Umgebung schaffen, z. B. Nachtlicht, Gestaltung der Station
- Für ausreichend Ruhepausen sorgen, nicht überfordern
- Information und Beratung von Angehörigen und Bezugspersonen

Ergebnisse prüfen

- Gruppenteilnahme und Therapieleistungen (Leistungsdokumentation, Therapiepass, Beobachtung)
- Genutzte Hilfsmittel, Merkhilfen (Beobachtung, Rückmeldung aus Gespräch)
- Orientierung am Tagesablauf (Beobachtung, Tagesplan)
- Gedächtnisleistung, Lang-/Kurzzeitgedächtnis (Rückmeldung aus Gesprächskontakten, Rückfrage)
- Integration in der Gruppe (Beobachtung)
- Selbstpflege im Alltag (Beobachtung, Einschätzung, z. B. nach der Jones-Klassifikation)
- Konzentrationsspanne (Beobachtung)

Bewusstseinsstörungen

Bewusstseinsstörungen nehmen eine Sonderstellung im psychopathologischen Befund ein. Da das Bewusstsein die Integration aller innerpsychischen Denk- und Wahrnehmungsprozesse darstellt, gibt es eine starke Überlappung mit anderen Punkten im psychopathologischen Befund.

Diagnostik

Anamnese und psychopathologische Befunderhebung nach AMDP

- **Bewusstseinsminderung** (wach, benommen, somnolent, soporös, komatös)
- **Bewusstseinstrübung** (Integration von Wahrnehmung, Denken, Fühlen und Handeln ist nicht mehr möglich)
- **Bewusstseinseinengung** (Wahrnehmung, Fühlen und Denken sind auf einzelne, kleine Ausschnitte der Realität beschränkt)
- **Bewusstseinsverschiebung/Bewusstseinserweiterung** (Farben, Formen, Gerüche werden intensiver wahrgenommen)

Ausschluss organischer Ursachen

- Körperlich-neurologische Untersuchung, Labor, Drogenscreening, EKG, ggf. Bildgebung

Medizinische Therapie

Nicht medikamentös

- Symptomatische Maßnahmen, z. B.:
  - Bei schweren Bewusstseinsminderungen Sicherung der Atemwege durch Intubation
  - Achtsamkeits- und Wahrnehmungsübungen bei Bewusstseinseinengung
- Entgiftung (bei Drogenintoxikation)

Medikamentös

- Benzodiazepine (bei Bewusstseinseinengung)
- Behandlung der Grunderkrankung

Informationen sammeln

- Ausmaß der Bewusstseinsstörung, seit wann?
- Vermutlicher Auslöser?
- Veränderungen in der Wahrnehmung, z. B. beim Sehen, Riechen, Fühlen?
- Auffälligkeiten in der Interaktion, z. B. Verstehen, Inhalt?
- Auswirkungen auf den Alltag?
- Medikamenteneinnahme?
- Drogeneinnahme?
- Bekannte psychische oder körperliche Erkrankungen?
- Flüssigkeitszufuhr in den letzten Tagen?
- Blutzuckerspiegel, Blutdruck?
- Stürze in den letzten Tagen?
- Informationen aus Sicht von Einweisern, Angehörigen oder Betreuenden

Ursachen

Erkrankungen, die mit Bewusstseinsstörungen einhergehen

- Delir? (➤ Teil 1, Delir)
- Intoxikation (Alkohol, Drogen, Tabletten), Vergiftung? (➤ Teil 1, Abhängigkeit von Alkohol; Abhängigkeit von Benzodiazepinen,

Barbituraten, Z-Substanzen und anderen Medikamenten; Abhängigkeit von illegalen Drogen)
- Schizophrenie? (➤ Teil 1, Schizophrene Störungen, akut und chronisch)
- Depression? (➤ Teil 1, Depression)
- Traumafolgestörung? (➤ Teil 1, Dissoziative Störungen; Persönlichkeitsstörungen; Posttraumatische Belastungsstörung)
- Suizidalität? (s. u. Eigengefährdung)
- Organische Grunderkrankungen, z. B. Diabetes, Hirntumoren, zerebrale Infektionen, Durchblutungsstörungen, Schädel-Hirn-Trauma?

Beeinflussende Faktoren
- Flüssigkeitsdefizit (Dehydratation)?
- Polypharmazie?
- Belastende Ereignisse?
- Blutzucker-/Blutdruckwerte außerhalb des Normbereichs?
- Probleme bei der Atmung, z. B. Rasselgeräusche, Schleim?

Symptome

Körperliche Auswirkungen
- Bewegungsstörungen, z. B. in der Koordination, Abwehrverhalten, bis hin zur völligen Bewegungslosigkeit je nach Bewusstseinsminderung?
- Vegetative Zeichen wie Schwitzen, Veränderungen der Körpertemperatur?

Psychische Anzeichen
- Bewusstseinsminderung (quantitative Einschränkungen):
  - **Benommenheit:** wach, aber verlangsamt (Denken und Handeln), verlangsamte Auffassung, Ratlosigkeit?
  - **Somnolenz:** schläfrig, Reaktion auf Reize, Wecken durch Ansprache möglich?
  - **Sopor:** schlafähnlicher Zustand (Präkoma), Wecken nur durch starke Reize möglich?
  - **Koma:** höchster Grad der Bewusstseinsminderung, kein Wecken mehr möglich?
- Bewusstseinstrübung (fehlender Zusammenhang im Denken, Fühlen und Handeln)?
- Bewusstseinseinengung, u. a. Fixation auf bestimmte Situation, Außenreize werden kaum wahrgenommen, z. B. ein belastendes Ereignis?
- Bewusstseinsverschiebung, u. a. gesteigerte Wachheit, intensivere Sinneswahrnehmung (z. B. Helligkeit wird als grell empfunden)?
- Sprechstörungen, z. B. verlangsamte, verwaschene Sprache, bis hin zum völligen Ausbleiben je nach Bewusstseinsminderung?

Sonstige Anzeichen/Auswirkungen
- Eingeschränkte bis völlige Abhängigkeit bei der Selbstpflege?
- Inkontinenz durch unkontrollierte Blasen-/Darmentleerung?
- Risiken wie Aspirations-, Sturz- oder Dekubitusgefahr, Gefahr einer Thrombose und Thromboembolie?

Komatöse Patienten (keine Reaktion auf Schmerzreize) haben keine Schutzreflexe mehr und müssen daher auf einer Intensivstation behandelt und überwacht werden (Lebensgefahr).

Ressourcen
- Erhaltene Vitalfunktionen
- Verfügt über gesicherte Grundbedürfnisse
- Kann Aufforderungen befolgen/reagiert auf Reize
- Kognitive Fähigkeiten
- Guter Allgemeinzustand
- Erhaltene Mobilität
- Kann Alltag selbstständig bewältigen

Pflegediagnose/Pflegephänomen

NANDA (00043) Ineffektiver Selbstschutz; (00040) Risiko eines Inaktivitäts-Syndroms

POP (70062) Beeinträchtigter Selbstschutz; (50012) Aktivität umfassend beeinträchtigt

NANDA/POP Je nach Bewusstseinsstörung sind Risiken wie Sturz, Gewebeschädigung oder Aspiration sowie Probleme, u. a. beim Atmen, Inkontinenz, bei der Selbstpflege oder bei Vitalwerten (z. B. Körpertemperatur, Blutzuckerspiegel) zu berücksichtigen und nach Priorisierung als Pflegediagnose zu benennen.

Ziele festlegen

- Veränderungen der Bewusstseinslage sind frühzeitig erkannt.
- Sicherheit (vitale Funktion) des Patienten ist gewährleistet.
- Nahrungs- und Flüssigkeitszufuhr ist gesichert.
- Patient erhält Prophylaxen zur Vermeidung von Komplikationen (spezifizieren!).
- Patient kann die Realität als solche erkennen.
- Patient äußert ein Nachlassen der Symptomatik.
- Patient äußert, informiert zu sein und alles zu verstehen.
- Patient kann sich auf eine bestimmte Aufgabe konzentrieren.
- Patient kann Anforderungen des täglichen Lebens bewältigen.
- Patient nimmt an Therapien teil.
- Patient geht soziale Kontakte ein.

Maßnahmen planen

- Ursachen der Bewusstseinsstörungen ermitteln
- Vertrauensvolle Beziehung aufbauen
- Körperliche Aktivität fördern, z. B. Außenaktivitäten (Spaziergänge), Bewegungsübungen, sportliche Ablenkung
- Bei der Selbstpflege unterstützen und oder anleiten, bei einem Versorgungsdefizit übernehmen
- Aktivierend pflegen, z. B. basal stimulierende Waschung, Aromapflege
- Über notwendige Abläufe in verständlicher Form informieren, ggf. wiederholen
- Zur Flüssigkeitsaufnahme motivieren/auffordern (bei Bedarf Einfuhrkontrolle/Flüssigkeitsbilanz)
- Verhaltensauffälligkeiten beobachten
- Überwachungsbogen führen: Vitalzeichen (z. B. Blutdruck, Puls, Sauerstoffsättigung, Blutzucker), Pupillenreaktion und -weite, Vigilanz (z. B. Ansprache, Handgeben, Herausstrecken der Zunge, Weck- und Schmerzreize, Reflexe)
- Skalen zur Einschätzung des Risikos der zunehmenden Bewusstlosigkeit anwenden, z. B. Glasgow Coma Scale
- Pflegerische Intensivversorgung, z. B. Prophylaxen (Sturz, Dekubitus, Thromboembolie usw.), Inkontinenzversorgung, Positionierung (z. B. Mikrolagerungen)
- Bezugspersonen/Angehörige in Planung der Maßnahmen integrieren
- Vertraute, sichere Umgebung schaffen, z. B. Geräuschkulisse, Gestaltung des Zimmers
- Sicherungsmaßnahmen (beschützende Station, ggf. Fixierung nach Arztanordnung oder bei Gefahr in Verzug)

- Durchführung unangekündigter Drogenscreenings bei drogeninduzierten Bewusstseinsstörungen
- Bei zu Grunde liegender psychischer Erkrankung zur Gruppenteilnahme motivieren (siehe entsprechende Erkrankungen in ➢ Teil 1)

Ergebnisse prüfen

- Reaktion, qualitative/quantitative Bewusstseinslage (Rückmeldungen aus Kontakten, Skalen wie die Glasgow Coma Scale)
- Vigilanz-/Vitalzeichenparameter (Überwachungsbogen)
- Verhaltensauffälligkeiten (Beobachtung)
- Selbstpflege/Alltagsbewältigung (Beobachtung, Einschätzung, z. B. mit der Jones-Klassifikation)
- Flüssigkeitszufuhr (Einfuhrkontrolle/Flüssigkeitsbilanz)

Denkstörungen, formale (u. a. Grübeln, Ideenflucht)

Formale *Denkstörungen betreffen den logischen Zusammenhang und die Denkgeschwindigkeit („***Wie** *denke ich?"). Im Gegensatz dazu beschreiben* **inhaltliche** *Denkstörungen (s. u.) das „***Was** *denke ich?".*

Diagnostik

Anamnese und psychopathologische Befunderhebung nach AMDP

- Gehemmtheit: Der Patient muss sich subjektiv anstrengen, um einen Gedanken zu Ende zu denken.
- Verlangsamung: Für einen objektiven Beobachter wirkt der Gedankengang langsam und zäh.
- Umständlich: Die klare Richtung im Gedankengang kann nicht mehr erkannt werden, da der Patient nicht in der Lage ist, Wichtiges von Unwichtigem zu trennen.
- Einengung: Der Gedankengang ist auf ein bestimmtes Thema begrenzt, von dem der Patient nur schwer abzubringen ist.
- Perseveration: Einzelne Gedanken wiederholen sich wie eine Schleife.
- Grübeln: ständige gedankliche, ergebnislose Beschäftigung mit unterschiedlichsten, meist negativen Themen.
- Gedankendrängen: Der Patient hat subjektiv das Gefühl von zu vielen Gedanken im Kopf, die er weder kontrollieren noch zu Ende denken kann.
- Ideenflucht: Der Gedankengang ist stark beschleunigt und sprunghaft, der Patient kommt „von Hölzchen auf Stöckchen".
- Vorbeireden: Der Patient antwortet, ohne auf die Frage einzugehen.
- Gesperrtheit/Gedankenabreißen: Der Patient bricht mitten im Gedanken ab.
- Inkohärenz: Der Gedankengang ist völlig zerfahren und unverständlich, „Wortsalat".
- Neologismen: Der Patient verwendet auffällig oft Wortneuschöpfungen.

Ausschluss organischer Ursachen

- Körperlich-neurologische Untersuchung, Labor, EKG, ggf. Bildgebung

Medizinische Therapie

Nicht medikamentös

- Psychotherapie (z. B. Gedankenstopp, Grübeltagebuch, kognitives Training)
- Psychoedukation
- Ergotherapie
- Sport

Medikamentös

- Antipsychotika (z. B. Risperidon, Quetiapin, Olanzapin)
- Benzodiazepine (bei Ideenflucht, Gedankendrängen oder eingeengtem Gedankengang)
- Behandlung der Grunderkrankung

Informationen sammeln

- Denkstörungen (seit wann, Art und Umfang, Gedankenabfolge, Geschwindigkeit der Gedankenproduktion)?
- Vermutliche Auslöser, situative Zusammenhänge?
- Auffälligkeiten bei der Interaktion/Kommunikation, z. B. Gedankensprünge, Wiederholungen, Wortneuschöpfungen?
- Kognitive Beeinträchtigungen?
- Defizite in der Organisation der eigenen Aktivitäten/Tagesstruktur?
- Auswirkungen auf den Alltag, z. B. Zurechtfinden, Störung sozialer Interaktionen, beeinträchtigte Arbeitsfähigkeit?

Ursachen

Erkrankungen, die mit formalen Denkstörungen einhergehen

- Schizophrenie? (➢ Teil 1, Schizophrene Störungen, akut und chronisch)
- Depressive Episode? (➢ Teil 1, Depression)
- Manische Episode? (➢ Teil 1, Bipolare Störungen)
- Demenz? (➢ Teil 1, Demenz)
- Delir? (➢ Teil 1, Delir)
- Abhängigkeitserkrankung und Drogenintoxikation? (➢ Teil 1, Abhängigkeit von Alkohol; Abhängigkeit von Benzodiazepinen, Barbituraten, Z-Substanzen und anderen Medikamenten; Abhängigkeit von illegalen Drogen)
- Anpassungsstörung? (➢ Teil 1, Anpassungsstörungen)
- Angsterkrankung? (➢ Teil 1, Angststörungen)
- Zwangsstörung? (s. u. Zwangssymptome)
- Organische Grunderkrankungen, z. B. Hirntumoren, zerebrale Entzündungen, Durchblutungsstörungen?

Beeinflussende Faktoren

- Konflikte/besondere Belastungen?
- Langanhaltende unterschiedliche Gefühle wie Angst, Unsicherheit, Überforderung, Stress?
- Schlafstörungen/Müdigkeit?
- Energiedefizit/Mangelernährung?

Symptome

Körperliche Auswirkungen: Schlafbeeinträchtigungen?

Psychische Anzeichen

- Formale Denkstörungen (vgl. „Diagnostik"): gehemmt, verlangsamt, umständlich, eingeengt, perseverierend, ideenflüchtig, gesperrt, inkohärent sowie Grübeln, Gedankendrängen, Vorbeireden, Neologismen?
- Eingeschränkte Kognition, z. B. Merkfähigkeit, Orientierung?
- Kommunikationsveränderungen, z. B. Sprachgebrauch?
- Geistige Regsamkeit, z. B. aufgrund von „Fehldenken" sinnlose sich wiederholende Aktionen durchführen?
- Gefühlsschwankungen?
- Reizbarkeit/aggressives Verhalten?
- Fehlende Motivation/Beeinträchtigung des Antriebs?
- Ambivalenz? Entscheidungsunfähigkeit? Unfähigkeit zur Strukturierung/Priorisierung?

Sonstige Anzeichen/Auswirkungen

- Beeinträchtigte Tagesstruktur?
- Nachlässigkeit bei Verpflichtungen, z. B. Rechnungen, Behörden, Beruf?
- Eingeschränkte soziale Interaktion, z. B. Missverständnisse?
- Vernachlässigung der Selbstpflege?

Ressourcen

- Kognitive Fähigkeiten
- Motivation
- Störungsbewusstsein
- Kann Empfehlungen/therapeutische Gespräche annehmen
- Stützendes soziales Netzwerk
- Kann Alltag selbstständig bewältigen

Pflegediagnose/Pflegephänomen

NANDA (00279) Gestörter Denkprozess
POP (80252) Veränderter Denkprozess
NANDA/POP Je nach Auswirkung auf die Selbstpflege, sozialen Aspekten oder Adhärenz sind verschiedene Pflegediagnosen möglich.

Ziele festlegen

- Patient kann formale Denkstörungen/veränderte Gedanken beschreiben.
- Patient kann sich verständlich ausdrücken und erkennt das Wesentliche.
- Patient kann die vereinbarten Maßnahmen einhalten, z. B. Tagesstruktur, Selbstpflege, Verpflichtungen.
- Patient äußert Veränderungen im Denken und Verhalten.
- Patient nimmt an Therapien teil.
- Patient kann Kompensationsstrategien anwenden.
- Patient äußert ein Gefühl von Sicherheit bei Aktivitäten/Kontaktaufnahme mit Bezugspersonen.
- Patient kann Anforderungen des täglichen Lebens bewältigen.
- Patient kann sich selbst organisieren/strukturieren und Entscheidungen treffen.

Maßnahmen planen

- Ursachen der formalen Denkstörungen/veränderten Denkprozesse ermitteln
- Vertrauensvolle Beziehung aufbauen (Bezugspflege)
- Unterstützen, im Gespräch den Gedanken zu Ende zu bringen, z. B. bei Gedankensprüngen, Themenwechsel, Wortfindungsstörungen – Bezugspflegegespräch nach Vereinbarung
- Kommunikationshilfen anbieten, z. B. Zettel, Stift
- Verschiedene Regeln in der Gesprächsführung beachten, z. B. Gedankengänge nicht infrage stellen, Informationen wiederholen, Zeit geben
- Individuelle Bewältigungsstrategien entwickeln, z. B. Gedanken-Stopp-Methode, Ablenkung, Aufschreiben von Gedankengängen, positive Gedanken
- Interesse für mögliche Beschäftigungen/positive Aktivitäten ermitteln
- Zur körperlichen Aktivität motivieren, z. B. Außenaktivitäten (Spaziergänge), Bewegungsübungen, sportliche Ablenkung (Joggen, Kegeln)
- Verbindliche Tagesstruktur planen, z. B. Morgenrunde, feste Therapie-, Essens- und Ruhezeiten
- Bei der Selbstpflege, Zimmerordnung und/oder Tagesstruktur unterstützen/anleiten/motivieren
- Für ruhige Atmosphäre/Ruhepausen sorgen
- Entspannungstechniken empfehlen und anleiten, z. B. progressive Muskelentspannung, autogenes Training, Yoga, Ohr-Akupunktur nach NADA und Arztrücksprache

- Teilnahme an psychoedukativen Gruppen (verschiedene Themen wie Schlaf, Kommunikation, soziale Kompetenz)
- Kognitives Training, z. B. Zeitungsgruppe, Nacherzählung
- Lebenspraktisches Training anbieten, z. B. Waschen, Backen, Kochen
- Bedarfsmedikation auf Arztanordnung

Ergebnisse prüfen

- Gruppenteilnahme und Therapieleistungen (Leistungsdokumentation, Therapiepass, Beobachtung)
- Anwendung von Kompensationsstrategien (Beobachtung)
- Aufrechterhalten des „roten Fadens“ im Denkprozess (Rückmeldungen aus Gesprächskontakten)
- Kenntnis der eigenen Interessen (Liste positiver Aktivitäten)
- Konstruktive Gestaltung der sozialen Kontakte (Beobachtung)
- Aufrechterhalten der Tagesstruktur (Tagesplan)
- Selbstpflege im Alltag (Beobachtung, Einschätzung, z. B. nach der Jones-Klassifikation)

Denkstörungen, inhaltliche (u. a. Wahn)

*Störungen des inhaltlichen Denkens („**Was** denke ich?“) werden auch als Wahn bezeichnet. Wahn ist definiert als eine unkorrigierbare Überzeugung mit Apriori-Evidenz (bedarf keiner Erklärung), an der der Betreffende festhält, trotz Unvereinbarkeit mit der Realität.*

Diagnostik

Anamnese und psychopathologische Befunderhebung nach AMDP

- Wahnstimmung (unbestimmtes Gefühl von Bedrohlichkeit und Veränderung)
- Wahneinfall (plötzlich auftretender Wahngedanke, der kurze Zeit später wieder verschwindet)
- Wahngedanken (einzelner, aber anhaltender Gedanke, der die Definition des Wahns erfüllt)
- Wahnwahrnehmung (reale Wahrnehmung wird wahnhaft interpretiert)
- Systematisierter Wahn (mehrere Wahnthemen und Wahnwahrnehmungen werden verknüpft)
- Wahndynamik (Ausmaß, in dem die Wahnsymptomatik Affekt und Angst beeinflusst)
- Thema des Wahns, z. B. Verfolgung, Schuld, Hypochondrie, Eigenbeziehung (s. u. „Symptome“)

Ausschluss organischer Ursachen

- Körperlich-neurologische Untersuchung, Labor, EKG, ggf. Bildgebung

Medizinische Therapie

Nicht medikamentös

- Psychotherapie (z. B. metakognitives Training)
- Psychoedukation
- Sport

Medikamentös

- Antipsychotika (z. B. Risperidon, Olanzapin, Haloperidol)
- Benzodiazepine (bei starker Wahndynamik)
- Behandlung der Grunderkrankung

Informationen sammeln

- Wahnvorstellungen (seit wann, Umfang, Inhalt)?
- Vermutlicher Auslöser?
- Drogenkonsum?
- Veränderungen im Kontakt mit anderen Menschen?
- Veränderungen der Gefühlslage/Angst?
- Verhaltensauffälligkeiten, z. B. Rückzug, Selbstgespräche?
- Defizite in der Organisation der eigenen Tagesstruktur?
- Auswirkungen auf den Alltag?
- Bekannte psychische Erkrankungen?
- Gefährdungsmomente?

Ursachen

Erkrankungen, die mit inhaltlichen Denkstörungen einhergehen

- Schizophrenie und schizophreniforme Störungen? (➤ Teil 1, Schizophrene Störungen, akut und chronisch)
- Depressive Episode (stimmungssynthyme Wahnsymptome)? (➤ Teil 1, Depression)
- Manische Episode (stimmungssynthyme Wahnsymptome)? (➤ Teil 1, Bipolare Störungen)
- Demenz? (➤ Teil 1, Demenz)
- Delir? (➤ Teil 1, Delir)
- Drogenkonsum? (➤ Teil 1, Abhängigkeit von illegalen Drogen; Abhängigkeit von Benzodiazepinen, Barbituraten, Z-Substanzen und anderen Medikamenten)
- Organische Grunderkrankungen, z. B. Hirntumoren, zerebrale Entzündungen, Durchblutungsstörungen?

Beeinflussende Faktoren

- Hospitalisierung, z. B. Einrichtung, Gefängnis?
- Soziale Isolation/Vereinsamung?
- Langanhaltende unterschiedliche Symptome wie mangelndes Selbstwertgefühl, Reizüberflutung?
- Anhaltender Schlafentzug?

Symptome

Körperliche Auswirkungen

- Motorische Unruhe?
- Veränderte bis merkwürdige Körperhaltung, z. B. in der Raumecke kauernd bei Bedrohung, massive Anspannung im Kontakt?
- Verhaltensauffälligkeiten, z. B. ängstliche Blicke, Beobachten?
- Schlafbeeinträchtigungen?

Psychische Anzeichen

- Wahnstimmung, Wahngedanken, Wahnwahrnehmung, Wahneinfall, systematisierter Wahn, Wahndynamik (s. o. „Diagnostik“)?
- Wahnhafte Personenverkennung, z. B. bekannte Person als bedrohliche Person?
- Wahnthema:
  - Beeinträchtigung/Verfolgung, z. B. belanglose Ereignisse und Personen werden als Bedrohung empfunden?
  - Schuld/Versündigung, z. B. eigenes Bagatellverhalten wird als Ursache für ein negatives Großereignis betrachtet?
  - Hypochondrischer Wahn, z. B. wahnhafte Überzeugung, an einer schweren, unheilbaren Krankheit zu leiden (ohne organischen Befund)?
  - Eigenbeziehung, z. B. Ereignisse im Umfeld werden auf die eigene Person bezogen?
  - Größenwahn, Fehleinschätzung der eigenen Person, Überbewertung der eigenen Fähigkeiten, z. B. Patient gibt an, die eigentliche Leitung der Klinik zu sein?
  - Nihilismus/Nichtigkeit, z. B. Patient fühlt sich unnütz oder nichts mehr zu sein?
  - Verarmung, z. B. Gefühl der eigenen finanziellen Verarmung auch mit Auswirkung auf Familie oder Umfeld?
  - Eifersucht, z. B. wird dem Partner ständige Untreue vorgeworfen, Zufälligkeiten bestärken den Wahn?
  - Liebeswahn, z. B. das Gefühl, von einer Person geliebt zu werden, Blickkontakt oder Ähnliches wird als Liebesbeweis gedeutet?
- Gefühlsschwankungen?

- Reizbarkeit/aggressives Verhalten?
- Selbstschädigung/selbstverletzendes Verhalten?
- Eingeschränkte Kognition?
- Fehlende Motivation?

Sonstige Anzeichen/Auswirkungen

- Eingeschränkte soziale Fähigkeiten, z. B. Distanzlosigkeit?
- Fehlende Adhärenz/Verweigerungshaltung, z. B. Medikamente, Krankheitseinsicht, Vergiftungsideen?
- Sozialer Rückzug?
- Vernachlässigung der Selbstpflege?

Ressourcen

- Kognitive Fähigkeiten
- Motivation
- Störungsbewusstsein (Distanzierung von dem Wahn)
- Kann Empfehlungen/therapeutische Gespräche annehmen
- Adhärenz
- Stützendes soziales Netzwerk
- Kann Alltag selbstständig bewältigen

Pflegediagnose/Pflegephänomen

NANDA (00121) Gestörte persönliche Identität; (00071) defensives Coping

POP (80142) Veränderte Realitätswahrnehmung; (80252) veränderter Denkprozess

NANDA/POP Je nach Risikoabwägung oder Beeinträchtigung bei der Selbstpflege und/oder im Alltag sind weitere Pflegediagnosen möglich.

Ziele festlegen

- Sicherheit des Patienten und seines Umfelds ist gewährleistet (Eigen-/Fremdgefährdung).
- Patient beschreibt erlebte inhaltliche Denkstörungen/Wahninhalte.
- Patient hält sich an die vereinbarten Maßnahmen, z. B. Tagesstruktur, Medikamenteneinnahme, Körperpflege, Nahrungs- und Flüssigkeitszufuhr.
- Patient äußert (beginnende) Distanzierung von der Wahnsymptomatik.
- Patient nimmt an Therapien teil.
- Patient äußert Vertrauen, nimmt von sich aus Kontakt mit Bezugspersonen auf.
- Patient kann Anforderungen des täglichen Lebens bewältigen.
- Patient kann Überforderungssituationen/Reizsituationen sowie Frühwarnzeichen erkennen und vorbeugend handeln.

Maßnahmen planen

- Ursachen der veränderten Wahrnehmung ermitteln und besprechen
- Vertrauensvolle Beziehung aufbauen (Bezugspflege)
- Im Gespräch die Wahninhalte als subjektive Realität des Patienten akzeptieren, nicht bestärken, aber auch nicht von der Realität überzeugen – Bezugspflegegespräch nach Vereinbarung
- Im Kontakt Nähe-Distanz-Verhältnis wahren (Vorsicht bei direktem Körperkontakt)
- Emotionale Beeinträchtigung durch die Wahnsymptome (Wahndynamik) feststellen
- Individuelle Bewältigungsstrategien entwickeln, u. a. Erkennen von Frühwarnzeichen
- Verhalten auf der Station/in der Gruppe beobachten (auf Gefährdungszeichen achten)
- Interesse für mögliche Beschäftigungen/Aktivitäten ermitteln

- Zur körperlichen Aktivität motivieren, z. B. Außenaktivitäten (Spaziergänge), Bewegungsübungen, sportliche Ablenkung (Joggen, Kegeln)
- Bei der Selbstpflege, Zimmerordnung und/oder Tagesstruktur unterstützen/anleiten/motivieren
- Verbindliche Tagesstruktur planen, z. B. Morgenrunde, feste Therapie-, Essens- und Ruhezeiten
- Lebenspraktisches Training anbieten, z. B. Waschen, Backen, Kochen
- Entspannungstechniken empfehlen und anleiten, z. B. progressive Muskelentspannung, autogenes Training, Yoga, Ohr-Akupunktur nach NADA und Arztrücksprache; *keine* Imaginationsübungen (z. B. Fantasiereisen)
- Teilnahme an psychoedukativen Gruppen (verschiedene Themen wie Frühwarnzeichen, Krise)
- Motivation zur Erstellung eines Krisenplans oder einer Behandlungsvereinbarung
- Weitere Gruppenangebote machen (soziales Kompetenztraining, metakognitives Training, integriertes psychologisches Therapieprogramm)
- Im Erregungszustand deeskalieren, z. B. verbale Deeskalation, Ablenkung
- Sicherungsmaßnahmen (beschützende Station, ggf. Fixierung nach Arztanordnung oder bei Gefahr in Verzug)
- Bedarfsmedikation auf Arztanordnung (Einnahme überwachen)

Ergebnisse prüfen

- Gruppenteilnahme und Therapieleistungen (Leistungsdokumentation, Therapiepass, Beobachtung)
- Distanzierung vom Wahn (Rückmeldungen aus Gesprächskontakten)
- Eingehen sozialer Kontakte und Einhalten sozialer Regeln (Beobachtung)
- Adhärenz (Beobachtung, Bestimmung von Medikamentenspiegeln im Blut)
- Selbstpflege im Alltag (Beobachtung, Einschätzung, z. B. nach der Jones-Klassifikation)
- Aufrechterhalten einer Tagesstruktur (Tagesplan)
- Zunehmendes Vertrauen und Entspannung (Beobachtung)

Eigengefährdung

Eigengefährdung gehört zu den Symptomen, die aufgrund ihrer Häufigkeit und Bedrohlichkeit bei jeder Evaluation eines Patienten beachtet werden müssen. Grundsätzlich wird eine Eigengefährdung durch Suizidalität/Autoaggression von einer Eigengefährdung durch Realitätsverkennung und Hilflosigkeit unterschieden.

Diagnostik

Anamnese und psychopathologische Befunderhebung nach AMDP

- **Suizidalität**
  - **Passive Suizidalität:** Lebensüberdruss; der Patient wünscht sich, nicht mehr aufzuwachen (Entlastungswünsche/Erleichterungsgedanke).
  - **Suizidgedanken:** Der Patient erwägt, den Tod selbst herbeizuführen.
  - **Suizidpläne:** Patient hat eine konkrete Vorstellung, auf welche Weise er sich das Leben nehmen möchte.
  - **Suizidvorbereitung:** Der Patient hat bereits Vorkehrungen für seinen Suizid getroffen.
  - **Suizidversuch:** Der Patient hat bereits erfolglos versucht, sich das Leben zu nehmen.
- **Selbstbeschädigung:** Der Patient verletzt sich selbst – häufig mit dem Ziel einer Spannungsreduktion/Selbstbestrafung.
- **Selbstgefährdung durch Realitätsverkennung:** Durch Verwirrtheit und Orientierungsstörungen begibt sich der Patient in gefährliche Situationen.

Medizinische Therapie

Nicht medikamentös

- Stützende Gespräche, ggf. Krisenintervention
- Beziehungsaufbau
- Anti-Suizidpakt
- Behandlung auf einer beschützenden Station, ggf. auch langfristig in einer beschützenden Wohneinrichtung
- Zwangsmaßnahmen als Ultima Ratio
- Skills-Training (bei Selbstverletzung)

Medikamentös

- Benzodiazepine
- Lithium
- Niederpotente Antipsychotika (z. B. Chlorprothixen, Pipamperon)
- Behandlung der Grunderkrankung

Informationen sammeln

- Veränderungen im Umgang mit anderen Menschen (insbesondere sozialer Rückzug)?
- Veränderungen in der Wahrnehmung?
- Konkrete Suizidabsichten und -pläne (u. a. Gedanken, Äußerungen)?
- Bilanzierung?
- Vermutliche Auslöser?
- Selbstverletzungen?
- Selbstverletzungen/Suizidversuche in der Vergangenheit?

- Risikoverhalten, z. B. gefährliche Sportarten, riskantes Verhalten im Straßenverkehr?
- Psychiatrische Erkrankungen?
- Mangelnder Selbstschutz, z. B. Sturzgefahr?
- Gefahrensituationen, z. B. Verlaufen, Herd vergessen, versehentlich Feuer gemacht?
- Einsichtsfähigkeit?
- Krankheitsbewusstsein?
- Impulsivität (Affekthandlungen)?
- Drogenkonsum, insbesondere erhöhter Alkoholkonsum (Senkung der Hemmschwelle)?

Ursachen

Erkrankungen, die mit Selbstgefährdung einhergehen

- Depressive Episode? (➢ Teil 1, Depression)
- Manische Episode? (➢ Teil 1, Bipolare Störungen)
- Bipolare Störung? (➢ Teil 1, Bipolare Störungen)
- Anpassungsstörung? (➢ Teil 1, Anpassungsstörungen)
- Posttraumatische Belastungsstörung? (➢ Teil 1, Posttraumatische Belastungsstörung)
- Schizophrenie? (➢ Teil 1, Schizophrene Störungen, akut und chronisch)
- Persönlichkeitsstörung? (➢ Teil 1, Persönlichkeitsstörungen)
- Demenz? (➢ Teil 1, Demenz)
- Delir? (➢ Teil 1, Delir)
- Intelligenzminderung? (➢ Teil 1, Intelligenzminderungen)
- Abhängigkeitserkrankung? (➢ Teil 1, Störungen durch Verhaltenssüchte und Störungen der Impulskontrolle; Abhängigkeit von Alkohol; Abhängigkeit von Benzodiazepinen, Barbituraten, Z-Substanzen und anderen Medikamenten; Abhängigkeit von illegalen Drogen)
- Anorexia nervosa? (➢ Teil 1, Essstörungen)

Beeinflussende Faktoren

- Dauerhafte Belastungen wie Mobbing, finanzielle Probleme oder Partnerschaftskonflikte?
- Belastendes Ereignis?
- Anhaltende Einsamkeit/Hospitalismus?
- Langanhaltende unterschiedliche Gefühle wie Unruhe, Anspannung, Überforderung, Stress, Verzweiflung?
- Ausbleibende Anpassung/Bewältigung?
- Grunderkrankungen, z. B. ständige Schmerzen oder biologische Faktoren wie das „Älterwerden“?
- Wissensdefizit zur Erhaltung der eigenen Gesundheit, z. B. in Bezug auf Medikamente, Prophylaxen, Komplikationen?

Symptome

Körperliche Auswirkungen

- Körperliche Schäden nach Selbstverletzung/Suizidversuch (akute Wunden oder Narben)?
- Schlafbeeinträchtigungen?
- Mangelernährung/Dehydratation?
- Verwahrlosung?

Psychische Anzeichen

- *Präsuizidales Syndrom* nach Ringel:
  - **Einengung von Denken und Handeln** aufgrund der oben genannten Ursachen/beeinflussenden Faktoren, sodass als Erlösung aus der Situation nur noch der Suizid übrig bleibt?
  - **Aggressionsumkehr** durch aufstauende und verstärkte Aggression, die sich gegen die eigene Person richtet?

  - **Suizidfantasien** als Flucht vor der Realität in eine Scheinwelt, in der der Tod und der Suizid eine immer größer werdende Rolle spielen?
- *Suizid-Entwicklungsstadien* nach Pöldinger:
  - **Erwägung des Suizids** durch Gedanken und Andeutungen trotz noch vorhandener Distanzierung (z. B. „Wäre ich doch besser tot“)?
  - **Ambivalenz** bei eingeschränkter Distanzierung und Steuerungsfähigkeit, z. B. Hilferufe, Ankündigungen, Appelle und Kontaktaufnahme zu betreuenden Personen?
  - **Entschluss** zum Suizid mit konkreten Vorbereitungen mit Resignation, aber auch trügerischer Ruhe und teils gebesserter Stimmung?
- Innere Unruhe/Anspannung?
- Gefühlsäußerungen wie Hoffnungslosigkeit, Niedergeschlagenheit, mangelnde Anerkennung, Ängste, fehlende lebensbejahende Zukunftsperspektive, negative Bilanzierungsgedanken?
- Fehlende Motivation/Beeinträchtigungen des Antriebs (plötzlich gesteigerter Antrieb kann die Suizidgefahr erhöhen)?
- Verwirrtheit?
- Gedächtnisstörungen?
- Bewusstseinsstörungen?

Sonstige Anzeichen/Auswirkungen
- Beeinträchtigte Tagesstruktur?
- Sozialer Rückzug?
- Sammeln von Gegenständen, z. B. Waffen, Gegenstände zum „Ritzen“, Putzmittel, Deos (Erfrierung) oder Medikamente?
- Einführen/Schlucken von Gegenständen/Substanzen?
- Plötzliches Verschenken von Eigentum?
- Abschiedsbrief/Testamentsänderungen?
- Vernachlässigung der Selbstpflege?

Ressourcen
- Kann Empfehlungen/therapeutische Gespräche annehmen
- Kann über Gefühle sprechen bzw. diese ausdrücken
- Interesse an Strategien zur Krisenbewältigung (Coping)
- Kognitive Fähigkeiten
- Stützendes soziales Netzwerk
- Verfügt über gesicherte Grundbedürfnisse
- Kann Alltag selbstständig bewältigen

Pflegediagnose/Pflegephänomen
(Vgl. Orientierungsstörungen)

NANDA (00043) Ineffektiver Selbstschutz; (00140) Risiko einer gegen sich selbst gerichteten Gewalttätigkeit; (00151) Selbstverstümmelung; (00289) Risiko eines suizidalen Verhaltens

POP (70062) Beeinträchtigter Selbstschutz; (60102) Selbstschädigung; (60111) Suizidrisiko

NANDA/POP Je nach Eigengefährdung, z. B. bei Realitätsverkennung oder Orientierungsstörungen, sind weitere Pflegediagnosen möglich.

Ziele festlegen
- Sicherheit des Patienten und seines Umfelds ist gewährleistet (insbesondere bei Realitätsverkennung und fehlender Möglichkeit zur Mitarbeit seitens des Patienten).
- Patient distanziert sich von den Suizidgedanken.
- Patient hält Therapievereinbarungen ein.
- Patient beschreibt Gedanken/Gefühle oder spricht über Auslöser/Ursachen.
- Patient nimmt an Therapien teil.
- Patient lässt sich auf Beziehungen zum Behandlungsteam ein.

- Patient kann Hilfe annehmen.
- Patient äußert Reduktion der „negativen" Gefühle/Gedanken.
- Patient setzt Skills zum Spannungsabbau ein.
- Patient kann Perspektive/Zuversicht entwickeln, wird handlungsfähig im Sinne positiver, lebensbejahender Verhaltensweisen.

Maßnahmen planen

- Ursachen der Eigengefährdung ermitteln
- Vertrauensvolle Beziehung aufbauen (Bezugspflege)
- Stimmungsabfrage sowie Eigengefährdung ggf. zusätzlich mit einer Skala einschätzen, z. B. Nurses' Global Assessment of Suicide Risk [NGASR]
- Je nach Risiko/Arztanordnung überwachen (beschützende Station, Überwachungszimmer, zeitliche Kontaktaufnahme, Eins-zu-eins-Betreuung, mechanische Beschränkung)
- Für sichere Umgebung sorgen (Sturzprophylaxe, keine gefährlichen Gegenstände usw.)
- Nach Möglichkeit Vereinbarung abschließen, z. B. Anti-Suizidpakt, Therapievertrag
- Gespräche anbieten (klare Kommunikation) – Bezugspflegegespräche nach Vereinbarung
- Beim Ausdruck von Gefühlen unterstützen
- Bei der Entwicklung individueller Bewältigungsstrategien unterstützen
- Verhalten auf der Station/in der Gruppe beobachten (auf Gefährdungszeichen achten)
- Interesse für mögliche Beschäftigungen/Aktivitäten ermitteln
- Über notwendige Maßnahmen informieren; Ziel dahinter verdeutlichen (Schutz des Patienten/vorübergehende Verantwortungsübernahme)
- Zur körperlichen Aktivität motivieren, z. B. Außenaktivitäten (Spaziergänge), Bewegungsübungen, sportliche Ablenkung (Joggen, Kegeln)
- Bei der Selbstpflege, Zimmerordnung und/oder Tagesstruktur unterstützen/anleiten/motivieren
- Verbindliche Tagesstruktur planen, z. B. Morgenrunde, feste Therapie-, Essens- und Ruhezeiten
- Skills zum Spannungsabbau erarbeiten/anbieten
- Zum Führen eines Spannungsprotokolls und einer Verhaltensanalyse anleiten und diese besprechen
- Entspannungstechniken empfehlen und anleiten, z. B. progressive Muskelentspannung, autogenes Training, Yoga, Ohr-Akupunktur nach NADA und Arztrücksprache
- Teilnahme an psychoedukativen Gruppen (verschiedene Themen wie Krise, Achtsamkeit, Genuss, dialektisch-behaviorale Therapie [DBT])
- Bedarfsmedikation auf Arztanordnung (Einnahme überwachen)
- Reorientierungstraining
- Angehörige einbeziehen

Ergebnisse prüfen

- Zeichen der Eigengefährdung (Beobachtung, Rückmeldung aus Gesprächskontakten)
- Innere Anspannung (Spannungsprotokoll, Verhaltensanalyse)
- Ausdruck von Wut-, Trauer- und Schuldgefühlen (Beobachtung, Rückmeldung aus Gesprächskontakten)
- Suizidrisiko (Stimmungsabfrage, Risikoskala, z. B. NGASR)

- Einsatz von Skills zur Spannungsreduktion (Spannungsprotokoll)
- Entwicklung neuer Perspektiven nach einschneidender Lebensveränderung (Rückmeldung aus Gesprächskontakten)
- Steuerungs-/Distanzierungs- und Absprachefähigkeit, Realitätsbezug (Beobachtung)

Fremdgefährdung

Menschen mit einer psychischen Erkrankung sind nicht gefährlicher als Gesunde. Jedoch gibt es Erkrankungen, z. B. die Schizophrenie oder die dissoziale Persönlichkeitsstörung, bei denen Aggressivität und Fremdschädigung ein Teil der Symptomatik sein können.

Diagnostik

Anamnese und psychopathologische Befunderhebung nach AMDP
- Aggressivität
- Fremdschädigung

Medizinische Therapie

Nicht medikamentös
- Beziehungsaufbau
- Stützende Gespräche
- Bestimmt auftreten, klare Grenzen setzen
- Gespräche immer in Begleitung schützender Personen führen
- Auf sichere Umgebung achten für sich, den Patienten und das Umfeld
- Zwangsmaßnahmen/ggf. Zuhilfenahme der Polizei als Ultima Ratio

Eigenschutz geht vor!

Medikamentös
- Benzodiazepine (z. B. Lorazepam, Clonazepam, Diazepam)
- Antipsychotika (z. B. Olanzapin, Quetiapin)
- Behandlung der Grunderkrankung

Informationen sammeln

- Veränderungen im Umgang mit anderen Menschen?
- Veränderungen in der Wahrnehmung?
- Anspannung/Gereiztheit?
- Verbale Aggression?
- Konkrete Tätlichkeiten gegenüber anderen Menschen/Gegenständen?
- Aggressive Handlungen in der Vergangenheit?
- Strafverfahren/forensische Vorgeschichte?
- Besitz von Waffen oder anderen gefährlichen Gegenständen?
- Psychische Erkrankung/Drogenkonsum?
- Fremdanamnese (z. B. Angehörige, Betreuer, Polizei)?

Ursachen

Erkrankungen, die mit Fremdgefährdung einhergehen können
- Schizophrenie? (➢ Teil 1, Schizophrene Störungen, akut und chronisch)
- Manie? (➢ Teil 1, Bipolare Störungen)
- Abhängigkeit? (➢ Teil 1, Abhängigkeit von illegalen Drogen; Abhängigkeit von Benzodiazepinen, Barbituraten, Z-Substanzen und anderen Medikamenten; Abhängigkeit von Alkohol)?
- Alkohol-, Drogen-, Medikamentenkonsum?
- Persönlichkeitsstörung (insbesondere dissoziale Persönlichkeitsstörung und emotional instabile Persönlichkeitsstörung vom

impulsiven Typ)? (> Teil 1, Persönlichkeitsstörungen)

Beeinflussende Faktoren

- Fremdbestimmte Situationen, z. B. Verbote, freiheitsbeschränkende Maßnahmen, richterliche Anhörung?
- Fehlende Adhärenz/Krankheitseinsicht?
- Hospitalismus?
- Sich anstauende Aggression durch langanhaltende unterschiedliche Gefühle wie Unruhe, Anspannung, Überforderung, Erregung?
- Ängste/Verunsicherung?

Symptome

Körperliche Auswirkungen: Schlafbeeinträchtigungen?

Psychische Anzeichen

- Innere Unruhe/Anspannung?
- Wahnhaftes Verhalten, z. B. Halluzinationen, Verdächtigungen?
- Eingeschränkte Kognition, z. B. Denkprozess, Orientierung?
- Gefühle wie Unsicherheit, Angst und Bedrohung?
- Getriebenheit/Antriebssteigerung?

Sonstige Anzeichen/Auswirkungen

- Beeinträchtigte Tagesstruktur?
- Verbale/körperliche Drohungen?
- Aggressives Verhalten/Tätlichkeiten gegenüber anderen Personen, z. B. Stoßen, Schlagen, Beißen, Kratzen, Spucken?
- Sexuelle Belästigung/Übergriff?
- Beschädigung/Zerstören von Gegenständen?
- Negative Verhaltensweisen wie Provozieren, Ignorieren, Beleidigen?
- Soziale Isolierung/Konflikte?
- Fehlendes Schuldbewusstsein/Reue?
- Vernachlässigung der Selbstpflege?

Ressourcen

- Ausreichend Wissen und Fähigkeit, dieses anzuwenden
- Kann Empfehlungen/therapeutische Gespräche annehmen
- Beziehungsfähigkeit
- Verbale Kommunikation
- Starke Emotionskontrolle
- Interesse an Strategien zur Ablenkung (Skills, Coping)
- Soziale Kompetenz/Anpassungsfähigkeit
- Interesse an körperlicher Aktivität (Sport)
- Selbstpflege
- Verfügt über ein stützendes soziales Netzwerk

Pflegediagnose/Pflegephänomen

NANDA (00138) Risiko einer gegen andere gerichteten Gewalttätigkeit

POP (60081) Risiko einer Aggression; (60082) Aggression

NANDA/POP Je nach Einschränkung im Alltag sind weitere Pflegediagnosen im Bereich der Kommunikation, sozialen Interaktion und/oder Selbstpflege möglich.

Ziele festlegen

- Sicherheit des Patienten und seines Umfelds ist gewährleistet.
- Patient zeigt aggressionsfreies Verhalten, z. B. bei Pflegehandlungen.
- Patient hält Therapievereinbarungen ein.
- Patient erkennt eigene Bedürfnisse/Gefühle und die der anderen.
- Patient äußert eigene Gefühle/Bedürfnisse angemessen.

- Patient erkennt Auslöser/Frühzeichen der Aggression.
- Patient äußert Reduktion/Kontrollmöglichkeiten der Anspannung/Erregung.
- Patient zeigt entspannte Körperhaltung.
- Patient setzt Skills zum Spannungsabbau ein.
- Patient kann Reue/Schuld wahrnehmen (Beziehungen schützen).

Maßnahmen planen

- Auslöser/Ursachen der Fremdgefährdung ermitteln
- Risiko mit einer Skala einschätzen, z. B. hauseigene Instrumente, Overt Aggression Scale (OAS), Staff Observation Aggression Scale (SOAS)
- Vertrauensvolle Beziehung aufbauen (Bezugspflege)
- Gespräche anbieten (deeskalierende Gesprächsführung) – Bezugspflegegespräch nach Vereinbarung
- Verhalten beobachten bis hin zur Überwachung (auf Gefährdungszeichen wie Erregung, verbale Drohung oder gereizte Stimmung achten)
- Für eine sichere, reizarme Umgebung sorgen (keine gefährlichen Gegenstände), bei Bedarf Kontrolle/Leibesvisitation
- Unnötige räumliche Einengung vermeiden, z. B. Stationsgestaltung
- Im Vorfeld Möglichkeiten zur Entlastung anbieten, z. B. körperliche Aktivitäten wie Spaziergänge, Sporttherapie, Kegeln
- Im Vorfeld Rückzugs-/Distanzierungsmöglichkeiten besprechen (evtl. vom Essen fernbleiben, Auszeit usw.)
- Respektvoller Umgang mit dem Patienten
- Fehlverhalten widerspiegeln, gegenseitige Provokationen vermeiden
- Über notwendige Maßnahmen informieren (in verständlicher, klarer [nicht zu diskutierender] Form), ggf. Konsequenzen aufzeigen
- Skills zum Spannungsabbau erarbeiten/anbieten, zum Führen eines Spannungsprotokolls anleiten
- Verbindliche Tagesstruktur planen, z. B. Morgenrunde, feste Therapie-, Essens- und Ruhezeiten
- Entspannungstechniken empfehlen und anleiten, z. B. progressive Muskelentspannung, autogenes Training, Yoga, Ohr-Akupunktur nach NADA und Arztrücksprache
- Bedarfsmedikation auf Arztanordnung (Einnahme überwachen)
- Deeskalierende Maßnahmen anwenden (nach einem Stufenmodell, z. B. Professionelles Deeskalationsmanagement [ProDeMa]: u. a. Bewertung, Kommunikation, Techniken zur Immobilisierung)
- Interventionen im Rahmen eines umfassenden Modells zur Aggressionsprävention einsetzen, z. B. wertschätzende Kommunikation im Rahmen des Safewards-Modells
- Bei Bedarf freiheitsbeschränkende Maßnahmen zum Eigen- und Fremdschutz (Arztanordnung, Gefahr in Verzug) sowie entsprechende Überwachung/Pflege
- Erregungszustand und freiheitsbeschränkende Maßnahme nachbesprechen

Eskalationen wirken in besonderem Maße auf Betroffene und Mitpatienten sowie Pflegende und müssen nachbearbeitet werden: Teambesprechung, Patientenversammlung, Fallbesprechung, Supervision, Einzelgespräche.

Ergebnisse prüfen

- Zeichen der Fremdgefährdung (Beobachtung, Risikoskala)
- Entspannung/Gefühlsäußerungen (Beobachtung, Rückmeldungen aus Gesprächskontakten)
- Häufigkeit von aggressiven Auseinandersetzungen (Beobachtung, standardisierte Dokumentationsverfahren von Aggressionsereignissen)
- Einhalten von sozialen Normen/Regeln (Beobachtung)
- Klarheit über eigene Bedürfnisse und die anderer Personen; Fähigkeit, diese zu berücksichtigen (Beobachtung)
- Anzahl der notwendigen freiheitsbeschränkenden Maßnahmen (Dokumentation/Überwachung bei freiheitsbeschränkenden Maßnahmen)
- Selbstständig angewandte Skills zur Spannungsreduktion (Spannungsprotokoll)

Ich-Störungen

Ich-Störungen beschreiben Beeinträchtigungen bei der Abgrenzung des „Ich" von der Umwelt. Abgesehen von Depersonalisation und Derealisation kommen Ich-Störungen ausschließlich bei Schizophrenien und schizoaffektiven Störungen vor.

Diagnostik

Anamnese und psychopathologische Befunderhebung nach AMDP

- **Gedankeneingebung:** Der Patient hat den Eindruck, fremde Gedanken würden ihm von außen „eingepflanzt".
- **Gedankenausbreitung:** Patient spürt, dass andere seine Gedanken lesen können.
- **Gedankenentzug:** Patient beschreibt Leere im Kopf, da ihm seine eigenen Gedanken entnommen wurden.
- **Fremdbeeinflussungserleben:** jegliches Gefühl der Fremdsteuerung.
- **Derealisation:** Personen, Gegenstände und Umgebung erscheinen unwirklich, fremdartig oder auch räumlich verändert. Dadurch wirkt die Umwelt unvertraut, sonderbar und fremd.
- **Depersonalisation:** Der Betroffene kommt sich selbst fremd, unwirklich, unmittelbar verändert oder uneinheitlich vor.

Ausschluss organischer Ursachen

- Körperlich-neurologische Untersuchung, Labor, EKG, ggf. Bildgebung

Medizinische Therapie

Nicht medikamentös (insbesondere bei Derealisation, Depersonalisation):

- Psychotherapie
- Achtsamkeitstherapie

Medikamentös (insbesondere bei Fremdbeeinflussungserleben, Gedankeneingebung, -ausbreitung, -entzug):

- Antipsychotika
- Benzodiazepine
- Behandlung der Grunderkrankung

Informationen sammeln

- Veränderungen in der Wahrnehmung (seit wann, Art der Wahrnehmung)?
- Auslöser?
- Auffälligkeiten bei der Interaktion/Kommunikation, z. B. absurde Gedanken, Fremdbeeinflussung?
- Defizite in der Organisation der eigenen Tagesstruktur?
- Kontaktfähigkeit?
- Alltagskompetenz?
- Psychische Erkrankungen?

Ursachen

Erkrankungen, die mit einer Ich-Störung einhergehen

- Schizophrenie? (➢ Teil 1, Schizophrene Störungen, akut und chronisch)
- Angsterkrankung (Depersonalisation, Derealisation)? (➢ Teil 1, Angststörungen)
- Dissoziative Störung (Depersonalisation, Derealisation)? (➢ Teil 1, Dissoziative Störungen)

- Traumafolgestörung (Depersonalisation, Derealisation)? (➤ Teil 1, Posttraumatische Belastungsstörung)
- Persönlichkeitsstörung? (➤ Teil 1, Persönlichkeitsstörungen)

Beeinflussende Faktoren

- Alkohol-, Drogen-, Medikamentenkonsum (Depersonalisation, Derealisation)?
- Störungen der Sinneswahrnehmung?
- Konflikte/psychisch belastende Situationen?
- Mangelnde Aufmerksamkeit?
- Fehlende Motivation/beeinträchtigter Antrieb?

Symptome

Körperliche Auswirkungen

- Veränderte Selbstwahrnehmung, z. B. Körperbildveränderungen, sich nicht lebendig fühlen, unpersönliche Benennung von Körperteilen?
- Schlafbeeinträchtigungen?

Psychische Anzeichen

- Gedankeneingebung/-ausbreitung und -entzug, Fremdbeeinflussungserleben, Derealisation, Depersonalisation (vgl. „Diagnostik“)?
- Erlebte Bedrohung, z. B. Mitmenschen können eigene Gedanken lesen, Gedankenlautwerden?
- Äußerungen zur Fremdbeeinflussung, z. B. Medien, außerirdische Macht, von außen gesteuert?
- Gefühlsschwankungen, z. B. Ängstlichkeit, Misstrauen?
- Reizbarkeit/aggressives Verhalten?
- Beeinträchtigte bis fehlende Adhärenz (Krankheit, Medikamente)?

Sonstige Anzeichen/Auswirkungen

- Beeinträchtigte Tagesstruktur?
- Sozialer Rückzug, z. B. aufgrund von Misstrauen, Selbstzweifel?
- Konflikte?
- Eigen-/Fremdgefährdung?
- Vernachlässigung der Selbstpflege?

Ressourcen

- Ausreichend Wissen und Fähigkeit, dieses anzuwenden
- Kann Empfehlungen/therapeutische Gespräche annehmen
- Kann über Gefühle sprechen bzw. diese ausdrücken
- Störungsbewusstsein
- Adhärenz
- Motivation
- Verfügt über gesicherte Grundbedürfnisse
- Stützendes soziales Netzwerk
- Kann Alltag selbstständig bewältigen

Pflegediagnose/Pflegephänomen

NANDA (00279) Gestörter Denkprozess; (00071) defensives Coping; (00118) gestörtes Körperbild

POP (80252) Veränderter Denkprozess; (80102) beeinträchtigtes Körperbild

NANDA/POP Je nach Auswirkung auf den Alltag sind weitere Pflegediagnosen möglich, z. B. im Bereich Selbstpflege, Schlafen oder Selbstorganisation.

Ziele festlegen

- Patient beschreibt Gedanken/erlebte Ich-Störung.
- Patient hält sich an die vereinbarten Maßnahmen, z. B. Tagesstruktur, Körperpflege.
- Patient nimmt verordnete Medikamente ein.

- Patient kann Störungen erkennen/akzeptieren.
- Patient nimmt an Therapien teil.
- Patient äußert ein Nachlassen der Ich-Störung.
- Patient nimmt von sich aus Kontakt mit Bezugspersonen/Behandlungsteam auf.
- Patient äußert Vertrauen gegenüber Behandlungsteam.
- Patient öffnet sich für therapeutische Gespräche.
- Patient kann Anforderungen des täglichen Lebens bewältigen.
- Patient kann mögliche Einflussfaktoren/Risikosituationen erkennen und vorbeugen.

Maßnahmen planen

- Ursachen der Ich-Störung ermitteln
- Vertrauensvolle Beziehung aufbauen (Bezugspflege)
- Gespräche in ruhiger Atmosphäre anbieten
  - Bezugspflegegespräch nach Vereinbarung
- Im Gespräch Äußerungen akzeptieren, aber Gedanken weder korrigieren noch bestärken
- Über notwendige Maßnahmen informieren, klare/zuverlässige bzw. berechenbare Absprachen
- Bei der Entwicklung von individuellen Bewältigungsstrategien unterstützen
- Bei der Medikamenteneinnahme unterstützen
- Verhalten auf der Station/in der Gruppe beobachten
- Interesse für mögliche Beschäftigungen/Aktivitäten ermitteln
- Zur körperlichen Aktivität motivieren, z. B. Außenaktivitäten (Spaziergänge), Bewegungsübungen, sportliche Ablenkung (Joggen, Kegeln)
- Bei der Selbstpflege, Zimmerordnung und/oder Tagesstruktur unterstützen/anleiten/motivieren
- Verbindliche Tagesstruktur planen, z. B. Morgenrunde, feste Therapie-, Essens- und Ruhezeiten
- Zur Kontaktaufnahme mit Bezugspersonen/Angehörigen motivieren, dies nach Möglichkeit in Planung der Maßnahmen integrieren

Ergebnisse prüfen

- Therapieteilnahme (Leistungsdokumentation, Therapiepass)
- Nachlassen der Ich-Störungen (Rückmeldungen aus Gesprächskontakten)
- Medikamenteneinnahme (Beobachtung, Dokumentation)
- Adäquate soziale Interaktionen (Beobachtung)
- Kontaktaufnahme mit dem Behandlungsteam (Beobachtung)
- Selbstpflege im Alltag (Beobachtung, Einschätzung, z. B. nach der Jones-Klassifikation)

Orientierungsstörungen

Störungen der Orientierung werden von Betroffenen häufig verschleiert und sollten daher aktiv erfragt werden. Sie sind hinweisend auf eine organisch bedingte psychische Störung.

Diagnostik

Anamnese und psychopathologische Befunderhebung nach AMDP
- Orientierung zur Zeit, z. B. „Welchen Tag haben wir heute?“
- Orientierung zum Ort, z. B. „Wo befinde ich mich gerade?“
- Orientierung zur Person, z. B. „Wer bin ich?“
- Orientierung zur Situation, z. B. „Was passiert gerade um mich herum?“

Ausschluss organischer Ursachen
- Körperlich-neurologische Untersuchung, Labor, Liquoruntersuchung, EKG, ggf. Bildgebung

Medizinische Therapie

Nicht medikamentös
- Reorientierungstraining und Orientierungshilfen
- Auf ausreichende Trinkmenge und genügend Schlaf achten

Medikamentös
- Antidementiva
- Antipsychotika
- Behandlung der Grunderkrankung (wenn möglich)

Informationen sammeln

- Orientierungsstörungen (seit wann, Zeit, Ort, Person, Situation)?
- Vergesslichkeit (Lang- und/oder Kurzzeitgedächtnis)?
- Verhaltensauffälligkeiten, z. B. wiederholte Fragen, Ratlosigkeit?
- Körperliche Auswirkungen?
- Auswirkungen auf den Alltag?
- Auffälligkeiten aus Sicht der Angehörigen/Betreuenden?

Ursachen

Erkrankungen, die mit Orientierungsstörungen einhergehen
- Demenz? (➢ Teil 1, Demenz)
- Delir? (➢ Teil 1, Delir)
- Schwere Intelligenzminderung? (➢ Teil 1, Intelligenzminderungen)

Beeinflussende Faktoren
- Drogen-/Alkoholkonsum (Abhängigkeit)?
- Flüssigkeitsdefizit (Dehydratation)?
- Blutzuckerwerte/Körpertemperatur außerhalb des Normbereichs?
- Unerwünschte Medikamentenwirkung?

Symptome

Stadien der Desorientierung nach Naomi Feil:
1. **Mangelhafte Orientierung** – unglückliche Orientierung an der Realität?
2. **Zeitverwirrtheit** – Verlust der kognitiven Fähigkeiten?

3. **Sich wiederholende Bewegung** – Ersatz von Sprache durch kinästhetisch dominierte Stereotypen?
4. **Vegetieren** – totaler Rückzug nach innen?

Körperliche Auswirkungen

- Dehydratation/Mangelernährung?
- Beeinträchtigungen im Schlaf-wach-Rhythmus?
- Bewegungsdrang bis hin zum Verlaufen oder zur Weglauftendenz?

Psychische Anzeichen

- Fehlende Orientierung
  - Zur Zeit, z. B. fehlende Kenntnis von Datum, Wochentag, Tageszeit oder fehlende Einschätzung der richtigen Jahreszeit?
  - Zum Ort, z. B. fehlende Orientierung in der aktuellen Umgebung (Wohnung, Station, Zimmer, Toilette) sowie Unvermögen, die eigene Adresse anzugeben; unabsichtliches Eindringen in Bereiche (u. a. Zimmer)?
  - Zur Person, z. B. fehlende Angaben zum Namen, Vornamen, Geburtsdatum, Alter, Beruf?
  - Zur Situation, z. B. Nichterschließen der Situation im Krankenhaus oder der Pflegesituation, Situationsverkennung?
- Verlangsamte Auffassung?
- Konzentrationsstörungen?
- Verminderte Merkfähigkeit?
- Nachlassendes Gedächtnis (Lang-/Kurzzeitgedächtnis)?
- Verhaltensauffälligkeiten, z. B. haftend, ruhelos, gereizt, ängstlich, misstrauisch, agitiert?
- Biografische Erinnerungslücken, z. B. Zeitraum, Ereignis?
- Wiederholtes Erzählen/Fragen?

Sonstige Anzeichen/Auswirkungen

- Vermeidungs-/„Kaschierungs“-Verhalten (soziale Interaktion)?
- Sozialer Rückzug?
- Vernachlässigung der Selbstpflege und von Alltagsaufgaben?

Patienten mit Orientierungsstörungen können sich selbst erheblich gefährden (Verlaufen, Teilnahme am Straßenverkehr, fehlendes Erkennen von Gefahren).

Ressourcen

- Angemessene Flüssigkeitszufuhr
- Ungestörte Vitalfunktionen/klare Bewusstseinslage
- Verfügt über gesicherte Grundbedürfnisse
- Erhaltene Mobilität
- Kann Orientierungshilfen nutzen
- Kann Alltag selbstständig bewältigen
- Erhält Unterstützung durch Bezugspersonen

Pflegediagnose/Pflegephänomen

NANDA (Keine spezielle Pflegediagnose in der Klasse „Orientierung“); (00128/00129) akute/chronische Verwirrtheit

POP (80232) Beeinträchtigte Orientierung

NANDA/POP Je nach Stadium der Desorientierung und/oder Auswirkungen auf die Selbstpflege ist eine Vielzahl von Pflegediagnosen möglich.

Ziele festlegen

- Sicherheit des Patienten und seines Umfelds ist gewährleistet.
- Patient kann sich an einem geregelten Tagesablauf orientieren.
- Patient nutzt angebotene Merk-/Orientierungshilfen.
- Patient nimmt an Therapien/Aktivitäten (insbesondere Gedächtnisübungen) teil.

- Patient nimmt die vereinbarte Flüssigkeitsmenge zu sich.
- Patient spricht über seine Gefühle.
- Patient weiß über seine Person Bescheid.
- Patient findet sich örtlich zurecht.
- Patient kann sich zeitlich orientieren, z. B. Datum, Uhrzeit, Jahreszeit.
- Patient kann die Situation richtig beurteilen.
- Patient kann Anforderungen des täglichen Lebens bewältigen.

Maßnahmen planen

- Ursachen der Orientierungsstörungen ermitteln
- Fähigkeiten/Unterstützungsbedarf unter Einbeziehung der Angehörigen ermitteln
- Vertrauensvolle Beziehung aufbauen, z. B. personenzentrierte Haltung, beziehungsfördernde und gestaltende Angebote unter Berücksichtigung der Selbstbestimmung des Patienten und seiner eigenen Lebenswelt
- Orientierungshilfen anbieten, z. B. Zettel, Türschilder, farbliche Markierungen, Symbole, große Kalender und Uhren
- Realitätsorientierungstraining (ROT), z. B. bei jedem Kontakt Informationen zu Zeit, Ort, Person oder Situation vermitteln wie tageszeitliche Begrüßung
- Gegenstände aus der vertrauten Umgebung des Patienten in die Pflege integrieren, z. B. Kopfkissen, Wolldecke
- Vertraute, sichere Umgebung schaffen, z. B. viel Licht am Tag und ausreichend Licht in der Nacht, Haltegriffe, „offene“ Gestaltung der Station, unnötige Hindernisse entfernen, jahreszeitliche Dekoration
- Bezugspersonen/Angehörige in Planung der Maßnahmen integrieren
- Unterstützen, einen klar geregelten Schlaf-wach-Rhythmus einzuhalten
- Über notwendige Abläufe in verständlicher Form informieren, ggf. wiederholen
- Im Gespräch mögliche Erinnerungslücken unterstützend „überbrücken“
- Validationstechniken anwenden, z. B. mit Hilfe der Biografie; Validation nach Naomi Feil (s. o. „Symptome“) bzw. Integrative Validation nach Nicole Richard
- Wahrnehmung fördern durch basale Stimulation (Reize wie Wärme, Kälte, Reibung)
- Interesse für mögliche Beschäftigungen/Aktivitäten ermitteln
- Körperliche Aktivität fördern, z. B. begleitete Außenaktivitäten (Gruppenspaziergänge), Bewegungsübungen, sportliche Ablenkung (Kegeln)
- Bei der Selbstpflege, Zimmerordnung und/oder Tagesstruktur unterstützen/anleiten
- Verbindliche Tagesstruktur planen, z. B. Morgenrunde, feste Therapie-, Essens- und Ruhezeiten
- Lebenspraktisches Training anbieten, z. B. Waschen, Backen, Kochen
- Geeignete Spiele zur Förderung von Geselligkeit und Kommunikation anbieten
- Zur Flüssigkeitsaufnahme motivieren/anleiten
- Für ausreichend Ruhepausen sorgen, nicht überfordern
- Bei Bedarf für einen beschützenden Rahmen sorgen (geschlossene Station) oder nach Arztanordnung freiheitsbeschränkende Maßnahmen zum Eigenschutz, z. B. als Einschlafhilfe
- Bei fortgeschrittenen Orientierungsstörungen aufgrund einer Demenz: pflegerische Handlungen übernehmen, z. B. Selbstpflege, Flüssigkeitszufuhr, Prophylaxen

Ergebnisse prüfen

- Orientierung zur Zeit/zum Ort/zur Situation/zur Person (Erfragen)
- Benutzung von Orientierungshilfen (Beobachtung)
- Einhalten der Tagesstruktur (Tagesplan)
- Schlaf-wach-Rhythmus (Beobachtung, Dokumentation)
- Flüssigkeitszufuhr/Nahrungsaufnahme (Einfuhrprotokoll, Beobachtung)
- Selbstpflege im Alltag (Beobachtung, Einschätzung, z. B. nach der Jones-Klassifikation)
- Nutzung von Hilfsangeboten (Beobachtung)

Psychomotorische Störungen

Psychomotorik beschreibt die Gesamtheit aus Gestik, Mimik und Bewegung als Folge des seelischen Befindens.

Diagnostik

Anamnese und psychopathologische Befunderhebung nach AMDP

- Körperliche Unruhe (auffällig starker ungerichteter Bewegungsdrang, Anspannung)
- Parakinesen (z. B. Tics, Haltungsstereotypien, Katalepsie)
- Manierismen (merkwürdig gekünsteltes Verhalten)
- Theatralisch-künstliches Auftreten (übertriebene Gestik und Mimik)
- Mutismus: Der Patient spricht nicht, obwohl er die motorischen Fähigkeiten dazu besitzt

Ausschluss organischer Ursachen

- Körperlich-neurologische Untersuchung, Labor, EKG, ggf. Bildgebung

Im AMDP-System werden Antriebs- und psychomotorische Störungen in einem Kapitel zusammengefasst. In diesem Buch werden Störungen des Antriebs in einem separaten Kapitel besprochen (s. o. Antriebsstörungen).

Medizinische Therapie

Nicht medikamentös

- Psychotherapie (Beziehungsaufbau, Strukturierung, Habit-Reversal-Training insbesondere bei Tic-Störungen)
- Entspannungsverfahren
- Sport

Medikamentös

- Benzodiazepine
- Antipsychotika
- Antiepileptika
- Behandlung der Grunderkrankung (wenn möglich)

Informationen sammeln

- Psychomotorische Störungen (seit wann, Art und Ausmaß)?
- Auslöser/Ursachen der psychomotorischen Störungen?
- Erhöhter/fehlender Bewegungsdrang?
- Verhaltensauffälligkeiten?
- Veränderungen in der Kommunikation/Interaktion?
- Auswirkungen auf den Alltag?
- Bekannte psychische Erkrankungen?

Ursachen

Erkrankungen, die mit Störungen der Psychomotorik einhergehen können

- Schizophrenie? (➢ Teil 1, Schizophrene Störungen, akut und chronisch)
- Angsterkrankung? (➢ Teil 1, Angststörungen)

- Persönlichkeitsstörung? (➤ Teil 1, Persönlichkeitsstörungen)
- Entzugssyndrom? (➤ Teil 1, Abhängigkeit von illegalen Drogen; Abhängigkeit von Benzodiazepinen, Barbituraten, Z-Substanzen und anderen Medikamenten; Abhängigkeit von Alkohol)?
- Delir? (➤ Teil 1, Delir)
- Demenz? (➤ Teil 1, Demenz)
- Tic-Störung, Tourette-Syndrom?
- ADHS?
- (Selektiver) Mutismus?
- Organische Erkrankungen, z. B. Chorea Huntington, Hirntumor, Restless-Legs-Syndrom, chronische Schmerzen?

Beeinflussende Faktoren

- Antriebsstörungen?
- Unerwünschte Medikamentenwirkung?

Symptome

Symptome von Störungen des Antriebs, z. B. Stupor, finden sich im Kapitel „Antriebsstörungen“.

Körperliche Auswirkungen

- Körperliche Unruhe, Parakinesien, Manierismen, theatralisch-künstliches Auftreten, Mutismus (vgl. „Diagnostik“)?
- Zusätzliche durch Unruhe gekennzeichnete Verhaltensweisen: zappeln, schnell sprechen, an- und ausziehen, mit Füßen auf dem Boden tippeln, mit den Fingern auf einer Oberfläche klopfen, Gegenstände ohne Grund bewegen?
- Veränderungen von Mimik und Gestik?
- Schlafbeeinträchtigungen, z. B. gestörter Schlaf-wach-Rhythmus?

Psychische Anzeichen

- Müdigkeit, Energielosigkeit?
- Ungerichteter Tatendrang bis hin zur Erregung/Aggression?
- Gefühlsschwankungen?
- Rasende Gedanken/Gedankenflut?
- Weitere Verhaltensauffälligkeiten durch die mögliche psychische Grunderkrankung?

Sonstige Anzeichen/Auswirkungen

- Eingeschränkte Alltagsbewältigung (Körperpflege, Haushalt, Arbeit)?
- Sozialer Rückzug oder soziale Umtriebigkeit (vermehrte Kontaktaufnahme)?
- Völlige Pflegeabhängigkeit (Katalepsie = Erstarren der Körperhaltung)?
- Mangelnde Erholungsphasen?

Ressourcen

- Kann Empfehlungen/therapeutische Gespräche annehmen
- Guter Bezug zum eigenen Körper/positives Körpergefühl
- Störungsbewusstsein
- Ausreichend Erholung/Schlaf
- Körperliche Mobilität
- Interesse an körperlicher Aktivität (Sport)
- Motivation/Energie
- Verfügt über gesicherte Grundbedürfnisse
- Kann Alltag selbstständig bewältigen

Pflegediagnose/Pflegephänomen

NANDA (00154) Ruheloses Umhergehen; (00214) beeinträchtigter Comfort; (00052) beeinträchtigte soziale Interaktion

POP (80192) Beeinträchtigte innerliche Ruhe; (60022) beeinträchtigte soziale Interaktion; (80132) beeinträchtigtes Wohlbefinden

NANDA/POP Je nach Risikoabwägung und Problempriorisierung sind weitere Pflegediagnosen möglich, z. B. im Bereich Kommunikation oder Schlafen.

Ziele festlegen

- Patient kennt Auslöser/Ursachen der psychomotorischen Störungen.
- Patient nimmt verordnete Medikamente ein.
- Patient benennt Strategien zur Hemmung der (bizarren) Verhaltensweisen.
- Patient nimmt an Therapien/Aktivitäten teil.
- Patient nimmt Strategien zur Kontrolle seiner Verhaltensweisen an.
- Patient zeigt Verhaltensweisen zur Reduktion der gesteigerten Aktivität (Unruhe)/zeigt körperliche Zeichen der Entspannung.
- Patient kann soziale Kontakte gewinnbringend gestalten.
- Patient kann Anforderungen des täglichen Lebens bewältigen.

Maßnahmen planen

- Auslöser/Ursachen der psychomotorischen Störungen ermitteln
- Vertrauensvolle Beziehung aufbauen
- Gesprächsbereitschaft vermitteln (beruhigendes Gespräch)
- Über sämtliche Pflegehandlungen ausführlich informieren, um ggf. eine Reaktion auszulösen (v. a. bei Mutismus, Katalepsie)
- Merkwürdige Verhaltensweisen, Folgen seines Verhaltens dem Patienten (einfühlsam) rückmelden
- Bei erhöhtem Bewegungsdrang für Ablenkung sorgen, z. B. Spaziergang
- Körperliche Aktivität fördern, z. B. Außenaktivitäten (Spaziergänge), Bewegungsübungen, sportliche Ablenkung (Joggen, Kegeln)
- Interesse für mögliche Beschäftigungen/Aktivitäten ermitteln
- Mit dem Patienten Strategien zur Kontrolle von bizarren Verhaltensweisen erarbeiten
- Zu Möglichkeiten der Reduzierung von Unruhe/Entspannung beraten
- Entspannungstechniken empfehlen und anleiten, z. B. progressive Muskelentspannung, autogenes Training, Yoga, Fantasiereisen, Ohr-Akupunktur nach NADA und Arztrücksprache
- Teilnahme an psychoedukativen Gruppen (Achtsamkeit, Genussgruppe)
- Für ausreichend Ruhepausen sorgen, nicht überfordern
- Für erholsamen Schlaf sorgen, z. B. schlaffördernder Tee
- Medikamententraining
- Bei der Körperpflege und allgemeinen Prophylaxen bei Pflegeabhängigkeit (z. B. Katalepsie) unterstützen/anleiten
- Bei ungerichtetem Bewegungsdrang/Erregung für sichere Umgebung sorgen
- Bei plötzlichen Veränderungen der Psychomotorik (z. B. Dyskinesien) Arzt informieren
- Bedarfsmedikation nach Arztanordnung

Ergebnisse prüfen

- Art und Anzahl der psychomotorischen Störungen (Beobachtung)
- Kommunikation (Rückmeldungen aus Kontakten)
- Adäquate Gestaltung der sozialen Kontakte (Beobachtung)
- Medikamenteneinnahme (Dokumentation)

- Selbstkontrolle bei Unruhezuständen/Anwendung von Entspannungstechniken (Beobachtung)
- Teilnahme an Therapien/Aktivitäten (Leistungsdokumentation, Therapiepass)
- Selbstpflege im Alltag (Beobachtung, Einschätzung, z. B. nach der Jones-Klassifikation)

Schlafstörungen

Schlafstörungen sind ein häufiges Symptom bei affektiven Störungen, Schizophrenien, Demenzen und Angsterkrankungen. Sie können aber auch als eigenständige psychische Erkrankung auftreten.

Diagnostik

Anamnese und psychopathologische Befunderhebung nach AMDP

- **Einschlafstörungen:** Die Zeit bis zum Einschlafen ist *unangenehm* verlängert.
- **Durchschlafstörungen:** Der Schlaf ist durch längere Wachphasen unterbrochen.
- **Morgendliches Früherwachen:** Aufwachen, lange vor der geplanten Aufstehzeit, bei ausgeprägter Müdigkeit, ohne dass ein weiteres Schlafen möglich ist.
- **Tagesmüdigkeit:** anhaltendes Gefühl von Müdigkeit über den Tag.

Fragebogentests

- Zur Messung der Schlafdauer und Schlafqualität (z. B. Pittsburgh Sleep Quality Index [PSQI], Schlaftagebuch)

Schlaflabor

Ausschluss organischer Ursachen

- Körperlich-neurologische Untersuchung, Labor, EKG, ggf. Bildgebung

Medizinische Therapie

Nicht medikamentös

- Schlafhygiene
- Psychotherapie
- Entspannungsverfahren
- Achtsamkeitstraining
- Ausreichend Bewegung/Aktivität
- Wach-Therapie

Medikamentös

- Medikamente, die Müdigkeit als Nebenwirkung nutzen (alte Antidepressiva, niederpotente Antipsychotika, Antiallergika u. a.)
- Schlafmittel (Benzodiazepine, Benzodiazepin-ähnliche Medikamente, Barbiturate); **Achtung:** mögliche Abhängigkeitsentwicklung
- Behandlung der Grunderkrankung

Informationen sammeln

- Ein-/Durchschlafstörungen, seit wann?
- Auslöser/Ursachen der Schlafstörungen?
- Schlafgewohnheiten?
- Schlafquantität (Schlafenszeit, Aufstehzeit, Mittagsschlaf)?
- Schlafqualität?
- Einschlafhilfen?
- Tagesmüdigkeit?
- Auswirkungen auf den Alltag?
- Bekannte psychische Erkrankungen?
- Medikamente/Drogen zur vermeintlichen Schlafunterstützung?

Ursachen

Erkrankungen, die mit Schlafstörungen einhergehen

- Depressive Episode? (➤ Teil 1, Depression)

- Manische Episode? (➤ Teil 1, Bipolare Störungen)
- Bipolare Störung? (➤ Teil 1, Bipolare Störungen)
- Schizophrenie? (➤ Teil 1, Schizophrene Störungen, akut und chronisch)
- Angsterkrankung? (➤ Teil 1, Angststörungen)
- Traumafolgestörung? (➤ Teil 1, Dissoziative Störungen; Persönlichkeitsstörungen; Posttraumatische Belastungsstörung)
- Demenz? (➤ Teil 1, Demenz)
- Delir? (➤ Teil 1, Delir)
- Abhängigkeit bzw. Entzugssyndrom? (➤ Teil 1, Abhängigkeit von Alkohol; Abhängigkeit von Benzodiazepinen, Barbituraten, Z-Substanzen und anderen Medikamenten; Abhängigkeit von illegalen Drogen; Delir)
- Nicht organische Insomnie oder Hypersomnie?
- Organische Ursachen, z. B. Schmerzen, nächtliches Einnässen (Nykturie), Schlafapnoe-Syndrom, Schnarchen, gastrointestinale Beschwerden, Restless-Legs-Syndrom (u. a. unruhige Beine), chronischer Juckreiz?

Beeinflussende Faktoren

- Aufputschende Substanzen, z. B. Koffein, Nikotin, Energydrinks?
- Dauerhafte Belastungen wie Stress, Zukunftssorgen oder Konflikte?
- Medienkonsum (Zeitpunkt, Dauer, Inhalte)?
- Albträume/Schlafwandeln?
- Geringe körperliche Aktivität?
- Altersbedingte Veränderungen des Schlafs, z. B. Quantität, Unterbrechungen?
- Ungünstige Voraussetzungen im Alltag (Arbeitszeiten, Lebenswandel, Tagesschlaf)?
- Ungünstige Faktoren im Umfeld (Wohnsituation, Qualität des Betts, Störfaktoren wie Lärm, Gerüche, Licht)?

Symptome

Körperliche Auswirkungen

- Ein-/Durchschlafstörungen, Einschlafattacken und körperliche Schwäche, morgendliches Früherwachen, Tagesmüdigkeit (vgl. „Diagnostik“)?
- Chronisch nicht erholsamer Schlaf (u. a. Muskulatur, Immunsystem)?
- Tag-Nacht-Umkehr?
- Zusätzliche, nicht zwingend pathologische Symptome: Schnarchen, Muskelzuckungen, Zähneknirschen, Sprechen im Schlaf, grundsätzliche Kurzschläfrigkeit?

Psychische Anzeichen (Folgen der Schlafstörungen)

- Beeinträchtigung von Gedächtnis/Konzentration?
- Schwankungen der Grundstimmung, z. B. Reizbarkeit?
- Unzufriedenheit mit Schlafqualität/-quantität?
- Angst vor Schlaflosigkeit (Teufelskreis)?
- Erhöhte Schmerzempfindlichkeit?
- Ruhelosigkeit/Apathie?

Sonstige Anzeichen/Auswirkungen

- Ungewöhnliche Schlafrituale?
- Beeinträchtigte Tagesstruktur?
- Schlafwandeln?
- Albträume?

Ressourcen

- Kann Empfehlungen/therapeutische Gespräche annehmen
- Kann über Gefühle sprechen bzw. diese ausdrücken
- Interesse an körperlicher Aktivität (Sport)

- Kognitive Fähigkeiten
- Veränderungsmotivation
- Verfügt über gesicherte Grundbedürfnisse

Pflegediagnose/Pflegephänomen

NANDA (00096) Schlafmangel; (00198) gestörtes Schlafmuster; (00095) Schlafstörung; (00214) beeinträchtigter Comfort

POP (50192) Beeinträchtigtes Schlafen; (80132) beeinträchtigtes Wohlbefinden

NANDA/POP Je nach Ursache und Problempriorisierung können andere Pflegediagnosen, z. B. bei Schmerzen oder Angst, im Vordergrund stehen.

Ziele festlegen

- Patient kennt Auslöser/Ursachen der Schlafstörungen.
- Patient benennt Maßnahmen zur Förderung der Schlafqualität.
- Patient kann vereinbarte Tagesstruktur einhalten.
- Patient nimmt an Therapien/Aktivitäten teil.
- Patient zeigt Bereitschaft, ungünstige Verhaltensweisen zu verändern.
- Patient wendet selbstständig schlaffördernde Maßnahmen an.
- Patient berichtet von einer Verbesserung der Schlafqualität.
- Patient zeigt einen normalen Schlaf-wach-Rhythmus.
- Patient berichtet von zunehmender Belastbarkeit/verbessertem Wohlbefinden.

Maßnahmen planen

- Auslöser/Ursachen der Schlafstörungen ermitteln
- Schlafgewohnheiten (Dauer, Wachphasen, Rituale, Schlafposition usw.) ermitteln
- Schlaf beobachten, z. B. Wachphasen dokumentieren
- Anleiten, ein Schlafprotokoll zu führen
- Vertrauensvolle Beziehung aufbauen
- Über schlafhemmende Faktoren informieren
- Mit dem Patienten Maßnahmen zur Schlafförderung erarbeiten (Schlafhygiene)
- Für ruhige Schlafumgebung sorgen, z. B. keine Uhr am Nachtkästchen, helles Licht (Fernseher, Handy, Laptop usw.) meiden
- Überzeugen, den Tagschlaf zu meiden
- Teilnahme an psychoedukativen Gruppen (Achtsamkeit, Schlafhygiene)
- Interesse für mögliche Beschäftigungen/Aktivitäten ermitteln
- Körperliche Aktivität fördern, z. B. Außenaktivitäten (Spaziergänge), Bewegungsübungen, sportliche Ablenkung (Joggen, Kegeln)
- Verbindliche Tages- und/oder Wochenstruktur planen (inkl. Ruhe- und Beschäftigungszeiten)
- Entspannungstechniken empfehlen und anleiten, z. B. progressive Muskelentspannung, autogenes Training, Yoga, Fantasiereisen, Ohr-Akupunktur nach NADA und Arztrücksprache
- Für einen erholsamen Schlaf sorgen, z. B. schlaffördernder Tee, angenehme Position/Lagerung, warmes Bad vor dem Schlafengehen
- Einschlafrituale anwenden, z. B. gleiche Zeit, vor dem Zubettgehen lesen
- Angemessene Ernährung und Flüssigkeitszufuhr anleiten (gesunde Ernährung, Tageszeit, zu meidende Produkte)
- Lindernde Maßnahmen bei körperlichen Beschwerden, z. B. Lagerungshilfsmittel, Wärmflasche

- Bedarfsmedikation nach Arztanordnung (nach Möglichkeit nur bis 24 Uhr, sonst Gefahr des Schlafüberhangs)

Ergebnisse prüfen

- Angewendete Maßnahmen zur Schlafhygiene (Beobachtung)
- Schlafdauer/-qualität (Beobachtung, Dokumentation, Schlafprotokoll, Rückmeldung aus Gesprächskontakten)
- Verwendung von schlaffördernden Mitteln/Bedarfsmedikation (Dokumentation)
- Teilnahme an Therapien/Aktivitäten (Leistungsdokumentation, Therapiepass)
- Geregelter Tag-Nacht-Rhythmus (Beobachtung)
- Zunehmende Belastbarkeit/Wohlbefinden (Beobachtung)

Sinnestäuschungen/Wahrnehmungsstörungen

Sinnestäuschungen bzw. Halluzinationen können alle fünf Sinne (hören, sehen, schmecken, riechen und tasten) betreffen. Akustische Halluzinationen finden sich häufig bei Schizophrenien, optische Halluzinationen häufiger bei organisch bedingten psychischen Störungen wie Delirien oder Demenzen.

Diagnostik

Anamnese und psychopathologische Befunderhebung nach AMDP

- **Illusionen:** Gegenstand oder Person wird für etwas/jemand anderes gehalten
- **Akustische Halluzinationen** in Form von **Stimmenhören** (kommentierend, dialogisierend, imperativ)
- **Akustische Halluzinationen** in Form von **Geräuschen** (kratzen, zischen, klopfen usw.)
- **Optische Halluzinationen** (Halluzinationen des Sehens)
- **Olfaktorische Halluzinationen** (Geruchshalluzinationen)
- **Gustatorische Halluzinationen** (Geschmackshalluzinationen)
- **Taktile Halluzinationen** oder Zönästhesien (Gefühlshalluzinationen, z. B. Brennen, Kribbeln unter der Haut, Ameisenlaufen)

Ausschluss organischer Ursachen

- Körperlich-neurologische Untersuchung, Labor, EKG, ggf. Bildgebung
- Drogenscreening

Das **Hören imperativer Stimmen** kann dazu führen, dass Patienten sich selbst oder anderen Schaden zufügen, wenn die Stimmen sie dazu auffordern. Der Inhalt akustischer Halluzinationen muss daher immer erfragt werden.

Medizinische Therapie

Nicht medikamentös

- Psychoedukation
- Psychotherapie, z. B. metakognitives Training
- Ausreichende Stimulation der Sinneskanäle, z. B. durch Tragen von Seh- und Hörhilfen

Medikamentös

- Hochpotente Antipsychotika
- Atypische Antipsychotika
- Behandlung der Grunderkrankung

Informationen sammeln

- Veränderungen beim Hören oder Sehen, seit wann?
- Akustische Halluzinationen mit Aufforderungscharakter?
- Veränderungen beim Riechen oder Schmecken, seit wann?
- Veränderungen beim Fühlen oder Tasten, seit wann?
- Veränderungen im Bewegungsempfinden?
- Auslöser?
- Drogenkonsum?
- Emotionale Beeinträchtigung durch die Wahrnehmungsstörung?
- Wohlbefinden allgemein?
- Auswirkungen auf den Alltag?
- Bekannte psychische Erkrankungen?

Ursachen

Erkrankungen, die mit Wahrnehmungsstörungen einhergehen können

- Schizophrenie? (➤ Teil 1, Schizophrene Störungen, akut und chronisch)
- Demenz? (➤ Teil 1, Demenz)
- Delir? (➤ Teil 1, Delir)
- Drogenkonsum? (➤ Teil 1, Abhängigkeit von illegalen Drogen)
- Vergiftung?
- Organische Erkrankungen wie Hirntumoren, Enzephalitiden, Erblindung, Migräne, Tinnitus?

Beeinflussende Faktoren

- Ausgeprägter Schlafmangel/völlige Erschöpfung?
- Unerwünschte Nebenwirkung von Medikamenten, z. B. Digitalis?
- Beeinträchtigte Körperfunktion, z. B. Fieber, Hypoglykämie?
- Fehlende Motivation?
- Fehlende Adhärenz, z. B. Krankheit, Medikamente?
- Soziale Isolierung, z. B. in reizarmer Umgebung?

Symptome

Körperliche Auswirkungen

- Erkennbare Missempfindungen, z. B. merkwürdige Körperhaltung, Mimik durch Schmerzempfinden?
- Schlafbeeinträchtigungen?
- Verletzungen nach entsprechenden Instruktionen imperativer Stimmen?

Psychische Anzeichen

- Illusionen, akustische/optische/olfaktorische/gustatorische/taktile Halluzinationen (vgl. „Diagnostik")?
- Halluzinationen des Sehens, z. B. nicht vorhandene Objekte wie Tiere, Menschen, Gegenstände?
- Geruchshalluzinationen, meist unangenehm, z. B. Gas, Benzin, Rauch, Gestank, Verwesung?
- Geschmackshalluzinationen, z. B. bitteres oder salziges Essen, Geschmack nach Kot, Schwefel oder Reinigungsmitteln?
- Gefühlshalluzinationen, z. B. nicht vorhandene, teils bedrohlich empfundene Berührungen, Spüren von Strom, Wasser, Tierchen auf der Haut?
- Vergiftungsängste bei Geruchs- und Geschmackshalluzinationen bis hin zur Nahrungsverweigerung?
- Wahrnehmungsbezogene Stimmung, z. B. gereizt, beunruhigt?
- Eingeschränkte Konzentration, z. B. unaufmerksames Zuhören bei akustischen Halluzinationen?

Sonstige Anzeichen/Auswirkungen

- Bizarres/befremdliches Verhalten?
- Sozialer Rückzug?
- Vernachlässigung der Selbstpflege?

Ressourcen

- Erhaltene Vitalfunktionen
- Kann Empfehlungen/therapeutische Gespräche annehmen
- Nimmt Medikamente zuverlässig ein (Adhärenz)
- Kann über Gefühle sprechen bzw. diese ausdrücken
- Kognitive Fähigkeiten
- Störungsbewusstsein
- Interesse an Strategien zur Bewältigung (Coping)
- Verfügt über gesicherte Grundbedürfnisse

Pflegediagnose/Pflegephänomen

NANDA (Keine spezielle Pflegediagnose in der Klasse „Empfindung/Wahrnehmung"); (00214) beeinträchtigter Comfort

POP (80142) Veränderte Realitätswahrnehmung

NANDA/POP Je nach Auswirkung auf den Alltag bzw. die Selbstpflege sind weitere Pflegediagnosen möglich.

Ziele festlegen

- Sicherheit des Patienten und seines Umfelds ist gewährleistet (Eigen-/Fremdgefährdung).
- Patient beschreibt Gefühle und erlebte Wahrnehmungsstörungen.
- Patient hält sich an die vereinbarten Maßnahmen, z. B. Tagesstruktur, Medikamenteneinnahme, Körperpflege.
- Patient nimmt an Therapien teil.
- Patient nimmt die vorbereiteten Getränke/Mahlzeiten zu sich (z. B. bei Vergiftungsideen).
- Patient äußert ein Nachlassen der Halluzinationen/Illusionen.
- Patient beginnt die Wahrnehmungsstörungen zu hinterfragen.
- Patient kann Anforderungen des täglichen Lebens bewältigen.
- Patient nimmt Kontakt zu Mitmenschen/Bezugspersonen auf.

Maßnahmen planen

- Ursachen der veränderten Wahrnehmung ermitteln
- Inhalt und Qualität der Wahrnehmungsstörungen ermitteln, z. B. „gute" oder „böse" Stimmen
- Vertrauensvolle Beziehung aufbauen (Bezugspflege)
- Gesprächsbereitschaft vermitteln (entlastendes Gespräch) – Bezugspflegegespräch nach Vereinbarung
- Verhalten auf der Station/in der Gruppe beobachten (auf Gefährdungszeichen achten)
- Interesse für mögliche Beschäftigungen/Aktivitäten ermitteln
- Beim Erarbeiten von Ablenkungsstrategien unterstützen, z. B. laute Musik bei Stimmenhören
- Zur körperlichen Aktivität motivieren, z. B. Außenaktivitäten (Spaziergänge), Bewegungsübungen, sportliche Ablenkung (Joggen, Kegeln)
- Entspannungstechniken empfehlen und anleiten, z. B. progressive Muskelentspannung, autogenes Training, Yoga, Ohr-Akupunktur nach NADA und Arztrücksprache
- Weitere Gruppenangebote, z. B. soziales Kompetenztraining, metakognitives Training
- Bei der Selbstpflege, Zimmerordnung und/oder Tagesstruktur unterstützen/anleiten/motivieren
- Lebenspraktisches Training anbieten, z. B. Waschen, Backen, Kochen
- Bei Bedarf Zwangsmaßnahmen zum Eigen- und Fremdschutz (Arztanordnung, Gefahr in Verzug) sowie entsprechende Überwachung
- Bedarfsmedikation auf Arztanordnung (Überwachung der Einnahme)

Ergebnisse prüfen

- Teilnahme an Therapien/Aktivitäten (Leistungsdokumentation, Therapiepass)
- Medikamenteneinnahme (Beobachtung, Dokumentation)
- Angewendete Ablenkungsstrategien (Beobachtung)
- Anzahl und Inhalt der Wahrnehmungsstörungen (Rückmeldungen aus Gesprächskontakten)
- Selbstpflege im Alltag (Beobachtung, Einschätzung, z. B. nach der Jones-Klassifikation)

Sozialverhalten, gestörtes

Menschen sind soziale Lebewesen. Für ein gesundes Leben sind sie auf die Gemeinschaft angewiesen. Fast alle psychischen Erkrankungen führen über unterschiedliche Symptome zu Störungen in den sozialen Beziehungen von Patienten.

Diagnostik

Anamnese und psychopathologische Befunderhebung nach AMDP

- Sozialer Rückzug: Patienten nehmen kaum noch zwischenmenschliche Kontakte wahr.
- Soziale Umtriebigkeit: Patienten sind im zwischenmenschlichen Kontakt enthemmt und distanzgemindert.

Ausschluss organischer Ursachen

- Körperlich-neurologische Untersuchung, Labor, EKG, ggf. Bildgebung

Medizinische Therapie

Nicht medikamentös

- Psychoedukation
- Psychotherapie, z. B. kognitive Verhaltenstherapie, interpersonelle Psychotherapie
- Training sozialer Kompetenzen
- Behandlung der Grunderkrankung

Informationen sammeln

- Kontakte/Beziehungen zu Familie und Freunden?
- Bezugsperson(en)?
- Soziale Kontakte, z. B. in der Gesellschaft, Beruf?
- Veränderungen in sozialen Beziehungen?
- Konflikte?
- Trennungen/Trauerfälle?
- Hobbys/Freizeitgestaltung?
- Selbstorganisation (Haushalt, Behörden)?
- Kommunikation mit anderen Menschen?
- Seit wann bestehen die Schwierigkeiten?
- Auslöser?
- Ängste?
- Bekannte psychische Erkrankungen?

Ursachen

Erkrankungen, die mit Störungen des Sozialverhaltens einhergehen können

- Depressive Episode? (➤ Teil 1, Depression)
- Manische Episode? (➤ Teil 1, Bipolare Störungen)
- Bipolare Störung? (➤ Teil 1, Bipolare Störungen)
- Angsterkrankung? (➤ Teil 1, Angststörungen)
- Zwangsstörung? (s. u. Zwangssymptome)
- Persönlichkeitsstörung? (➤ Teil 1, Persönlichkeitsstörungen)
- Demenz? (➤ Teil 1, Demenz)
- Abhängigkeit? (➤ Teil 1, Abhängigkeit von Alkohol; Abhängigkeit von illegalen Drogen: Abhängigkeit von Benzodiazepinen, Barbituraten, Z-Substanzen und anderen Medikamenten)
- AD(H)S?

- Isolierte Störung des Sozialverhaltens (v. a. Kinder- und Jugendpsychiatrie)?

Beeinflussende Faktoren

- Finanzielle Probleme, z. B. bei Arbeitslosigkeit?
- Umweltbedingte Einschränkungen, z. B. Wohnungsumfeld, Obdachlosigkeit?
- Einschränkungen durch organische Erkrankungen, z. B. körperliche Mobilität?
- Mangelnde kognitive Fähigkeiten/soziale Kompetenzen?
- Gestörte Partnerschaften/Beziehungen?
- Überforderung im privaten Leben, z. B. durch Pflege von Angehörigen?
- Fehlendes soziales Netzwerk?
- Kulturelle/sprachliche Barrieren?

Symptome

Körperliche Auswirkungen

- Bewegungsdrang oder mangelnde Bewegung, z. B. im Bett liegen?

Psychische Anzeichen (Rückzug)

- Verhaltensauffälligkeiten, z. B. kontaktarm, in der Kommunikation gehemmt?
- Reduzierter Tatendrang, fehlende Energie/Eigeninitiative?

Psychische Anzeichen (Umtriebigkeit)

- Verhaltensauffälligkeiten, z. B. distanzlos, haftend, klammernd?
- Verbal inadäquates Verhalten, z. B. verletzend, ablehnend, aggressiv, beschämend?
- Tatendrang/Umtriebigkeit/Logorrhö?

Sonstige Anzeichen/Auswirkungen

- Eingeschränkte Alltagsbewältigung (Haushalt, Arbeit)?
- Vernachlässigung der Selbstpflege?
- Bei sozialem Rückzug:
  - Rückzug in die eigene Wohnung/Zimmer/Bett?
  - Distanzierung von Bezugspersonen?
- Bei sozialer Umtriebigkeit:
  - gehäufte soziale Kontakte?
  - Fehlende Gruppenfähigkeit, z. B. Stören einer Gruppe?
  - Konflikte, z. B. mit anderen Patienten/Bezugspersonen?
  - Familie distanziert sich vom Patienten (Verständnis/Wissen über die Störung)?

Ressourcen

- Kann Empfehlungen/therapeutische Gespräche annehmen
- Kognitive Fähigkeiten
- Störungsbewusstsein
- Interesse an Strategien zur Bewältigung (Coping)
- Verfügt über gesicherte Grundbedürfnisse
- Stützendes soziales Netzwerk
- War früher fähig, vertrauensvolle Beziehungen einzugehen
- Eigenständige Alltagsbewältigung

Pflegediagnose/Pflegephänomen

NANDA (00097) Vermindertes Engagement in ablenkenden Aktivitäten; (00051) beeinträchtigte verbale Kommunikation; (00054) Risiko der Vereinsamung; (00053) soziale Isolation (sozialer Rückzug); (00043) ineffektiver Selbstschutz; (00052) beeinträchtigte soziale Interaktion (soziale Umtriebigkeit)

POP (60022) Beeinträchtigte soziale Interaktion; (60072) beeinträchtigte soziale Teilhabe; (60031) Risiko der Einsamkeit; (60012) beeinträchtigte Kommunikation (sozialer Rückzug); (50172) beeinträchtigte Beschäftigung/Arbeit (soziale Umtriebigkeit)

NANDA/POP Je nach Risikoabwägung und Problempriorisierung sind weitere Pflegediagnosen möglich.

Ziele festlegen

- Patient benennt Strategien zur Regulation der sozialen Interaktion.
- Patient zeigt Verhaltensweisen zur Reduktion der gesteigerten sozialen Aktivität (Distanzlosigkeit, Unruhe, Konflikte)/zeigt körperliche Zeichen der Entspannung.
- Patient wahrt Grenzen anderer und kann Konflikte adäquat lösen.
- Patient kommuniziert angemessen und ausreichend.
- Patient nimmt von sich aus Kontakt auf.
- Patient nimmt Kontakt zu Angehörigen/Freunden auf.
- Patient nimmt an Gruppentherapien/-aktivitäten teil.
- Patient kann Anforderungen des täglichen Lebens bewältigen.
- Patient plant Aufgaben/Kontakte für die Belastungserprobung.

Maßnahmen planen

- Auslöser/Ursachen des gestörten Sozialverhaltens ermitteln
- Vertrauensvolle Beziehung aufbauen (Bezugspflege)
- Gesprächsbereitschaft vermitteln – Bezugspflegegespräche nach Vereinbarung
- Über den Zusammenhang von Sozialverhalten, Erkrankung und Alltagsbewältigung informieren
- Beim Erlernen/Verbessern von sozialen Kompetenzen unterstützen, z. B. zwischenmenschliche Umgangsformen
- Inadäquates Verhalten dem Patienten rückmelden
- Mit dem Patienten Strategien zur Regulation der sozialen Interaktion erarbeiten (auch für die Belastungserprobung)
- Bei distanzlosem, haftendem Verhalten klare Grenzen und Gesprächszeiten vereinbaren (ggf. mit Therapievertrag)
- Patient bei der Aufnahme sozialer Kontakte sowie Wahrnehmung sozialer Regeln und Grenzen unterstützen
- Patient in die Gemeinschaft behutsam einführen/integrieren (Zimmernachbarn, gemeinsames Essen)
- Interesse für mögliche Gruppenaktivitäten ermitteln
- Verbindliche Tages- und/oder Wochenstruktur mit sozialen Kontakten planen
- Entspannungstechniken empfehlen und anleiten, z. B. progressive Muskelentspannung, autogenes Training, Yoga, Fantasiereisen, Ohr-Akupunktur nach NADA und Arztrücksprache
- Raum für den Abbau der überschüssigen Energie bieten (Spaziergang, begleiteter Ausgang, Sport)
- Körperliche Gruppenaktivität fördern, z. B. Außenaktivitäten (Spaziergänge, Freizeitaktivitäten), Bewegungsübungen, sportliche Ablenkung (Joggen, Kegeln)
- Teilnahme an verschiedenen gemeinschaftsdienlichen Gruppen fördern, z. B. Morgen-/Abendrunden, Gesprächsrunden
- Teilnahme an psychoedukativen Gruppen, z. B. soziales Kompetenztraining, Fertigkeitengruppe

- Bei der Alltagsbewältigung unterstützen, z. B. Beratung, Exposition, Einkaufstraining
- Angehörigengespräche/Angehörigengruppen
- Über Unterstützungsangebote informieren, z. B. Hilfsgruppen, soziale Organisationen, sozialpsychiatrische Treffen
- Für ausreichend Ruhepausen sorgen, nicht überfordern

Ergebnisse prüfen

- Eigenständige und angemessene Kontaktaufnahmen/Beziehungsgestaltung (Beobachtung)
- Teilnahme an Gruppentherapien/-aktivitäten (Leistungsdokumentation, Therapiepass, Beobachtung)
- Eigenständige Gestaltung der Tagesstruktur/Belastungserprobung (Tages-/Wochenplan)
- Selbstpflege im Alltag (Beobachtung, Einschätzung nach der Jones-Klassifikation)
- Nutzen des eigenen sozialen Netzwerks (Rückmeldung aus Gesprächskontakten, Beobachtung, Angehörigengesprächen, Nachbesprechung von sozialen Belastungserprobungen)

Vegetative Störungen

Das vegetative Nervensystem, das u. a. Verdauung, Ausscheidung, Atmung und Herzschlag reguliert, steht in enger Verbindung mit der Psyche. Entsprechend häufig führen psychische Störungen zu Veränderungen der vegetativen Funktionen. Vegetative Störungen können auch Teil einer unerwünschten Arzneimittelwirkung sein.

Diagnostik

Anamnese und psychopathologische Befunderhebung nach AMDP

- Obstipation/Diarrhö
- Übelkeit/Erbrechen
- Magenbeschwerden
- Miktionsstörungen
- Speichelfluss
- Herzrasen/Herzklopfen
- Atembeschwerden
- Schwindel
- Akkommodationsstörungen (= Störung des scharfen Sehens)
- Schwitzen
- Zittern
- Menstruationsstörungen

Körperlich-neurologische Untersuchung

- Verschiedenste internistische Untersuchungen, um eine organische Ursache auszuschließen: Labor, EKG, Sonografie, Gastroskopie, Koloskopie, Röntgen, MRT usw.

Medizinische Therapie

Nicht medikamentös

- Psychoedukation
- Psychotherapie, z. B. kognitive Verhaltenstherapie, Psychoanalyse, psychodynamische Psychotherapie

Medikamentös (symptomatische Therapie), z. B.:

- Betablocker bei Herzrasen
- Antiemetika bei Übelkeit
- Stuhlregulierende Maßnahmen bei Obstipation
- Pirenzepin bei Speichelfluss
- Absetzen von Medikamenten (bei Nebenwirkungen)
- Behandlung der Grunderkrankung

Informationen sammeln

- Somatische Beschwerden (z. B. Schmerzen): welche und seit wann?
- Auslöser, Situation?
- Ernährung/Flüssigkeitszufuhr?
- Gesundheitszustand/Wohlbefinden?
- Veränderungen von körperlichen Parametern (Körpertemperatur, Pulsfrequenz, Blutdruck usw.)?
- Hautveränderungen?
- Veränderungen der Sexualfunktionen?
- Auswirkungen auf den Alltag?
- Bekannte körperliche oder psychische Erkrankungen?

Ursachen

Erkrankungen, die mit Störungen der vegetativen Funktionen einhergehen

- Depressive Episode? (➤ Teil 1, Depression)
- Manische Episode? (➤ Teil 1, Bipolare Störungen)
- Bipolare Störung? (➤ Teil 1, Bipolare Störungen)
- Angsterkrankung? (➤ Teil 1, Angststörungen)
- Körperstressstörung? (➤ Teil 1, Körperstressstörung)
- Traumafolgestörung? (➤ Teil 1, Posttraumatische Belastungsstörung)
- Demenz? (➤ Teil 1, Demenz)
- Alkohol-, Drogen-, Medikamentenkonsum? (➤ Teil 1, Abhängigkeit von Alkohol; Abhängigkeit von illegalen Drogen; Abhängigkeit von Benzodiazepinen, Barbituraten, Z-Substanzen und anderen Medikamenten)
- Entzugssyndrom? (➤ Teil 1, Delir)
- Organische Vorerkrankungen, z. B. Schilddrüsenfunktionsstörung, Tumor, Herzinfarkt, Infektion?

Beeinflussende Faktoren

- Nikotinabusus?
- Ernährung?
- Übergewicht?
- Ungünstige Lebensweise?
- Körperliche Inaktivität?
- Unbekannte Ätiologie/lange „Krankengeschichte"?
- Dauerhafte Belastungen wie Stress, Zukunftssorgen oder Konflikte?
- Medikamente?
- Fehlende soziale Unterstützung?

Symptome

Körperliche Auswirkungen (vgl. „Diagnostik")

- Schlafbeeinträchtigungen aufgrund der ursächlichen körperlichen Beschwerden?
- Veränderte Blutdruck-/Pulswerte, z. B. bedingt durch Herzrasen?
- Symptomatische Schmerzen, z. B. Kopfschmerzen?
- Störungen des Hörorgans, z. B. Tinnitus, Hörsturz?
- Metabolische Veränderungen, z. B. Blutzucker?
- Hautschädigung durch starkes Schwitzen?

Psychische Anzeichen/Folgeerscheinungen

- Gedächtnis-/Konzentrationsstörungen?
- Schwankungen der Grundstimmung, z. B. Reizbarkeit?
- Ruhelosigkeit (innere Unruhe)?
- Ängstlichkeit?

Sonstige Anzeichen/Auswirkungen

- Sozialer Rückzug?
- Störungen im persönlichen Umfeld?
- Einschränkungen in der Alltagsbewältigung?
- Medikamentenabusus, z. B. Laxanzien, Nahrungsergänzungsmittel, Analgetika?
- Wiederkehrende ärztliche Untersuchungen, Kontrollen?

Ressourcen

- Erhaltene Vitalfunktionen
- Körperliche Gesundheit
- Kann Empfehlungen/therapeutische Gespräche annehmen
- Kann über Gefühle sprechen bzw. diese ausdrücken
- Bewusstsein für den eigenen Körper
- Offenheit, über (ungünstige) Körperfunktionen zu sprechen
- Kognitive Fähigkeiten
- Ausreichend Wissen und Fähigkeit, dieses anzuwenden
- Interesse an Strategien zur Bewältigung (Coping)

- Verfügt über gesicherte Grundbedürfnisse

Pflegediagnose/Pflegephänomen

NANDA (00292) Ineffektive Verhaltensweisen zur Erhaltung der Gesundheit; (00095) Schlafstörung; (00069) ineffektives Coping; (00214) beeinträchtigter Comfort; (00132, 00133) akuter/chronischer Schmerz; (00134) Übelkeit

POP (80332) Beeinträchtigtes Gesundheitsverhalten; (80012) Coping des Betroffenen beeinträchtigt; (80132) beeinträchtigtes Wohlbefinden; (70132) Schmerzen

NANDA/POP Aufgrund der Vielfalt der Symptomatik (z. B. Obstipation, Diarrhö, Angst, sozialer Rückzug) sind sehr unterschiedliche Pflegediagnosen möglich.

Ziele festlegen

- Patient benennt Ursachen/begünstigende Faktoren für vegetative Beschwerden.
- Patient kann vereinbarte Tagesstruktur einhalten.
- Patient zeigt Bereitschaft, ungünstige Verhaltensweisen zu verändern.
- Patient benennt Maßnahmen zur Förderung des Wohlbefindens.
- Patient nimmt an Therapien/Aktivitäten teil.
- Patient berichtet über Nachlassen der vegetativen Beschwerden.
- Patient kann Einfluss auf Beschwerden nehmen bzw. diese in Maßen tolerieren.
- Patient beschreibt Zusammenhänge zwischen der Psyche und seinen körperlichen Beschwerden.
- Patient kann sich selbst beruhigen.
- Patient kann den Alltag selbstständig bewältigen.

Maßnahmen planen

- Ursachen/begünstigende Faktoren der vegetativen Störungen ermitteln
- Vertrauensvolle Beziehung aufbauen (Bezugspflege)
- Patient dabei unterstützen, den Zusammenhang zwischen dem augenblicklichen vegetativen Symptom und seinen Emotionen oder Bedürfnissen zu erkennen
- Patientenbeobachtung und Dokumentation (evtl. Verwendung von Skalen, z. B. bei Schmerzen)
- Gesprächsbereitschaft signalisieren (evtl. entlastend), symptomunabhängige Bezugspflegegespräche nach Vereinbarung (Ressourcenaktivierung im Fokus)
- Über unterstützende Maßnahmen informieren und beraten, z. B. Positionierung bei Schmerzen
- Mit dem Patienten symptomatische Maßnahmen zur Reduktion der körperlichen Beschwerden erarbeiten
- Interesse für mögliche Beschäftigungen/Aktivitäten ermitteln (Ablenkung)
- Körperliche und soziale Aktivität fördern, z. B. Außenaktivitäten (Spaziergänge), Bewegungsübungen, sportliche Ablenkung (Joggen, Kegeln)
- Verbindliche Tages- und/oder Wochenstruktur planen (auch Ruhezeiten festlegen)
- Entspannungstechniken empfehlen und anleiten, z. B. progressive Muskelentspannung, autogenes Training, Yoga, Fantasiereisen, Ohr-Akupunktur nach NADA und Arztrücksprache
- Teilnahme an psychoedukativen Gruppen (Achtsamkeit, Aktivitätsaufbau, Genussgruppe)

- Für einen erholsamen Schlaf sorgen, z. B. schlaffördernder Tee, angenehme Position/Lagerung
- Zu einer gesunden Lebensweise motivieren (Ernährung, Flüssigkeit, Bewegung etc.)
- Bei der Selbstpflege, Zimmerordnung und/oder Tagesstruktur unterstützen/anleiten/motivieren
- Bedarfsmedikation nach Arztanordnung (je nach Symptom und Ausprägung)
- Bei Somatisierungsneigung gute Absprachen im Team, auf Vereinbarungen hinweisen

Ergebnisse prüfen

- Normalisierung der Vitalparameter (Messung von Blutdruck, Puls, Blutzucker, Gewicht usw.)
- Kenntnis der Ursache vegetativer Störungen und deren mögliche Zusammenhänge mit dem psychischen Empfinden (Rückmeldung aus Gesprächskontakten)
- Entwicklung der vegetativen Symptomatik (Beobachtung, Rückmeldung aus Gesprächskontakten, [Schmerz-]Skala, Arzt-/Pflegekontakt)
- Häufigkeit und Menge der Bedarfsmedikation (Dokumentation)
- Teilnahme an Aktivitäten/Therapien (Leistungsdokumentation, Therapiepass)
- Alltagsbewältigung (Beobachtung)

Zwangssymptome

Zwangssymptome sind durch folgende Eigenschaften charakterisiert:

- *Die Gedanken/Handlungen drängen sich wiederholt auf.*
- *Der Patient versucht (meist erfolglos), den Gedanken/Handlungen Widerstand zu leisten.*
- *Zwangshandlungen können als Folge der Zwangsgedanken verstanden werden.*
- *Die Zwangsgedanken und -handlungen benötigen einen hohen Zeitaufwand und führen zu Leidensdruck.*

Zwangssymptome finden sich besonders häufig bei Zwangserkrankungen, können aber auch das Symptom einer Schizophrenie oder einer organisch bedingten psychischen Störung sein. Sie sind meist Folge von Ängsten und dienen der Regulierung dieser. Unterbinden von Zwangssymptomen führt zu Anspannung und Nachholen dieser an anderer Stelle.

Diagnostik

Anamnese und psychopathologische Befunderhebung nach AMDP

- Zwangshandlungen, z. B. Waschzwang, Kontrollzwang, Zählzwang
- Zwangsgedanken, z. B. Gedanken an Verunreinigung, Gesundheit, Zweifel
- Zwangsimpulse, z. B. wiederkehrender Handlungsdrang, jemanden zu verletzen, ohne diesem Impuls nachzugeben

Ausschluss organischer Ursachen

- Körperlich-neurologische Untersuchung, Labor, EKG, ggf. Bildgebung

Zwangsimpulse (Zwangsgedanken) haben häufig aggressive oder sexuelle Inhalte. Diese Impulse werden zwar nicht umgesetzt, sie sind jedoch stark schambesetzt und erzeugen einen hohen Leidensdruck. Patienten müssen daher einfühlsam aktiv nach derartigen Impulsen/Gedanken befragt werden.

Medizinische Therapie

Nicht medikamentös

- Psychoedukation
- Psychotherapie, z. B. kognitive Verhaltenstherapie, Psychoanalyse, psychodynamische Psychotherapie

Medikamentös

- SSRI
- Clomipramin
- Atypische Antipsychotika wie Risperidon oder Aripiprazol
- Behandlung der Grunderkrankung

Informationen sammeln

- Art der Zwänge (Gedankenabfolgen, Handlungen), seit wann, Ausmaß, Inhalt und Intensität?
- Besondere Verhaltensweisen?
- Defizite in der Alltagsbewältigung/Tagesstruktur?

- Kontaktfähigkeit?
- Angst (in bestimmten Situationen)?
- Vermeidungsverhalten?
- In den Zwang involvierte Angehörige?
- Konflikte mit dem Umfeld?

Ursachen

Erkrankungen, die mit Zwangssymptomen einhergehen

- Zwangsstörung? (➤ Teil 1, Zwangsstörungen)
- Organisch bedingte psychische Störungen?
- Schizophrenie? (➤ Teil 1, Schizophrene Störungen, akut und chronisch)
- Schizoaffektive Störung?
- Depressive Episode (z. B. Grübelzwang)? (➤ Teil 1, Depression)

Beeinflussende Faktoren

- Auftreten der Zwangssymptome bereits in der Kindheit?
- Strenge, perfektionistische oder überängstliche Bezugspersonen (früher wie aktuell)?
- Angstzustände?
- Rückversicherungsverhalten?
- Fehlende soziale Unterstützung?
- Belastende Lebensveränderungen?

Symptome

➤ Teil 1, Zwangsstörungen

Körperliche Auswirkungen

- Quälende ritualisierte Verhaltensweisen, z. B. Kontrollieren, Zählen, Ordnen, Waschen, Beten? (vgl. „Diagnostik")
- Reizungserscheinungen der Haut (bei Waschzwang)?

Psychische Anzeichen

- Zwangsgedanken/-impulse? (vgl. „Diagnostik")
- Ausprägung der Zwangsgedanken, z. B. bedrohlich, quälend?
- Ängstlichkeit?
- Rigide/gelassene Außenwirkung trotz unangenehmem innerem Antrieb?
- Veränderte Grundstimmung?
- Aggressive/sexuelle Zwangsimpulse?

Sonstige Anzeichen/Auswirkungen

- Beeinträchtigte Tagesstruktur durch hohen Zeitaufwand für Zwänge?
- Sozialer Rückzug, z. B. wegen reduzierter Freizeitaktivitäten?
- Probleme bei der Alltagsbewältigung?
- Vermeidungsverhalten?
- Erschöpfung?

Ressourcen

- Veränderungsmotivation
- Psychische Kraft/Anstrengungsbereitschaft
- Kann Empfehlungen/therapeutische Gespräche annehmen
- Kann über Gefühle sprechen bzw. diese ausdrücken
- Kognitive Fähigkeiten
- Interesse an Strategien zur Bewältigung (Coping)
- Adhärenz
- Verfügt über gesicherte Grundbedürfnisse
- Eigenständige Alltagsbewältigung
- Stützende soziale Kontakte

Pflegediagnose/Pflegephänomen

➤ Teil 1, Zwangsstörungen

Ziele festlegen

- Patient beschreibt seine Zwangshandlungen/Zwangsgedanken.
- Patient hält sich an die vereinbarte Tagesstruktur.
- Dem Patienten ist der Krankheitswert seines Zwangssymptoms bewusst.

- Patient verfügt über Fähigkeiten, die Angst und Anspannung bei der Vermeidung eines Zwangssymptoms auszuhalten.
- Patient äußert Reduzierung der Zwangshandlungen/Zwangsgedanken (ohne Zunahme von Ängsten).
- Patient kann sich von Zwangsgedanken/zu Grunde liegenden Ängsten distanzieren.
- Patient konzentriert sich auf lebenspraktische Tätigkeiten.
- Patient öffnet sich für therapeutische Gespräche.
- Patient kann Anforderungen des täglichen Lebens bewältigen.

Maßnahmen planen

- Beobachtung und Dokumentation (Häufigkeit, Länge und Inhalt der Zwangsgedanken/-handlungen)
- Vertrauensvolle Beziehung aufbauen (Bezugspflege)
- Gespräche in ruhiger Atmosphäre anbieten, Rückversicherungsverhalten rückmelden und nicht darauf eingehen – Bezugspflegegespräch nach Vereinbarung
- Im Kontakt nicht in die zumeist ausgetüftelten Zwangsrituale einbinden/verwickeln lassen
- Patient ermutigen und positiv bestärken
- Motivieren, ein Zwangstagebuch zu führen
- Vorhandene Zwangsrituale in den Stationsalltag integrieren (so weit wie möglich)
- Zwangshandlungen einschränken, aber nicht verbieten (stufenweiser Abbau) – Abgrenzung zu gewöhnlichen Ritualen
- Bei der Entwicklung individueller Bewältigungsstrategien unterstützen
- Patienten während einer Exposition in Rücksprache mit dem Therapeut begleiten und unterstützen (welche Stufen, welches Vermeidungs-/Ablenkungsverhalten hat der Patient)
- Interesse für mögliche Beschäftigungen/Aktivitäten ermitteln
- Über notwendige Maßnahmen informieren, mögliche Folgen aufzeigen, klare Vereinbarungen (Absprache im Team)
- Beim Erlernen von Entspannungstechniken unterstützen
- Zur körperlichen Aktivität motivieren, z. B. Außenaktivitäten (Spaziergänge), Bewegungsübungen, sportliche Ablenkung (Joggen, Kegeln)
- Bei der Selbstpflege, Zimmerordnung und/oder Tagesstruktur unterstützen/anleiten/motivieren
- Verbindliche Tagesstruktur planen, z. B. Morgenrunde, feste Therapie-, Essens- und Ruhezeiten
- Lebenspraktisches Training, z. B. Haushalt, Waschen
- Teilnahme an psychoedukativen Gruppen (Zwang, Achtsamkeit, Genuss)

Ergebnisse prüfen

- Therapieteilnahme (Leistungsdokumentation, Therapiepass)
- Anzahl und Ausmaß von Zwangshandlungen/Zwangsgedanken (Beobachtung, Rückmeldung aus Gesprächskontakten, Zwangstagebuch, Einschätzung des Schweregrads, z. B. Yale-Brown Obsessive Compulsive Scale [Y-BOCS])
- Fähigkeit des Patienten, Anspannung und Angst zu regulieren (Rückmeldung aus Gesprächskontakten, Beobachtung, Zwangstagebuch)
- Alltagsbewältigung (Tages-/Wochenplan, Beobachtung)

3 Besonderheiten bei der Behandlung gegen den Willen des Patienten

Maßnahmen gegen den natürlichen Willen

Behandlungen gegen den natürlichen Willen wie Zwangsernährung, Zwangsmedikation, freiheitsbeschränkende Maßnahmen oder sonstige Zwangsbehandlungen (u. a. Untersuchungen, Durchsuchungen) sind **immer nur als letzte Maßnahme** *bei gescheiterten medikamentösen oder verbalen Interventionen und bei unmittelbarer Gefahr für den Patienten oder Dritte anzuwenden. Je nach Gefährdungslage kommen unterschiedliche Mittel zum Einsatz: die Unterbringung auf einer beschützenden Station, die Unterbringung in einem abgeschlossenen Raum, die Fixierung am Bett oder am Stuhl, die gerichtlich beantragte Zwangsmedikation, die Ernährung über PEG/Magensonde bei Nahrungsverweigerung, medizinisch erforderliche Untersuchungen und Durchsuchungen in Verdachtsmomenten (u. a. Alkohol- und Drogenkonsum, gefährliche Gegenstände).*

Rechtliche Grundlagen

Grundsätzliche Arten der Unterbringung:

- **Öffentlich-rechtliche Unterbringung,** geregelt durch die Landesunterbringungsgesetze (unterschiedliche Regelungen in den Bundesländern), z. B. BayPsychKHG, mit zusätzlichen Ausführungsbestimmungen (z. B. Rechte und Pflichten des Patienten, u. a. Aufenthalt im Freien, Telefongespräche, persönliches Eigentum, Besuchsregelung, Religionsausübung, Beschwerdemöglichkeit)
- **Betreuungsrechtliche Unterbringung** durch das Bürgerliche Gesetzbuch (BGB):
  - § 1831 BGB: freiheitsentziehende Unterbringung und freiheitsentziehende Maßnahmen bei bestehender Betreuung
  - § 1867 BGB: einstweilige Maßnahmen des Betreuungsgerichts (Bestellung eines Betreuers, anschließend gilt wieder § 1831 BGB)
  - § 1631b BGB: Unterbringung und freiheitsentziehende Maßnahmen beim Minderjährigen (Familiengericht)
- **Maßregelvollzug,** geregelt durch das Strafgesetzbuch (StGB) und die Strafprozessordnung (StPO):
  - § 63 StGB: Unterbringung wegen einer rechtswidrigen Tat bei verminderter Schuldfähigkeit oder Schuldunfähigkeit und/oder einer zu erwartenden rechtswidrigen Tat und Gefahr für die Allgemeinheit
  - § 64 StGB: Unterbringung wegen einer Straftat unter Drogen- oder Alkoholeinfluss
  - § 126a StPO: einstweilige Unterbringung wegen einer rechtswidrigen Tat bei verminderter Schuldfähigkeit oder Schuldunfähigkeit
  - § 81 StPO: Begutachtung in einem Strafverfahren
  - Weitere Paragrafen: § 67h StGB, § 453c StPO

Allen Gesetzen gemeinsam ist (Auswahl):

- Isolation und Fixierung nur bei erheblicher Selbst- und/oder Fremdgefährdung.
- Verhältnismäßigkeit (= als letztes Mittel), Neueinschätzung der Zwangsmaßnahme durch den behandelnden Arzt in kurzen Ab-

ständen mit Berücksichtigung der Einschätzung/Beobachtung des durchführenden/überwachenden Personals.
- Anordnung durch den Arzt und Prüfung durch das Gericht.
- Fixierungen sind nur während einer Eins-zu-eins-Betreuung durch therapeutisches/pflegerisches Personal rechtens. Bei einer Isolierung mit entsprechender Videoüberwachung ist eine regelmäßige Kontaktaufnahme zu empfehlen, aber gesetzlich nicht geregelt.
- Dokumentationspflicht (z. B. Indikation, Anordnung, Dauer, Kontaktaufnahme, Kontrollen).
- Hinweispflicht (Möglichkeit der betroffenen Person, die Maßnahme gerichtlich prüfen zu lassen).

Bei unmittelbar drohender Gefahr besteht eine sofortige Handlungsmöglichkeit (§ 34 StGB rechtfertigender Notstand), Genehmigungen müssen zeitnah nachgeholt werden.

Zwangsmaßnahmen:
- **Betreuungsrechtliche Unterbringung** durch das Bürgerliche Gesetzbuch (BGB):
  - § 1832 BGB: ärztliche Zwangsmaßnahmen bei bestehender Betreuung (z. B. Zwangsmedikation oder -ernährung).
- Im **Maßregelvollzug** und bei der **öffentlich-rechtlichen Unterbringung** sind die Zwangsmaßnahmen in landesspezifischen Gesetzen unterschiedlich geregelt (z. B. BayMRVG und BayPsychKHG).

Diagnostik
- Je nach Grunderkrankung/Störung
- Fremdanamnese, Gutachten, gerichtliche Bescheide?

Medizinische Therapie
- Jede Zwangsmaßnahme muss ärztlich angeordnet sein (und dem Patienten angekündigt werden).
  - Benzodiazepine sind bei allen Erkrankungen zur Krisenintervention hilfreich.
  - Im Rahmen einer Fixierung muss immer auch eine sedierende Medikation erfolgen, um einer Traumatisierung des Patienten durch die Maßnahme vorzubeugen.
- Weitere Therapie je nach Grunderkrankung/Störung.
- Thromboseprophylaxe im Rahmen von Fixierungen.
- Forensik: z. B. psychologische Psychotherapie, Arbeitstherapie, schulische/berufliche Ausbildung/Wiedereingliederung.
- Ggf. weiterführende Unterbringung/Wohnform planen (z. B. geschlossene sozialtherapeutische Einrichtung).

Informationen sammeln
- Grund für Zwangsmaßnahme (Eigen- und/oder Fremdgefährdung)?
- Ursachen/Auslöser/Aufnahmegrund?
- Straftat?
- Forensische Vorgeschichte?
- Unterbringung/gerichtliche Beschlüsse?
- Sozialverhalten/soziale Kompetenz/Interaktion?
- Bisherige Therapien/Behandlungsstrategien?
- Fremdanamnese: Informationen durch Betreuer/Angehörige/Einweiser/Verwaltungsbehörde/andere Klinik oder Erstversorger wie Polizei/Notarzt/Sanitäter/Krisendienst?
- Psychiatrische/organische Vorerkrankungen?
- Behandlungsvereinbarung/Patientenverfügung/Krisenpass?

Ursachen/Risikofaktoren

- Grunderkrankung/Störung?
- Beeinflussende Faktoren:
  - Fehlende Unterstützung durch ein soziales Netzwerk?
  - Fehlende Krankheitseinsicht/Adhärenz?
  - Antisoziale Persönlichkeit?
  - Bisher fehlende Behandlung der Grunderkrankung?
  - Räumliche Enge auf der Station/in der Einrichtung – fehlende Rückzugsmöglichkeit?
  - Konflikte?
  - Hospitalisierung/Stigmatisierung?
  - Einfluss durch ein negatives Umfeld?
  - Fehlende Perspektive/Gleichgültigkeit?
  - Sprachbarriere?
  - Mangel an Pflegepersonal/Bezugspersonen (Klinik, Einrichtung)?
  - Fehlende Konzepte der Kliniken/Einrichtungen im Umgang mit gefährdeten Personen (u. a. Deeskalation, Aggressionsprävention wie das Safewards-Modell)?

Formen der freiheitsbeschränkenden Maßnahmen

- Forensische Psychiatrie mit verschiedenen Lockerungsstufen, Fuß- und Handfesseln beim Transport zu externen Untersuchungsstellen
- Geschlossene Station, z. B. kein Ausgang oder nur in Begleitung von Fachpersonal
- Räumliche Isolierung, z. B. Kriseninterventionszimmer, Time-out-Raum, Zimmerarrest
- Mehrpunktfixierungen, z. B. 5-Punkt-Fixierung (Bauch und Extremitäten), 7-Punkt-Fixierung mit zusätzlicher Schultersicherung
- Schutzmaßnahmen, z. B. Bettgitter, Tischbrett, Posey-Bett®, Handschuhe, Helm
- Festhalten statt Fixierung

Symptome

Symptome je nach vorliegender Grunderkrankung/Störung; besondere Auffälligkeiten in der Forensik:

- Impulsives Handeln?
- Manipulatives Verhalten?
- Mangelndes Selbstwertgefühl?
- Beeinträchtigte Empathie?
- Feindseliges Verhalten/Neigung zu Grenzüberschreitungen?
- Negative Bilanzierung?
- Hoffnungs-/Perspektivlosigkeit?
- Fehlende Absprachefähigkeit/Distanzierungsfähigkeit?
- Unvermögen zur Vorsatzbildung?
- Aggressionen?
- Paraphilien, Störungen der Sexualpräferenz?

Ressourcen

- Veränderungs-/Lernbereitschaft
- Selbstinitiative
- Akzeptanz der Krankheit
- Aggressionshemmung
- Empathie, prosoziale Neigung
- Kenntnis und Anwendung von Bewältigungsstrategien

Pflegediagnose

NANDA (00138) Risiko einer gegen andere Personen gerichteten Gewalttätigkeit; (00140) Risiko einer gegen sich selbst gerichteten Gewalttätigkeit; (00151) Selbstverstümmelung; (00289) Risiko eines suizidalen Verhaltens (in Verbindung mit Fixierung/Isolierung); (00097) vermindertes Engagement in ablenkenden Tätigkeiten; (00126) defizitäres Wissen; (00279) gestörter Denkprozess; (00052) beeinträchtigte soziale Interaktion; (00065) ineffektives Sexualverhalten; (00069) ineffektives Coping; (00214) beeinträchtigter Comfort (forensische Psychiatrie)

POP (60082) Aggression; (60081) Risiko einer Aggression; (60102) Selbstschädigung; (70062) beeinträchtigter Selbstschutz; (60111) Suizidrisiko (in Verbindung mit Fixierung/Isolierung); (80222) beeinträchtigtes Wissen; (80252) veränderter Denkprozess; (60022) beeinträchtigte soziale Interaktion; (60122) veränderte Sexualität; (80312) beeinträchtigte Handhabung von Behandlungsempfehlungen; (80012) beeinträchtigtes Coping des Betroffenen; (80132) beeinträchtigtes Wohlbefinden (forensische Psychiatrie)

NANDA/POP In Verbindung mit Maßnahmen gegen den natürlichen Willen stehen Risikodiagnosen im Vordergrund. In der Forensik ist aufgrund der unterschiedlichen Krankheitsbilder eine Vielzahl von Pflegediagnosen möglich. Häufig werden wegen der langen Klinikaufenthalte Gesundheitsdiagnosen (POP) oder Diagnosen zur Gesundheitsförderung (NANDA) verwendet, bei denen der Patient seine Kompetenzen stabilisieren oder erweitern möchte.

Isolierung/Fixierung

Durchführung einer Isolierung/Fixierung

- Vorliegender Rechtfertigungsgrund (Fremd-/Selbstgefährdung), Genehmigungen (ärztliche Anordnung und gerichtliche Genehmigung) müssen vorliegen, Einwilligung des Patienten oder rechtfertigender Notstand als Ausnahmen
- Präventive Maßnahmen im Vorfeld, z. B. Aggressionsprävention nach dem Safewards-Modell
- Deeskalationsmanagement anwenden, z. B. nach dem Stufenmodell von Prodema®
- Raum und Sicherungsmaterial vorbereiten, z. B. Gurte, Pflegestuhl, Bett
- Größere Zahl an Personen organisieren
- Sichere Umgebung schaffen, z. B. Mitpatienten aus der Gefahrenzone leiten, gefährliche Gegenstände entfernen, Intimsphäre wahren
- Ärztlich angeordnete Medikation vorbereiten
- Handlungsablauf koordinieren (eine Person)
- Patient informieren (auf Kooperationsbereitschaft hinwirken, verbale Deeskalation)
- Maßnahme durchführen (z. B. Immobilisation, Transport, Fixierung), gemäß den Deeskalationstechniken
- Medikamente zur Sedierung nach Arztanordnung verabreichen
- Fixierung/Maßnahme überprüfen
- Freiheitsbeschränkende Maßnahme dokumentieren: Beginn, Ende (Dauer), Überwachung (Art der Überwachung, besondere Vorkommnisse, pflegerische Unterstützung bei der Einfuhr, beim Ausscheiden usw.)
- Mögliche Verletzungen des Patienten oder Personals nach hausüblichen Standards dokumentieren und melden

Ziele während der Fixierung/Isolierung

- Die Sicherheit des Patienten und/oder seines Umfelds ist gewährleistet (Eigen-/Fremdgefährdung).
- Patient erleidet keinen körperlichen Folgeschaden, z. B. Verletzung, Dekubitus, Hautirritationen durch Inkontinenz, Thrombose.
- Patient erleidet keinen psychischen Folgeschaden, z. B. Traumatisierung durch die Fixierung.

- Patient ist ausreichend ernährt/hat ausgeglichenen Flüssigkeitshaushalt.
- Patient zeigt reduzierte Aggression/Zeichen der Entspannung/Gesprächsbereitschaft.
- Patient distanziert sich glaubhaft von Suizidgedanken, Patient ist absprachefähig.

Maßnahmen während der Fixierung/Isolierung

- Patient vor Dritten schützen – kein Zugang zum fixierten/isolierten Patienten
- Bei Bedarf zusätzliche Raumkontrolle/Leibesvisitation
- Überwachung nach Arztanordnung, z. B. Eins-zu-eins-Betreuung/Sitzwache, Sicht- und Hörkontakt, Kameraüberwachung, Vitalzeichenkontrolle, Kontrolle der Fixierung, Durchblutung der Extremitäten, Bewusstseinslage
- Die Überwachungsmaßnahmen der freiheitsbeschränkenden Maßnahme regelmäßig und zeitnah protokollieren
- Hautzustand beobachten, bei Bedarf prophylaktische Maßnahmen wie Mikrolagerungen, Hautbeobachtung und Dekubitusprophylaxe, Scheuerstellen polstern, Weichlagerungsmatratze, Anti-Dekubitus-Sitzkissen
- Hilfestellung bei der Ausscheidung (Hilfsmittel wie Urinflasche oder Steckbecken, Inkontinenzversorgung)
- Beim Essen und Trinken unterstützen (entsprechende Oberkörperhochlagerung im Bett beachten, bei Bedarf Einfuhrkontrolle)
- Während der Maßnahme ruhig mit dem Patienten kommunizieren, z. B. über die aktuelle Situation aufklären
- Bedarfsmedikation nach Arztanordnung verabreichen
- Heparingabe nach Arztanordnung zur Thromboseprophylaxe (Injektion subcutan)
- Bei andauernder freiheitsbeschränkender Maßnahme evtl. weitere Pflegemaßnahmen übernehmen, z. B. Körperpflege
- Maßnahme nach Absprache im Team und ärztlicher Anordnung beenden
- Freiheitsbeschränkende Maßnahme mit dem Patienten nachbesprechen
- Zur Verhaltensanalyse motivieren
- Nachbesprechung im Team

Die psychischen Folgen für das Personal nach Übergriffen/Extremsituationen dürfen nicht unterschätzt werden – Verantwortung der Personalführung und Konzepte der Krisenersthilfe sind notwendig.

Ergebnisse prüfen

- Dauer der freiheitsbeschränkenden Maßnahme (Protokoll)
- Rückbildung des Erregungszustands (Rückmeldung aus Gesprächskontakten, Überwachungsbogen)
- Wiedergewonnene Absprachefähigkeit (Gespräch)
- Folgeschäden (Dokumentation)
- Ernährung/Ausscheidung (Einfuhrprotokoll/Miktionsprotokoll)
- Reaktion auf die Maßnahme/Reflexion (Nachbesprechung)

Weitere Maßnahmen bei einer Behandlung gegen den natürlichen Willen

Jede Behandlung gegen den natürlichen Willen des Patienten bedarf einer besonderen Rechtfertigung – zum Wohle des Patienten oder zur Abwendung von Gefahr für Dritte.

Ziele festlegen

- Sicherheit des Patienten und seines Umfelds ist gewährleistet (Eigen-/Fremdgefährdung).
- Patient zeigt keine Fluchtneigung.
- Patient hält sich an den rechtlichen Rahmen/Vereinbarungen.
- Patient folgt den Anweisungen des Personals.
- Patient hält Therapievereinbarungen ein.
- Patient nimmt die verordneten Medikamente ein.
- Patient zeigt zunehmende Krankheitseinsicht.

Forensik

- Sicherheit des Umfelds vor der potenziellen Gefahr durch den Patienten ist gewährleistet.
- Patient beschreibt Faktoren, die den Denkprozess positiv beeinflussen.
- Patient plant gezielt seine straffreie Zukunft.
- Patient berichtet von einer Reduzierung seiner negativen Energien.
- Patient bewältigt aggressive Impulse/Spannungszustände in sozial akzeptabler Form.
- Patient beteiligt sich an Gemeinschaftsaktivitäten.
- Patient erlernt neue Fähigkeiten in der Ergo-/Arbeitstherapie.
- Patient beschreibt Faktoren, die das Sexualverhalten beeinflussen.

Maßnahmen planen

- Tragfähige Beziehung herstellen (Bezugspflege)
- Regelmäßige Bezugspflegegespräche nach Vereinbarung
- Über Regelungen der Station informieren, z. B. Tagesablauf, Hausordnung, Besuchsregelung, Feuerzeugregelung
- Nach Möglichkeit Erklärungen unterschreiben lassen, z. B. Information zum Entlassmanagement, Datenschutz, Rechte und Pflichten, bzw. Weiterleitung an den zuständigen Betreuer
- Zuordnung des Patienten je nach Pflegesystem, z. B. Bezugs- oder Gruppenpflege
- Ausgangsregelung erklären und beachten, z. B. Begleitung zu Therapien/Untersuchungen durch Pflegepersonal
- Für eine sichere Umgebung sorgen (keine gefährlichen Gegenstände, Alkohol, Drogen, Medikamente), bei Bedarf Kontrolle/Leibesvisitation
- Bei Bedarf Registrierung und Aufnahme von:
  - Grundsätzlich gefährlichen Gegenständen
  - Gegenständen, von denen eine Eigen- oder Fremdgefährdung ausgeht
  - Tabletten und Rauschmitteln
  - Wertgegenständen und Effekten (z. B. Kleidung und Gebrauchsgegenstände), abhängig von der Eigenverantwortlichkeit des Patienten
- Nach Feststellung eines Risikos pflegerische Maßnahmen oder ärztliche Anordnungen sofort einleiten, z. B. bei Suizidalität, Intoxikation, Fremdgefährdung
- Relevante psychiatrische Informationen dokumentieren, Pflegeprobleme bewerten und psychopathologische Aspekte, die für eine ärztliche Bewertung der weiteren Unterbringung wichtig sind, konkretisieren – wertfrei dokumentieren
- Sonderberichte bei untergebrachten Patienten genau dokumentieren, z. B. Protokolle für freiheitsbeschränkende Maßnahmen, Überwachungsbögen, Aggressionsmeldungen, besondere Vorkommnisse

- Betreuer und/oder Angehörige informieren und aufklären, z. B. Umgang mit Effekten, Geld und Wertgegenständen
- Zur Medikamenteneinnahme motivieren
- Medikamenteneinnahme überwachen
- Notfallmedikation nach Arztanordnung oder Zwangsmedikation nach Arztanordnung und gerichtlicher Genehmigung verabreichen
- Klare Tagesstruktur anbieten, z. B. feste Visiten, Therapiezeiten, Morgenrunde, Abendrunde, Essenszeiten, Patient zu den Pflichtterminen motivieren
- Bei der Belegung der Station ungünstige Konstellationen vermeiden, z. B. gespannte und aggressive Patienten, hohe Konzentration bestimmter Krankheitsbilder wie Borderline-Persönlichkeitsstörung; Besprechung im multiprofessionellen Team
- Beschäftigung auf der Station anbieten, z. B. lebenspraktisches Training, kognitives Training, Tischdienst, Gesellschaftsspiele, Gartengang
- Nach Arztanordnung überwachen, isolieren oder freiheitsbeschränkende Maßnahmen durchführen
- Psychiatrische Notfälle erkennen und angemessen nach Hausstandard oder Notfallkette reagieren, z. B. Suizidversuch, Epilepsien, Aggression, Panikattacke, Delir, Dyskinesien
- Bei Fluchtneigung besondere Maßnahmen einleiten, z. B. Hinweisschild am Eingang, alle Beteiligten informieren
- Vorgehen bei Entweichung, fehlender Rückkehr nach Ausgang, z. B. Fahndungsblatt, Informationskette
- Bei der Entlassung Unterlagen und/oder Medikamente und Wertsachen mitgeben, z. B. an Betreuer/weiterführende Einrichtung

Forensik

- Tragfähige Beziehung herstellen (Bezugspflege)
- Regelmäßige Bezugspflegegespräche nach Vereinbarung
- Strukturen und Regeln klar vorgeben, z. B. Hausordnung
- Als Co-Therapeut bei der Aufarbeitung der Straftat unterstützen
- Soziale Kompetenzen vorleben, z. B. respektvoller Umgang
- Gemeinsame individuelle Therapiezielplanung erarbeiten (Teil des Behandlungs- und Vollzugsplans)
- Verbindliche Tagesstruktur planen, z. B. Arbeitstherapie
- Bei organisatorischen Maßnahmen informieren und Patient nach Möglichkeit einbeziehen, z. B. bei Zimmerwechsel
- Zur Teilnahme an speziellen Gruppen motivieren, z. B. Mediengruppe
- Zur körperlichen Außenaktivität motivieren (sportliche Ablenkung, z. B. Teamsportarten wie Basket-/Fußball, je nach Angebot der Klinik)
- Verhalten unter dem Sicherheitsaspekt und in der Gruppe beobachten
- Regelmäßige Zimmerkontrollen/Leibesvisitationen
- Lockerungsstufen des Patienten beachten, z. B. Sicherung, Ausgang, Beurlaubung
- Regelungen im Kontakt mit Besuchern/Angehörigen einhalten, z. B. Anwesenheit einer Person, keine Telefonate während der einstweiligen Unterbringung
- Begleitung zu außerklinischen Terminen (z. B. Untersuchungen, OP), bei Bedarf

weitere Sicherungsmaßnahmen (Hand- und Fußschellen)
- Außerklinische Aktivitäten und Maßnahmen zur Wiedereingliederung organisieren und begleiten
- Bei Flucht eines Patienten die entsprechende Fahndungs- und Informationskette einleiten, z. B. Information des Maßregelvollzugsleiters, der Polizei und des Amts für Maßregelvollzug, Fahndungsblatt
- Bei Bedarf freiheitsbeschränkende Maßnahmen zum Eigen- und/oder Fremdschutz durchführen (Sitzwache)

Ergebnisse prüfen

- Tagesstruktur (Tagesplan)
- Therapieteilnahme und Therapieleistung (Leistungsdokumentation, Therapiepass/-karte, Beobachtung, Rückmeldung der Arbeitstherapeuten in der Forensik)
- Selbstkontrolle bei Erregung/Anspannung (Beobachtung)
- Verletzung des rechtlichen Rahmens, z. B. Sammeln von gefährlichen Gegenständen, Drogen, Alkohol (Zimmerkontrollen, Leibesvisitation, Beobachtung)
- Einstellung zu Krankheit/Störung, Entwicklung neuer Perspektiven (Bezugspflegegespräch)
- Einhaltung sozialer Regeln/der Therapievereinbarung (Beobachtung, Therapievertrag)
- Medikamenteneinnahme (Dokumentation)
- Komplikationsfreie Verabreichung der Zwangsmedikation (Dokumentation)
- Weitere Evaluationsaspekte je nach Erkrankung/Störung

4 Fallbeispiele

Aufgaben zu den Fallvignetten

1.	**Assessment**	Sammeln Sie alle pflegerelevanten Informationen aus dem Fallbeispiel. Nehmen Sie dabei eine erste Priorisierung der Informationen auf Basis ihres Pflegewissens vor.
2.	**Clustern**	Versuchen Sie, Muster/Zusammenhänge der verschiedenen Informationen/Pflegeprobleme zu erkennen und ordnen Sie diese.
3.	**Diagnosefindung** (Hypothese)	Finden Sie alle möglichen Pflegediagnosen. Führen Sie eine Problempriorisierung durch, legen Sie eine Hauptdiagnose fest und begründen Sie diese (PES-* bzw. PÄSR**-Schema).
4.	**Pflegeplanung**	Stellen Sie mit Hilfe der in ➤ Teil 1 (Erkrankungen), ➤ Teil 2 (Phänomene und Probleme) und ➤ Teil 3 (Maßnahmen gegen den natürlichen Willen) der *Checklisten psychische Erkrankungen* besprochenen Vorgehensweisen eine passende Pflegeplanung auf (Ziele und Maßnahmen).
5.	**Evaluation**	Stellen Sie eine möglichst objektive Option dar, wie das Erreichen der Pflegeziele überprüft werden kann.

* PES (NANDA): P = Problem, E = Einflussfaktoren, S= Symptome
* PÄSR (POP): P = Problem, Ä = Ätiologie, S= Symptome, R = Ressourcen, RF = Risikofaktoren

Hinweis

Die Aufgaben können sowohl mit NANDA als auch POP gelöst werden.
Zur Diagnosefindung sind ggf. weitere Kenntnisse oder Literatur notwendig (NANDA, POP).
Siehe S. VI „Warum Checklisten psychische Erkrankungen?".

Fallbeispiel 1: Depression

Die 34-jährige Frau Mahr wird auf eine offene, allgemeinpsychiatrische Station aufgenommen. Sie beschreibt eine völlige Energie- und Kraftlosigkeit. Ihre Arbeit als Ingenieurin, die ihr sonst immer viel Freude bereitet habe, überfordere sie vollständig. Sie könne sich nur noch schwer konzentrieren und habe eine ständige Angst, etwas falsch zu machen. Ihr Hausarzt habe sie daher bereits seit drei Wochen krankgeschrieben. Seit sie nur mehr zu Hause sei, sei alles noch schlimmer geworden. Sie komme morgens nur schwer aus dem Bett und liege anschließend meist bis mittags auf dem Sofa. Nachmittags würde es oft etwas besser werden. Da ihre Frau Vollzeit arbeite, verbringe sie nun die meiste Zeit des Tages alleine. Diese Zeit sei für sie nur schwer auszuhalten, da sie unentwegt grüble und eine quälende Unruhe erlebe. Dennoch gelinge es ihr kaum, das Haus zu verlassen. Abgesehen von ihrer Frau habe sie alle Kontakte zu anderen Menschen abgebrochen. Sie warte den ganzen Tag darauf, dass es endlich Nacht werde, um wieder ins Bett zu gehen. Einschlafen könne sie allerdings nur schwer. Da ihr Kopf auch hier nicht zur Ruhe komme, liege sie bis zu zwei Stunden wach. Obwohl sie so spät einschlafe, wache sie bereits gegen vier Uhr wieder auf, könne dann nicht mehr einschlafen, aber auch nicht aufstehen. Diese frühen Morgenstunden seien für sie die schlimmste Zeit des Tages.

Aufgrund einer anhaltenden Appetitlosigkeit habe sie bereits zehn Kilo verloren und wiege jetzt nur mehr 62 Kilo. Zu ihrer Partnerschaft befragt, gibt sie an, derzeit keinerlei Gefühle für ihre Frau zu spüren, obwohl die Partnerschaft eigentlich immer sehr stabil und leidenschaftlich gewesen sei. Derzeit verspüre sie keinerlei sexuelles Interesse.

Seit einer Woche würden sich zudem immer wieder Gedanken aufdrängen, ihrem Leben ein Ende zu bereiten. Sie habe keinerlei Pläne, wie sie sich das Leben nehmen könne, und wolle dies auch ihrer Partnerin auf keinen Fall antun. Dennoch würden ihr die Gedanken viel Angst machen. Sie habe sich daher für eine stationäre Behandlung entschieden.

Beispiellösung (POP): Fall 1 Depression

Assessment

- Energie- und Kraftlosigkeit
- Überforderung im Beruf
- Konzentrationsschwierigkeiten und Angst, Fehler zu machen
- Antriebsschwäche, v. a. vormittags
- Grübeln und Unruhe, v. a. allein in häuslicher Situation
- Außer der Partnerin keine sozialen Kontakte
- Schlafstörungen: spätes Einschlafen und frühes morgendliches Aufwachen
- Morgentief
- Appetitlosigkeit mit Gewichtsverlust – BMI?
- Keine sexuellen Interessen, keine Zuneigung zur Partnerin
- Suizidgedanken ohne Pläne
- Kognitive Fähigkeiten als Ingenieurin
- Keine körperlichen Beeinträchtigungen
- Partnerschaft

Clustern

- Zunächst Abklärung der möglichen Risikofaktoren:
  - Keine konkreten Suizidpläne, kann Partnerin nicht alleine lassen
  - BMI nicht bekannt (Nachfrage nach der Körpergröße erforderlich)
- Energie- und Kraftlosigkeit steht in Beziehung zu den Schlafstörungen und hat Auswirkungen auf die Alltagsaktivitäten und die damit verbundene Versorgung

Diagnosefindung

- Energie/Kraft beeinträchtigt; Schlafen beeinträchtigt …
- P: Energie/Kraft beeinträchtigt
- Ä: Schlafstörung, berufliche Überforderung, Appetitlosigkeit …
- S: fehlendes Interesse an Aktivitäten/Kontakten, Inaktivität am Vormittag, mangelnde Kraft, Energie …
- R: kognitive Fähigkeiten, Bezugsperson

Pflegeplanung

Ziele

- Patientin kennt die Ursachen/Auslöser für die fehlende Energie/depressive Episode
- Patientin berichtet über eine verbesserte körperliche Fitness

Maßnahmen

- Vertrauensvolle Beziehung aufbauen: Di. + Fr. Bezugspflegegespräch
- Motivation zur körperlichen Aktivität (Morgenrunde) – Teilnahme am Morgenspaziergang Mo. + Mi.
- Schlafhygiene: Gewohnheiten ermitteln und bei Bedarf schlaffördernde Maßnahmen anbieten

Evaluation

- Evaluation im Bezugspflegegespräch
- Durchführbarkeit der Pflegemaßnahmen und Erfüllungsgrad:
  - Teilnahme an den Aktivitäten?
  - Schlafqualität und schlaffördernde Maßnahmen?
  - Rückmeldung aus dem Bezugspflegegespräch: Gefühle, Auslöser für fehlende Energie …?
- Zielerreichung?
- Pflegediagnose weiterhin korrekt?

Fallbeispiel 2: Schizophrenie (akut)

Der 24-jährige Herr Rotfuß wird von seinen Eltern zur Aufnahme auf eine beschützende Station gebracht. Die Eltern berichten, dass sie ihren Sohn nicht wiedererkennen würden. Seit einigen Wochen hätte er sich zunehmend zurückgezogen und würde immer wieder von Dingen berichten, die für sie nicht nachvollziehbar seien. So habe er sein Studentenappartement vollständig mit Alufolie ausgekleidet, da er vermute, von einer Geheimorganisation abgehört zu werden. Auch habe er sein Handy weggeworfen und gehe nicht mehr ans Telefon. Die Eltern dürften nur noch leise mit ihm reden, da er sonst unmittelbar sehr unruhig werde. Er blicke sich dann ängstlich um und fange laut zu singen an. Diese Unruhe wird auch im Aufnahmegespräch mit dem Patienten sehr deutlich. Es gelingt ihm kaum, länger als wenige Minuten auf dem Stuhl sitzen zu bleiben. Ohne näher auf die Fragen an ihn einzugehen, läuft er im Raum umher und macht dabei merkwürdige Bewegungen mit seinen Armen. Auf gezielte Nachfrage berichtet er von Stimmen, die ihn warnen würden. Ein geordnetes Gespräch mit dem Patienten ist jedoch kaum möglich. Immer wieder bricht er Sätze ab, ohne seine Gedanken zu Ende zu führen. Auch stehen seine Äußerungen nur vage in einem logischen Zusammenhang. Sie verstehen jedoch, dass die Alufolie notwendig sei, da man ihm sonst seine Gedanken aus seinem Kopf herausziehen würde. Warum seine Eltern ihn ins Krankhaus geschleppt hätten, verstehe er nicht, ihm fehle doch nichts. Das Angebot, auf der Station zu bleiben, nimmt er an, als ihm versichert wird, dass keine Fremden auf die Station kommen könnten.

Von den Eltern ist noch zu erfahren, dass der Patient in den letzten Nächten kaum geschlafen habe. Stattdessen habe er mit dem Fernglas am Fenster gesessen und die Umgebung beobachtet. Auch gegessen habe er immer weniger. Seine Körperpflege habe er vernachlässigt.

Beispiellösung (POP): Fall 2 Schizophrenie (akut)

Assessment

- Sozialer Rückzug seit einigen Wochen
- Nicht nachvollziehbare Handlungen: u. a. mit Alufolie ausgekleidetes Appartement
- Äußerungen von Fremdeinfluss: Alufolie als Schutz vor Gedankenentzug
- Äußerung von Wahnerleben: Abhören durch eine Geheimorganisation, Wegwerfen des Handys, Beobachtung der Umgebung mit einem Fernglas
- Geht auf Fragen nicht ein, ungeordnetes Gespräch, Gedankenabreißen
- Unruhe, wenn man nicht leise mit ihm spricht, macht beim Umhergehen merkwürdige Bewegungen mit den Armen
- Hört Stimmen, die ihn warnen
- Keine Krankheitseinsicht
- Bleibt stationär, da er sich dort vor Fremden sicher fühlt
- Kaum Schlaf in den letzten Nächten
- Eltern als Bezugspersonen

Clustern

- Zunächst Abklärung der möglichen Risikofaktoren:
  - Keine konkreten Angaben zu einem akut selbst- oder fremdgefährdenden Verhalten

Diagnosefindung

- Beeinträchtigte Realitätswahrnehmung; veränderter Denkprozess; beeinträchtigte soziale Interaktion …
- P: Denkprozess, verändert
- Ä: beeinträchtigte Konzentration (Gespräch, Gedankenabreißen …), Reizüberflutung, Schlafmangel, fehlende Krankheitseinsicht …
- S: paranoide Verhaltensweisen, Unruhe, Stimmenhören, sozialer Rückzug ...
- R: „freiwillige" Aufnahme, Bezugspersonen

Pflegeplanung

Ziele

- Patient beschreibt detailliert seine Wahrnehmungen/Gefühle
- Patient hält sich an die vereinbarten Maßnahmen – Tagesstruktur, Mahlzeiten, Selbstpflege

Maßnahmen

- Bezugspflegegespräch einmal wöchentlich in ruhiger Umgebung – Einschätzung der Wahninhalte, ohne darauf einzugehen
- Beobachtung des Verhaltens auf der Station (Rückzug, Reize)
- Motivation/Anleitung zur Selbstpflege: Mo. + Mi. + Fr.
- Motivation zur Teilnahme an gemeinsamen Mahlzeiten
- Schlafhygiene: Gewohnheiten ermitteln und bei Bedarf schlaffördernde Maßnahmen anbieten
- Ablenkung bei Unruhezuständen, z. B. Spaziergang

Evaluation

- Durchführbarkeit der Pflegemaßnahmen und Erfüllungsgrad:
  - Einhaltung der Tagesstruktur?
  - Verhaltensauffälligkeiten?
  - Selbstpflege?
  - Schlafqualität und schlaffördernde Maßnahmen?
  - Rückmeldung aus dem Bezugspflegegespräch?
- Zielerreichung?
- Pflegediagnose weiterhin korrekt?

Fallbeispiel 3: Alkoholabhängigkeit

Die 54-jährige Frau Fohrmann stellt sich aus eigenem Antrieb und elektiv zur Alkoholentgiftung vor. Sie trinke seit 22 Jahren regelmäßig Alkohol. Zunächst habe sie nur am Abend ein Gläschen Wein getrunken, um besser abschalten zu können. Mit der Zeit sei es immer mehr geworden, bis sie zuletzt etwa zwei Flaschen Wein pro Tag getrunken habe. Auch habe sie ihren Vorsatz, niemals betrunken arbeiten zu gehen, seit einigen Jahren nicht mehr einhalten können. Die Folge seien mehrere Abmahnungen und zuletzt die Kündigung seitens des Arbeitgebers gewesen. Es sei ihr seither nicht gelungen, eine neue Arbeitsstelle zu finden, sodass sie derzeit von Sozialleistungen lebe. Sie könne sich nicht erinnern, wann sie zuletzt über mehrere Tage keinen Alkohol getrunken habe. Sie werde dann meist unruhig, zittrig und entwickle ein starkes Verlangen, Wein zu trinken.

Ihre Ehe sei seit neun Jahren geschieden. Der Grund sei eine ungewollte Kinderlosigkeit gewesen. Ihr Ehemann habe sie schließlich für eine einige Jahre jüngere Frau verlassen, mit der er mittlerweile zwei Kinder habe. Sie lebe seither alleine in einer Einzimmerwohnung. Mehr könne sie sich nicht leisten. Freunde habe sie seit der Trennung kaum mehr. Sie treffe sich lediglich noch ein- bis zweimal im Monat mit einer alten Schulfreundin. Diese habe ihr auch zu dem Schritt geraten, sich zur Therapie vorzustellen, nachdem es der Patientin selbst nicht gelungen sei, ihren Alkoholkonsum zu reduzieren.

Beispiellösung (POP): Fall 3 Alkoholabhängigkeit

Assessment

- Freiwillige Aufnahme zur Alkoholentgiftung
- Patientin trinkt seit 22 Jahren regelmäßig Alkohol, zuletzt zwei Flaschen Wein täglich
- Arbeitsplatzverlust aufgrund des Alkoholkonsums
- Mangelnde finanzielle Mittel, lebt von Sozialleistungen
- Bei Entzugsversuchen treten Symptome wie Unruhe, Zittern und starkes Verlangen nach Alkohol auf
- Fehlende Bezugspersonen: Scheidung wegen Kinderlosigkeit, kaum Freunde
- Rückzug in kleine Einzimmerwohnung
- Ein- bis zweimal Kontakt zu einer Schulfreundin, die sie zur Aufnahme in die Klinik motivierte

Clustern

- Zunächst Abklärung der möglichen Risikofaktoren:
  - Aufgrund der möglichen Entzugssymptome besteht die Gefahr eines Entzugsdelirs!
- Nach der Entgiftung müssen die Ursachen/Probleme neu priorisiert werden, um einen Rückfall zu verhindern

Diagnosefindung

- Risiko eines beeinträchtigten Selbstschutzes; beeinträchtigtes Gesundheitsverhalten …
- P: Risiko eines beeinträchtigten Selbstschutzes
- RF: Alkoholabhängigkeit, soziale Folgen wie Arbeitsverlust und Arbeitslosigkeit, fehlende soziale Kontakte, Rückzug, Suchtdruck und mögliche Entzugsproblematik …
- R: freiwillige Aufnahme, motivierende Schulfreundin

Pflegeplanung

Ziele

- Die Sicherheit der Patientin im Entzug ist durch entsprechende Überwachungsmaßnahmen gewährleistet
- Patientin hält die Therapievereinbarungen ein

Maßnahmen

- Zweistündliche Überwachung der vegetativen und psychischen Entzugszeichen anhand des CIWA-Ar-Bogens, Bedarfsmedikation nach Arztanordnung
- Bei Bedarf/Verdacht: Messung der Atemalkoholkonzentration
- Beobachtung des Verhaltens (Suchtdruck)
- Aufbau einer vertrauensvollen Beziehung, u. a. Motivation zur weiteren Therapie

Evaluation

- Evaluation in den einzelnen Kontakten und am Ende der Überwachungsphase
- Durchführbarkeit der Pflegemaßnahmen und Erfüllungsgrad:
  - Entzugszeichen laut CIWA-Ar-Bogen?
  - Verhaltensauffälligkeiten, z. B. Suchtdruck?
  - Motivation zur dauerhaften Abstinenz?
- Nach der Überwachungsphase sollte eine neue Pflegediagnose und eine neue Pflegeplanung auf Basis der bestehenden Ursachen/Probleme gefunden werden, z. B. beeinträchtigtes Gesundheitsverhalten

Fallbeispiel 4: Posttraumatische Belastungsstörung

Der 32-jährige Herr Santos stellt sich elektiv für eine stationäre Psychotherapie auf Ihrer Station vor. Er leide seit drei Jahren an sich aufdrängenden, szenischen Erinnerungen an einen Einsatz, den er als Rettungssanitäter erlebt habe. Bei diesem Einsatz sei ein vierjähriges Kind nach einem Verkehrsunfall in seinen Armen verstorben. Verbunden mit den Erinnerungen seien die gleichen intensiven Gefühle von Angst und Hilflosigkeit, die er bereits damals gespürt habe. Seinem Beruf könne er seither nicht mehr nachgehen, da allein der Anblick seiner Uniform massive Angst auslöse. Auch fahre er selbst seit diesem Tag nicht mehr mit dem Auto. Seine Nächte seien durch Albträume sehr unruhig, und er habe mittlerweile bereits Angst davor, ins Bett zu gehen. Häufig sehe er daher oft bis spät in die Nacht fern, bis er so müde sei, dass er bereits auf dem Sofa einschlafe. Seit diesem Ereignis fühle er sich zudem wie in Watte gepackt. Nichts würde ihn mehr wirklich berühren. Das ganze Leben sei ihm irgendwie egal geworden. Dafür sei er deutlich schreckhafter geworden und zucke bereits bei leisesten Geräuschen zusammen.

Die langjährige Beziehung, die er zum Zeitpunkt des Ereignisses noch gehabt habe, sei mittlerweile aufgrund seiner Beschwerden zerbrochen. Er lebe derzeit recht isoliert in einer Einzimmerwohnung und beziehe eine geringe Berufsunfähigkeitsrente.

Beispiellösung (NANDA): Fall 4 Posttraumatische Belastungsstörung

Assessment

- Trauma vor drei Jahren: bei einem Rettungssanitätereinsatz ist ein vierjähriges Kind nach einem Verkehrsunfall in den Armen des Patienten gestorben
- Verbindet Erinnerungen mit intensiven Gefühlen wie Angst und Hilflosigkeit (Intrusionen)
- Vermeidungsverhalten:
  - Verbindet Uniform mit Angst
  - Fährt nicht mehr mit dem Auto
- Berufsunfähigkeit mit geringer Rente
- Schlafstörungen: Albträume; Angst davor, ins Bett zu gehen; schläft nach langem TV-Genuss auf dem Sofa
- Fühlt sich wie in Watte gepackt, nichts berührt ihn, das Leben ist ihm egal
- Deutlich schreckhaft
- Aufgrund der Beschwerden ist seine Beziehung zerbrochen, lebt isoliert in einer Einzimmerwohnung

Clustern

- Zunächst Abklärung der möglichen Gefahren:
  - Isolierung und eingeschränkte Alltagsbewältigung
- Das unfreiwillige Erinnern und das Vermeidungsverhalten verhindern zunehmend ein „normales" Leben und bestimmen die Alltagsbewältigung

Diagnosefindung

- Posttraumatisches Syndrom; Risiko eines posttraumatischen Syndroms; Schlafmangel …
- P: posttraumatisches Syndrom
- E: Ereignis wird als traumatisch wahrgenommen, seit drei Jahren andauernd, Rettungssanitäter (Risikopopulation) …
- S: Angst, Vermeidungsverhalten, Albträume, Schlafmangel, Schreckhaftigkeit, Entfremdung …

Pflegeplanung

Ziele

- Patient kann seine Gefühle angemessen beschreiben
- Patient kann traumaassoziierte Gefühle ausdrücken

Maßnahmen

- Vertrauensvolle Beziehung aufbauen, Bezugspflegegespräch einmal wöchentlich – beim Ausdruck von Emotionen unterstützen
- Maßnahmen zur Schlafhygiene anbieten
- Verbindliche Tagesstruktur planen
- Entspannungsübungen anbieten: Mo. + Mi. + Fr.
- Teilnahme an der Achtsamkeitsgruppe: Di. + Do.
- Unterstützung von Expositionsmaßnahmen

Evaluation

- Evaluation im Bezugspflegegespräch
- Durchführbarkeit der Pflegemaßnahmen und Erfüllungsgrad:
  - Schlafbeobachtung?
  - Therapieteilnahme?
  - Gefühlsäußerungen?
  - Vermeidungsverhalten?
- Zielerreichung?
- Pflegediagnose weiterhin korrekt?

Fallbeispiel 5: Demenz

Die 73-jährige Frau Akbulut wird von ihrer Hausärztin zur erweiterten Diagnostik und Verhaltensbeobachtung bei zunehmenden Gedächtnisproblemen eingewiesen. Die Patientin selbst könne nicht nachvollziehen, wozu das notwendig sei. Ihr gehe es gut. Sie komme zu Hause gut zurecht und stelle keine Einschränkungen fest. Von der Tochter erfahren Sie, dass die Patientin alleine lebe und ihr Haushalt zunehmend verwahrlose. Beim Blick in die Vorratskammer habe die Tochter festgestellt, dass es Lebensmittel gäbe, die die Patientin in viel zu großen Mengen einkaufe. Auch sei ihr aufgefallen, dass ihre Mutter beim Kochen immer wieder Dinge vergesse, sodass immer häufiger Mahlzeiten ungenießbar geworden seien. Einmal sei sie von ihrer Mutter angerufen worden, da sie sich beim Einkaufen in der Stadt verlaufen und den Weg nach Hause nicht mehr gefunden habe. Der Tochter seien bereits vor zwei Jahren erste Veränderungen aufgefallen, wobei sie das Gefühl habe, dass die Gedächtnisprobleme langsam, aber stetig zugenommen hätten.

Im Gespräch mit der Patientin fällt Ihnen auf, dass diese sich häufig wiederholt und es ihr schwerfällt, einem Themenwechsel zu folgen. In einer kurzen orientierenden Untersuchung gelingt es ihr nicht, eine Uhr durch das Einzeichnen eines Ziffernblattes zu vervollständigen. Von drei Begriffen, die sie sich merken sollte, kann sie einen erinnern.

Bereits nach wenigen Stunden auf der Station werden die von der Tochter geschilderten Probleme deutlich. Die Patientin irrt wiederholt hilflos auf der Station umher, da sie ihr Zimmer nicht wiederfindet. Auch stellt sie sich Ihnen immer wieder mit Namen vor, als habe sie vergessen, dass sie sich bereits mit Ihnen unterhalten hat. Den Pullover, den sie sich gegen Abend anzieht, trägt sie falsch herum.

Beispiellösung (NANDA): Fall 5 Demenz

Assessment

- Zunehmende Gedächtnisprobleme, laut Tochter bereits Veränderungen vor zwei Jahren, stetige Zunahme der Veränderungen
- Fehlende Krankheitseinsicht: „kommt zu Hause gut zurecht"
- Laut Tochter lebt Patientin alleine, Haushalt zunehmend verwahrlost, kauft große Mengen ein, vergisst Dinge beim Kochen
- Wiederholte Erzählungen, kann Themenwechsel nur schwer folgen
- Fehler im Uhrentest, kann sich Begriffe kaum merken
- Auffälligkeiten kurz nach der Aufnahme: findet sich örtlich in neuer Umgebung nicht zurecht, wiederholte Kontaktaufnahme zu Personen, trägt Pullover falsch herum

Clustern

- Zunächst Abklärung der möglichen Gefahren:
  - Konkrete Versorgungsprobleme im Alltag nach Entlassung
  - Selbstgefährdung durch mangelnde Orientierung
- Die in der Demenz begründeten Gedächtnisprobleme und die Auswirkungen auf die Alltagsaktivitäten stehen in unmittelbarem Zusammenhang
- Ggf. Biografiearbeit (Tochter)

Diagnosefindung

- Beeinträchtigte Gedächtnisleistung; akute und chronische Verwirrtheit; Selbstvernachlässigung …
- P: chronische Verwirrtheit
- E: fortschreitender, schleichender Gedächtnisverlust, Alter (Risikopopulation) …
- S: Schwierigkeiten bei Alltagsaktivitäten, Verschlechterung von Kurz- und Langzeitgedächtnis

Pflegeplanung

Ggf. Verstehenshypothese formulieren

Ziele

- Patientin nutzt die angebotenen Orientierungshilfen
- Patientin kann sich selbst und ihr Erscheinungsbild pflegen

Maßnahmen

- Vertrauensvolle Beziehung aufbauen (Haltung, Biografie …)
- Orientierungshilfen in den Alltag einbauen: erhält morgens einen Zettel mit wichtigen Informationen (Zimmer, Datum …), wird auf Zimmer- und Bettbeschriftung hingewiesen
- Verbindliche Tagesstruktur planen und vermitteln
- Gedächtnisübungen: Mo. + Mi. (Biografiebezug mit Düften und Gegenständen)
- Einbindung in alltagspraktisches Training: Di. + Do. (unterschiedliches Motto)
- Anleitung zur Körperpflege und des äußeren Erscheinungsbilds: täglich morgens

Evaluation

- Evaluation im Patientenkontakt
- Durchführbarkeit der Pflegemaßnahmen und Erfüllungsgrad:
  - Annahme der Orientierungshilfen?
  - Umsetzung der Selbstpflege?
  - Teilnahme und Beteiligung bei den Trainings?
- Zielerreichung?
- Pflegediagnose weiterhin korrekt?

Fallbeispiel 6: Panikstörung

Der 33-jährige Herr Mutts wird über die Notaufnahme auf Ihrer offenen allgemeinpsychiatrischen Station aufgenommen. Der Patient berichtet, dass es ihm seit einigen Tagen so schlecht gehe, dass er es zu Hause nicht mehr aushalte. Er sei durch eine ständige Anspannung und Ängstlichkeit derart beeinträchtigt, dass er zuletzt die Wohnung nicht mehr verlassen habe. Nach einer Rehabilitationsbehandlung vor vier Monaten sei es ihm zunächst etwas besser gegangen, und er habe zunehmend im Leben wieder Fuß gefasst. Er habe sogar einen Termin beim Arbeitsamt wahrgenommen. Dort habe er jedoch eine Panikattacke mit Herzrasen, Schwindel, Zittern, Übelkeit und dem Gefühl, gleich zu sterben, erlitten. Seither habe er sich wieder zunehmend zurückgezogen, alle Kontakte abgebrochen und die Wohnung nur mehr für die allernötigsten Erledigungen verlassen. Das Expositionstraining, das er während der Reha gelernt habe, habe er nicht mehr durchgeführt. Seither erlebe er wieder eine zunehmende Anspannung und lebe in der ständigen Angst vor der nächsten Panikattacke. Diese erleide er mittlerweile zwei- bis dreimal täglich. Der einzelne Angstanfall dauere etwa 30 bis 60 Minuten. Häufig wisse er sich dann nur durch die Einnahme seiner Bedarfsmedikation (Lorazepam) zu helfen. Manchmal gelinge es ihm auch, sich durch einen Anruf bei seiner Mutter zu beruhigen.

Herr Mutts lebe alleine und habe noch nie eine Partnerschaft gehabt. Nachdem er krankheitsbedingt seinen Job als Bürokaufmann verloren habe, lebe er derzeit von Sozialleistungen. Insbesondere in schweren Krankheitsphasen bestehe ein enger Kontakt zur Mutter, da er dann schwer alleine sein könne.

Beispiellösung (NANDA): Fall 6 Panikstörung

Assessment

- Rehabilitationsbehandlung vor vier Monaten
- Panikattacken mit Herzrasen, Schwindel, Zittern, Übelkeit und dem Gefühl, gleich zu sterben
- Zuletzt zwei bis drei Panikattacken täglich (30 bis 60 Minuten)
- Hilfe bei Panikattacken: Lorazepam und ggf. beruhigendes Gespräch mit der Mutter
- Zunehmende Anspannung und Angst vor der nächsten Panikattacke
- Zieht sich zurück, verlässt die Wohnung nur noch für allernötigste Erledigungen, Expositionstraining nicht mehr durchgeführt
- Lebt alleine, hatte noch nie eine Partnerschaft
- Kann seinen Beruf als Bürokaufmann nicht mehr ausüben, Panikattacke im Arbeitsamt, lebt von Sozialleistungen
- Enger Kontakt zur Mutter in der Krankheitsphase

Clustern

- Zunächst Abklärung der möglichen Gefahren: soziale Isolierung im Alltag
- Angst- und Panikstörung hat Auswirkungen auf die Alltagsaktivitäten und eine soziale Isolierung zur Folge
- Ggf. weitere Informationen zu Auslöser/Ursachen der Panikattacke notwendig

Diagnosefindung

- Angst; Furcht; beeinträchtigter Comfort; soziale Isolation; beeinträchtigte soziale Interaktion …
- P: Angst
- E: Stressoren wie Kontakte mit anderen Menschen (Arbeitsamt, Exposition), Lebenssituation, Vorgeschichte
- S: sozialer Rückzug, Panikattacke mit beschriebenen Symptomen

Pflegeplanung

Ziele

- Patient kennt Auslöser/Ursachen der Panikattacken
- Patient nimmt am Expositionstraining teil und berichtet über ein reduziertes Vermeidungsverhalten

Maßnahmen

- Vertrauensvolle Beziehung aufbauen, wöchentliche Bezugspflegegespräche
- Frühere Bewältigungsstrategien ermitteln und einüben, anschließend Teilnahme an einem geplanten Expositionstraining (ab der zweiten Behandlungswoche)
- Zu Atemübungen bei aufkommender Panikattacke anleiten
- Dabei unterstützen, Panikattacken bewusst auszuhalten, übermäßige symptombezogene Zuwendung vermeiden
- Teilnahme an Entspannungsübungen (u. a. progressive Muskelentspannung): Di. + Do.

Evaluation

- Durchführbarkeit der Pflegemaßnahmen und Erfüllungsgrad:
  - Anzahl der Panikattacken?
  - Umsetzung der Atemübungen und Bewältigungsstrategien?
  - Teilnahme an Entspannungsübungen und Expositionstraining?
  - Verhalten in der Gruppe?
- Zielerreichung?
- Pflegediagnose weiterhin korrekt?

Fallbeispiel 7: Zwangsstörung

Die 54-jährige Frau Wolkenheim wird aufgrund einer bereits seit 30 Jahren bestehenden Zwangsstörung stationär aufgenommen. Sie beklagt eine deutliche Zunahme ihrer Zwangssymptome, seit ihre jüngste Tochter vor einem halben Jahr von zu Hause ausgezogen sei. Sie leide an ausgeprägten Ordnungs- und Zählzwängen sowie an einem Waschzwang. So müsse sie zum Beispiel darauf achten, immer nur eine gerade Anzahl gleicher Gegenstände im Schrank zu haben. Sie müsse daher Dinge immer doppelt kaufen und verwenden. Auch müsse sie bei allen Tätigkeiten wiederholte Handlungen mitzählen und könne nur bei einer geraden Anzahl aufhören. Sie könne daher seit einiger Zeit nicht das Obergeschoss ihres Hauses betreten, da dorthin nur eine Treppe mit ungerader Stufenzahl führe. Auf das Händewaschen verwende sie täglich zwischen vier und sechs Stunden. Sie gehe hier sehr ritualisiert vor, indem sie immer die gleiche Seife und das gleiche Desinfektionsmittel in einer festgelegten Abfolge verwende. Wenn in dieser Zeit das Telefon klingelt, gelinge es ihr nicht, das Händewaschen zu unterbrechen, auch wenn sie dies gerne wollte, da die innere Anspannung sonst übermäßig zunehmen würde. Auslösend für die Waschrituale seien immer Gedanken an Schmutz und Verunreinigung. Da ihr Partner eine sehr schlechte Mundhygiene habe, könne sie diesen bereits seit Jahren nicht mehr küssen, da sie unmittelbar im Anschluss den massiven Drang zum Händewaschen verspüre.

Die Beziehung zum Ehemann beschreibt die Patientin als eine Zweckgemeinschaft. Körperliche oder emotionale Nähe bestünden kaum mehr. Sie sei jedoch aufgrund ihrer chronischen Erkrankung finanziell von ihm abhängig, weshalb eine Trennung nicht infrage komme. Er fühle sich aufgrund der Erkrankung der Partnerin ebenfalls an sie gebunden, da er sie nicht im Stich lassen könne.

Beispiellösung (NANDA): Fall 7 Zwangsstörung

Assessment

- Seit 30 Jahren bestehende Zwangsstörung
- Zwangshandlungen: Ordnungs- und Zählzwang (z. B. Kleidung, Treppenzählen), Waschzwang (z. B. Händewaschen vier bis sechs Stunden pro Tag wegen Schmutz und Verunreinigung), Zwangsgedanken
- Rituale können wegen zunehmender innerer Anspannung nicht unterbrochen werden
- Alltagseinschränkungen durch Zeitaufwand für Zwangsrituale
- Zweckgemeinschaft mit Ehepartner: gegenseitige Abhängigkeit (finanziell bzw. soziale Gebundenheit), keine körperliche/emotionale Nähe wegen schlechter Mundhygiene des Partners
- Verschlechterung der Symptomatik durch Auszug der Tochter vor einem halben Jahr

Clustern

- Zunächst Abklärung der möglichen Gefahren:
  - Eingeschränkte Alltagsbewältigung
- Patientin befindet sich in einer Art „Teufelskreis“: umgebungsbedingte Faktoren verstärken die Zwangshandlungen, diese wiederum schränken den Alltag ein

Diagnosefindung

- Beeinträchtigte soziale Interaktion; ineffektive Verhaltensweisen bei der Haushaltsführung; Stressüberlastung …
- P: Stressüberlastung
- E: Stressoren wie Auszug der Tochter, schlechte Mundhygiene des Ehemannes, Gedanken an Verunreinigung …
- S: beschriebene Zwangshandlungen, mangelnde Alltagsbewältigung, Anspannung bei Unterbrechung der Rituale

Pflegeplanung

Ziele

- Patientin verfügt über Fähigkeiten, die Anspannung bei der Vermeidung eines Zwangssymptoms auszuhalten
- Patientin äußert Reduzierung der Zwangshandlungen

Maßnahmen

- Vertrauensvolle Beziehung aufbauen
- Vorhandene Zwangsrituale eingeschränkt in den Stationsalltag integrieren – Zeiten für das Händewaschen definieren (stufenweise reduzieren)
- Interesse für mögliche Beschäftigungen ermitteln
- Tägliche Anleitung bei der Zimmerordnung
- Unterstützung bei der Expositionstherapie
- Verbindliche Tagesstruktur planen
- Zur Teilnahme an der Psychoedukation motivieren: Di. + Do.
- Motivation zu einem Gespräch mit dem Ehemann über dessen Mundhygiene

Evaluation

- Evaluation in den Personenkontakten
- Durchführbarkeit der Pflegemaßnahmen und Erfüllungsgrad:
  - Zeitaufwand für Rituale?
  - Alltagsbewältigung?
  - Anspannung?
- Zielerreichung?
- Pflegediagnose weiterhin korrekt?

Fallbeispiel 8: Delir

Der 78-jährige Herr Deinzer wird aufgrund einer Schenkelhalsfraktur stationär chirurgisch behandelt und operiert. Nach dem Aufwachen aus der Narkose fällt eine Wesensänderung des Patienten auf. Obwohl die Narkose abgeklungen ist, liegt er apathisch im Bett. Die Augen sind zwar offen, er reagiert jedoch nicht oder nur sehr verzögert auf Ansprache. Meist passt die Antwort nicht zu der Frage, die ihm gestellt wurde. Gegen Abend wird der Patient plötzlich sehr unruhig. Er beginnt, sich im Bett immer wieder aufzusetzen, obwohl dies nach der Operation sehr schmerzhaft sein muss. Auch zieht er an den verschiedenen Schläuchen, die aus seinem Körper kommen, und es gelingt ihm schließlich, sich den geblockten Blasenkatheter zu ziehen. Damit er nicht aus dem Bett fällt, werden Bettgitter montiert und ein Bauch-Schulter-Gurt angelegt. Er ruft wiederholt nach seiner bereits vor einigen Jahren verstorbenen Frau und deutet immer wieder auf verschiedene Gegenstände im Raum, wobei er einen verängstigten Eindruck macht. Weiterhin reagiert er nicht sinnvoll auf Ansprache und wirkt dabei wie weggetreten. Am nächsten Morgen schläft er schließlich tief und fest, sodass er durch die Visite und den ihn anschließend aufsuchenden Physiotherapeuten nicht erweckbar ist. Um weitere medizinisch sinnvolle Maßnahmen ergreifen zu können, dessen Sinn und Notwendigkeit der Patient aktuell nicht verstehen kann, wird eine Betreuung eingerichtet.

Beispiellösung (NANDA): Fall 8 Delir

Assessment

- Zustand nach OP nach Schenkelhalsfraktur
- Nach dem Aufwachen aus der Narkose: apathisch, reagiert nicht oder nur verzögert auf Ansprache, Antwort passt meist nicht zur Frage
- Gegen Abend: sehr unruhig, Aufsetzen trotz möglicher Schmerzen, zupft an Schläuchen und zieht sich schließlich einen geblockten Blasenkatheter, ruft nach verstorbener Ehefrau, deutet verängstigt auf verschiedene Gegenstände, reagiert nicht sinnvoll auf Ansprache, wirkt wie weggetreten
- Bettgitter/Bauch-Schulter-Gurt als freiheitsbeschränkende Maßnahmen nach Arztanordnung
- Am nächsten Morgen: schläft tief und fest, durch den Physiotherapeuten nicht weckbar
- Aufgrund der krankheitsbedingt fehlenden Urteilskraft müssen eine Betreuung und die Erlaubnis für freiheitsbeschränkende Maßnahmen durch den Arzt gerichtlich beantragt werden

Clustern

- Zunächst Abklärung der möglichen Gefahren:
  - Selbstgefährdung, freiheitsbeschränkende Maßnahmen
- Aufgrund des deliranten Zustands stehen Überwachung und Übernahme der Versorgung im Vordergrund

Diagnosefindung

- Ineffektiver Selbstschutz; akute Verwirrtheit; defizitäres Flüssigkeitsvolumen; Relokalisationsstresssyndrom …
- P: ineffektiver Selbstschutz
- E: fehlendes Selbstmanagement, OP mit Narkose, Ortswechsel
- S: delirantes Zustandsbild, kann sich nicht selbst versorgen und schützen …

Pflegeplanung

Ziele

- Sicherheit des Patienten ist gewährleistet
- Patient isst und trinkt mit Hilfestellung ausreichend

Maßnahmen

- Zweistündliche Überwachung: Vitalzeichen, Vigilanz und Verhalten
- Im Kontakt Ruhe und Sicherheit vermitteln
- Übernahme der Körperpflege
- Kombinierte prophylaktische Maßnahmen dreimal täglich, bei Bedarf Positionierung (OP-Wunde), auf Reibung wegen Unruhe achten
- Für entsprechende Flüssigkeitszufuhr/Nahrungsaufnahme sorgen (Einfuhrkontrolle, ggf. Eingabe/Hilfestellung)
- Bei Bedarf freiheitsbeschränkende Maßnahmen zum Eigenschutz nach Arztanordnung (Bauch-Schulter-Gurt, Bettgitter)
- Regelmäßige Arztinformation

Evaluation

- Evaluation im Personenkontakt
- Durchführbarkeit der Pflegemaßnahmen und Erfüllungsgrad:
  - Delirsymptomatik?
  - Orientierung?
  - Einfuhrkontrolle?
- Zielerreichung?
- Pflegediagnose weiterhin korrekt?

Fallbeispiel 9: Persönlichkeitsstörung vom Borderline-Typ

Die 25-jährige Frau Jacob wird aus der chirurgischen Notaufnahme auf Ihre psychiatrische Station verlegt. Dort hat sie sich nach einer tiefen Schnittverletzung am linken Oberarm vorgestellt. Sie habe sich diese Verletzung aus einer Anspannung heraus selbst zugefügt. Sonst verletze sie sich eher mit oberflächlicheren Schnitten am linken Unterarm oder durch Brennen mit einem Feuerzeug. Suizidgedanken bestünden seit mehreren Jahren dauerhaft, wobei sie bislang zweimal aufgrund einer Tablettenintoxikation in intensivmedizinischer Behandlung gewesen sei. Bei der aktuellen Schnittverletzung habe sie nicht das Ziel verfolgt, sich zu suizidieren. Es sei einfach so über sie gekommen. Auch sonst handle sie sehr impulsiv und bereue häufig sehr schnell, was sie getan habe. So würden auch Beziehungen in der Regel nicht lange halten und würden meist von einem „On-off"-Spiel begleitet. Derzeit sei sie arbeitslos, wobei sie mehrere Ausbildungen angefangen, jedoch nie zu Ende geführt habe. Ihr aktueller Wunsch sei es, Psychologie zu studieren.

Auf ihr inneres Erleben befragt, gibt sie ein anhaltendes Gefühl innerer Leere an, dem sie durch ein „intensives" Leben zu begegnen versuche. Hierzu würden für sie Risikosportarten wie Downhill-Mountainbiking genauso gehören wie Drogen und Partys. Auch sexuell gehe sie viele Risiken ein, indem sie sich über Internetportale mit Unbekannten verabrede und nur unregelmäßig verhüte. Sie habe auch schon einige gefährliche Situationen erlebt und sei mehrfach vergewaltigt worden. Es gehe ihr bei diesen Begegnungen weniger um sexuelles Lusterleben als vielmehr darum, sich zu spüren. Welches Geschlecht ihre ParterInnen haben, sei ihr in der Regel egal.

Beispiellösung (POP): Fall 9 Persönlichkeitsstörung vom Borderline-Typ

Assessment

- Akute Selbstverletzung (Schnittwunde am linken Oberarm) aufgrund eines Spannungszustands
- Bisherige Selbstverletzungen: oberflächliche Schnitte an den Unterarmen, Brennen mit Feuerzeug
- Seit Jahren dauerhafte Suizidgedanken – zwei Suizidversuche mit Tabletten
- Aktuell kein Suizidvorhaben, Patientin handelt oft impulsiv
- Häufig wechselnde Beziehungen und Neigung zu Streitereien
- Aktuell arbeitslos, Ausbildungen nicht beendet, möchte Psychologie studieren
- Gefühl der inneren Leere wird mit intensivem Leben begegnet: u. a. Risikosportarten, Drogen, Partys, sexuelle Kontakte über Internetportale, unregelmäßige Verhütung
- Mehrfach vergewaltigt
- Kein sexuelles Lusterleben, sondern will sich spüren
- Geschlecht der PartnerInnen egal

Clustern

- Zunächst Abklärung der möglichen Gefahren:
  - Keine konkreten Suizidpläne, aber Suizidversuche in der Vergangenheit
  - Risiko der Selbstverletzung
- Intensive Verhaltensweisen stehen in Beziehung zu dem eigenen Leidensdruck und haben Auswirkungen auf die Selbstorganisation (Beruf, Leben)

Diagnosefindung

- Selbstschädigung; Selbstschädigung, Risiko; beeinträchtigtes Coping; veränderter Denkprozess …
- P: Selbstschädigung
- Ä: mangelnde Alternativen zum Spannungsabbau oder beeinträchtigte Anwendung von Skills, Spannungszustände, keine stabilen Beziehungen …
- S: Selbstverletzungen, Suizidversuche, Risikoverhalten …
- R: möchte Psychologie studieren

Pflegeplanung

Ziele

- Patientin drückt Gefühle in Spannungszuständen aus
- Patientin zeigt kein selbstverletzendes Verhalten
- Patientin nützt Skills/alternative Methoden zum Spannungsabbau

Maßnahmen

- Vertrauensvolle Beziehung aufbauen – zu Gefühlsäußerungen motivieren: Mo. + Do. Bezugspflegegespräch
- Individuelle Bewältigungsstrategien/ Skills erarbeiten (Notfallkoffer, Methoden zur Beruhigung)
- Teilnahme an sportlichen Aktivitäten, z. B. Joggen zweimal wöchentlich
- Teilnahme an der DBT-Gruppe zweimal wöchentlich
- Zu einem Spannungsprotokoll und ggf. einer Verhaltensanalyse anleiten

Evaluation

- Durchführbarkeit der Pflegemaßnahmen und Erfüllungsgrad:
  - Spannungszustände gemäß Protokoll?
  - Selbstschädigung?
  - Gefühlsäußerungen?
  - Therapieteilnahme?
  - Angewendete Skills?
- Zielerreichung – Umwandlung in eine Risikodiagnose?

Fallbeispiel 10: Anorexie

Der 19-jährige Herr Dreier stellt sich auf Drängen seiner Eltern zur stationären psychotherapeutischen Behandlung vor. Bei einer Körpergröße von 164 cm wiege er 41 Kilo. Als Grund für die Gewichtsabnahme gibt der Patient an, dass er sich übergewichtig fühle. Bei dieser Gelegenheit deutet er auf seine Wangen, die seiner Meinung nach „pausbäckig" seien, auf Sie jedoch eher eingefallen wirken. Während die Eltern ein zunehmend eingeschränktes Essverhalten des Sohnes beschreiben, bestreitet dieser die Vorwürfe und gibt an, sich in erster Linie gesund zu ernähren. Letztlich sei es sein Körper, der Vieles einfach nicht vertrage. Die Eltern geben an, dass es Tage gäbe, an denen der Patient nicht mehr als einen Apfel esse. Essanfälle werden vom Patienten verneint und seien auch von den Eltern nicht beobachtet worden. Auch wird der Konsum von Abführmitteln oder Schilddrüsenhormonen verneint. Den Eltern sei jedoch eine seit zwei Jahren bestehende „Besessenheit" von Laufsport aufgefallen. So gehe der Patient täglich mindestens eine Stunde lang joggen. Sein Ziel sei es, in einem Jahr einen Marathon zu laufen.

In der Schule sei der Patient ein herausragender Schüler gewesen. Er habe sein Abitur in diesem Jahr mit 1,1 abgeschlossen. Für ein Studium oder eine Ausbildung habe er sich jedoch bisher nicht entscheiden können, sodass er derzeit weiter bei seinen Eltern wohne und nichts für die eigene Ausbildung tue. Er verbringe viel Zeit in sozialen Netzwerken, wo er sich insbesondere über gesunde Ernährung und Möglichkeiten zur Gewichtskontrolle austausche.

Beispiellösung (POP): Fall 10 Anorexie

Assessment

- 19-jähriger Mann: Aufnahme auf Drängen der Eltern
- Körpergröße: 164 cm; Gewicht: 41 kg; BMI: 15,6
- Fühlt sich übergewichtig, Wangen seien „pausbäckig" statt eingefallen
- Laut Eltern zunehmend eingeschränktes Essverhalten (teils nur ein Apfel) – laut Patient gesunde Ernährung – er vertrage manches nicht
- Keine Essanfälle – auch kein Konsum von Abführmitteln und Schilddrüsenhormonen
- Laut Eltern „Besessenheit" von Laufsport – mindestens eine Stunde tägliches Joggen, möchte in einem Jahr einen Marathon laufen
- Abitur, bisher keine Entscheidung für Ausbildung oder Studium
- Wohnt bei den Eltern
- Informiert sich intensiv in sozialen Netzwerken über gesunde Ernährung und Gewichtskontrolle

Clustern

- Zunächst Abklärung der möglichen Risikofaktoren:
  - Risiko einer Mangelernährung
- Verhalten und Lebenseinstellung konzentrieren sich auf die Ernährung und das Körperbild, dadurch werden das Leben betreffende Entscheidungen in den Hintergrund gedrängt

Diagnosefindung

- Mangelernährung; Risiko einer Mangelernährung; Risiko eines defizitären Flüssigkeitshaushalts; beeinträchtigtes Körperbild …
- P: Mangelernährung
- Ä: beeinträchtigtes Körperbild, einseitige/mangelnde Ernährung, übertriebener Sport …
- S: BMI < 18,5, selbstherbeigeführt …
- R: besorgte Eltern, kognitive Fähigkeiten

Pflegeplanung

Ziele

- Patient drückt Gefühle und Bedürfnisse aus
- Patient nimmt an gemeinsamen Mahlzeiten teil
- Patient nimmt vereinbarte Nahrungs-/Flüssigkeitsmenge zu sich (2 500 kcal)

Maßnahmen

- Vertrauensvolle Beziehung aufbauen: Mo. + Do. Bezugspflegegespräch
- Gewichtskontrolle ein- bis zweimal wöchentlich (BMI)
- Gemeinsam Essensplan mit zunehmender Kalorienzahl aufstellen – Information über mögliche Beschwerden durch Wiederaufnahme des Essens: Tag 1 bis 3: 2 000 kcal; Tag 4 bis 7: 2 500 kcal
- Beobachtung des Essverhaltens zu den Mahlzeiten
- Teilnahme an der BELA-Gruppe einmal wöchentlich
- Informationen für Selbsthilfegruppen nach Entlassung vermitteln

Evaluation

- Evaluation im Bezugspflegegespräch
- Durchführbarkeit der Pflegemaßnahmen und Erfüllungsgrad:
  - Gewichtskontrolle (BMI)?
  - Essverhalten?
  - Gefühlsäußerungen?
  - Therapieteilnahme?
- Zielerreichung?
- Pflegediagnose weiterhin korrekt?

Register

S

T

U

V

W

Z